全国高职高专护理类专业规划教材(第三轮)

五官科护理学

第 3 版

(供护理类专业用)

主 编　王珊珊

副主编　梁丽萍　张　虹　陈建新

编 者　(以姓氏笔画为序)

王珊珊(福建卫生职业技术学院)

毛孟婷(辽宁医药职业学院)

危艳萍(福建医科大学附属口腔医院)

许立侠(山东医学高等专科学校)

李宇航(青岛市第八人民医院)

杨亚敏(山东省青岛卫生学校)

张　虹(福建省级机关医院)

陈建新(广东江门中医药职业学院)

赵英颖(四川中医药高等专科学校)

徐益荣(江苏医药职业学院)

郭　绘(重庆三峡医药高等专科学校)

梁丽萍(毕节医学高等专科学校)

中国健康传媒集团

中国医药科技出版社

内 容 提 要

本教材系"全国高职高专护理类专业规划教材（第三轮）"之一，根据本套教材的编写指导思想和原则要求，结合专业培养目标和"五官科护理学"课程标准的基本要求和课程特点编写而成。

全书分为眼科患者的护理、耳鼻咽喉科患者的护理、口腔科患者的护理三部分。除介绍五官科常规护理工作的内容和范畴外，还着重对五官科的常见病及急重症患者的护理评估、护理诊断、护理措施和护理评价进行系统而全面的阐述。本教材为书网融合教材，即纸质教材有机融合电子教材、教学配套资源（PPT、微课、习题等）、数字化教学服务（在线教学、在线作业、在线考试），使教材内容立体化、生动化。本教材强调以人为本，突出专科护理特点和技能培养；重视对患者的心理护理与健康指导，同时注重吸收学科发展前沿，适当拓展知识面，为学生后续发展奠定必要的基础。

本教材可供全国高等职业院校护理类专业师生教学使用。

图书在版编目（CIP）数据

五官科护理学/王珊珊主编 . - - 3 版 . - - 北京：
中国医药科技出版社，2024. 10. - - （全国高职高专护理
类专业规划教材）. - - ISBN 978 - 7 - 5214 - 4929 - 7

Ⅰ. R473. 76

中国国家版本馆 CIP 数据核字第 2024D6L064 号

美术编辑　陈君杞
版式设计　友全图文

出版　**中国健康传媒集团** | 中国医药科技出版社
地址　北京市海淀区文慧园北路甲 22 号
邮编　100082
电话　发行：010 - 62227427　邮购：010 - 62236938
网址　www. cmstp. com
规格　889mm × 1194mm $^1/_{16}$
印张　13
字数　369 千字
初版　2015 年 8 月第 1 版
版次　2024 年 10 月第 3 版
印次　2024 年 10 月第 1 次印刷
印刷　天津市银博印刷集团有限公司
经销　全国各地新华书店
书号　ISBN 978 - 7 - 5214 - 4929 - 7
定价　**45. 00 元**

获取新书信息、投稿、为图书纠错，请扫码联系我们。

数字化教材编委会

主　编　王珊珊

副主编　梁丽萍　张　虹　陈建新

编　者　(以姓氏笔画为序)

王珊珊（福建卫生职业技术学院）

毛孟婷（辽宁医药职业学院）

危艳萍（福建医科大学附属口腔医院）

许立侠（山东医学高等专科学校）

李宇航（青岛市第八人民医院）

杨亚敏（山东省青岛卫生学校）

张　虹（福建省级机关医院）

陈建新（广东江门中医药职业学院）

赵英颖（四川中医药高等专科学校）

徐益荣（江苏医药职业学院）

郭　绘（重庆三峡医药高等专科学校）

梁丽萍（毕节医学高等专科学校）

出版说明

全国高职高专护理类专业规划教材，第一轮于 2015 年出版，第二轮于 2019 年出版，自出版以来受到各院校师生的欢迎和好评。为深入学习贯彻党的二十大精神，落实《国务院关于印发国家职业教育改革实施方案的通知》《关于深化现代职业教育体系建设改革的意见》《关于推动现代职业教育高质量发展的意见》等有关文件精神，适应学科发展和高等职业教育教学改革等新要求，对标国家健康战略、对接医药市场需求、服务健康产业转型升级，进一步提升教材质量、优化教材品种，支撑高质量现代职业教育体系发展的需要，使教材更好地服务于院校教学，中国健康传媒集团中国医药科技出版社在教育部、国家药品监督管理局的领导下，组织和规划了"全国高职高专护理类专业规划教材（第三轮）"的修订和编写工作。本轮教材共包含 24 门，其中 21 门为修订教材，3 门为新增教材。本套教材定位清晰、特色鲜明，主要体现在以下方面。

1. 强化课程思政，辅助三全育人

贯彻党的教育方针，坚决把立德树人贯穿、落实到教材建设全过程的各方面、各环节。教材编写将价值塑造、知识传授和能力培养三者融为一体。深度挖掘提炼专业知识体系中所蕴含的思想价值和精神内涵，科学合理拓展课程的广度、深度和温度，多角度增加课程的知识性、人文性，提升引领性、时代性和开放性，辅助实现"三全育人"（全员育人、全程育人、全方位育人），培养新时代技能型创新人才。

2. 推进产教融合，体现职教精神

围绕"教随产出、产教同行"，引入行业人员参与到教材编写的各环节，为教材内容适应行业发展献言献策。教材内容体现行业最新、成熟的技术和标准，充分体现新技术、新工艺、新规范。

3. 创新教材模式，岗课赛证融通

教材紧密结合当前实际要求，教材内容与技术发展衔接、与生产过程对接、人才培养与现代产业需求融合。教材内容对标岗位职业能力，以学生为中心、成果为导向，持续改进，确立"真懂（知识目标）、真用（能力目标）、真爱（素质目标）"的教学目标，从知识、能力、素养三个方面培养学生的理想信念，提升学生的创新思维和意识；梳理技能竞赛、职业技能等级考证中的理论知识、实操技能、职业素养等内容，将其对应的知识点、技能点、竞赛点与教学内容深度衔接；调整和重构教材内容，推进与技能竞赛考核、职业技能等级证书考核的有机结合。

4. 建新型态教材，适应转型需求

适应职业教育数字化转型趋势和变革要求，依托"医药大学堂"在线学习平台，搭建与教材配套的数字化课程教学资源（数字教材、教学课件、视频及练习题等），丰富多样化、立体化教学资源，并提升教学手段，促进师生互动，满足教学管理需要，为提高教育教学水平和质量提供支撑。

前言 PREFACE

为了加强高职高专护理人才的培养，适应五官科护理教育改革的需要，根据高职高专护理类专业的人才培养目标，在广泛听取意见和建议的基础上编写本教材。

在本教材编写过程中，坚持以人为本、以健康为中心的整体护理理念。在广度上，以护理程序为基本框架，将五官科患者的护理工作向预防、保健、康复、社区、家庭护理等领域延伸，并强调病房管理、门诊管理、术前术后患者的护理以及五官科护理技能操作的规范性。在深度上，强调"三基"（基本理论、基本知识、基本技能）、"五性"（思想性、科学性、先进性、启发性、适用性）、"三特定"（特定学制、特定专业方向、特定对象），保持教学与职业教育考试的接轨、教学与临床护理工作的"零距离"。

为了提高学生的学习效果，本教材设置了"学习目标""情境导入""知识链接"和"目标检测"模块，便于学生把握重点，同时对护理技能和职业道德、专业素养也做出了要求，力求在传授知识的同时培养良好的职业道德和职业情操。为了提高学生的学习兴趣，本教材在疾病护理内容之前设置"情境导入"，通过案例导入，让学生带着问题和兴趣学习，同时提高学生解决问题的技能和自主学习的能力。为了扩大学生的知识面，本教材通过"知识链接"拓展章节内容知识内容，以拓宽学生的视野，为学生后续发展奠定必要的基础。

本次修订是根据护理行业近年来的新观念、新知识、新技术对原版教材全面完善，并重点梳理所涉及的护理问题，以帮助学生理解患者的健康问题与护理需求，增强学生的临床护理思维。

本教材是全体编者集体智慧的结晶。在修订过程中，得到各位编者及其单位领导的鼎力协助以及同行专家的热情指导，在此向他们表示最诚挚的谢意！

由于编者水平有限，本书难免存在不足之处，恳请广大师生及同行不吝赐教。

编　者
2024 年 10 月

CONTENTS 目录

第一章 眼科患者的护理概述

学习目标

知识目标

1. 掌握 眼科患者的护理评估要点。

2. 熟悉 眼科手术前后的常规护理要点；眼科护理管理的基本要求；儿童眼及视力保健的要点。

3. 了解 眼科患者的心理特点。

技能目标

1. 能正确对眼科患者实施护理评估和做出护理诊断。

2. 学会眼科常用的护理技术操作。

素质目标

1. 能理解眼科患者的心理特点，护理过程中尊重和爱护患者。

2. 能将预防眼科疾病、祛除眼科患者的病痛视为职业责任。

第一节 眼科患者的特征

现代护理观强调，护理的焦点不应仅限于疾病本身，而应扩展到患者的整体健康。在护理时，了解患者的特征对于实施有效的护理至关重要。眼科患者通常有以下特征。

1. 明显的临床表现与心理反应 眼的复杂结构和独特功能意味着即使是轻微的病变也可能导致患者有明显的临床表现，如视力减退、眼痛、流泪、角膜混浊和结膜充血。这些症状和体征常常伴随着不适感，可能引发显著的心理反应，例如结膜出血可能引起焦虑，而突然的视力丧失可能导致恐慌。

2. 与全身性疾病密切关联 许多眼部疾病与全身性疾病直接相关或为其并发症，例如糖尿病可能导致白内障和视网膜病变，高血压和动脉硬化可能导致眼底出血。此外，一些眼部疾病可能引起全身性反应，如急性闭角型青光眼可能引起恶心和呕吐，眼眶蜂窝织炎可能导致头痛和高热，因此，在护理眼病时要关注相关全身性疾病，在护理相关全身性疾病时也要关注眼病。

3. 安全风险增加 眼球和视路疾病常导致视力下降和视野缺损，使眼科患者在日常生活中面临更高的受伤风险。因此，眼科护理人员要关注眼病与视功能关系，关注患者的安全，并根据情况采取适当的预防措施。

4. 眼科疾病谱的演变 随着生活方式的变化，眼科疾病谱不断变化。高血压和糖尿病的发病率上升导致视网膜病变的增加；电脑和空调的广泛使用导致干眼症发病率上升；数字阅读的普及使得青少年近视的患病率升高。这些变化给医护人员带来新的挑战和任务。

第二节 眼科患者的评估

一、评估健康史

1. 现病史 询问患者起病情况，患病时间，主要症状和特点，病情的发展与演变，接受检查与治疗的详细经过及效果，引起病变的可能原因或诱因（如情绪激动、长时间阅读、过度疲劳易诱发急性闭角型青光眼的发作）以及发病后的精神状态、睡眠、食欲、大小便、体重等情况。

2. 既往史　了解患者既往的健康状况，注意眼疾病与全身性疾病之间的关系。许多全身性疾病可引起眼部异常的症状和体征，如糖尿病、高血压、血液病可引起眼底改变；颅脑外伤可导致瞳孔大小不等；颅内占位性病变可引起视神经乳头水肿和视神经萎缩；维生素 A 缺乏可引起角膜软化；甲状腺功能亢进可引起眼球突出和眼外肌运动障碍。

3. 生活史　了解患者出生地、生活地、年龄、文化层次、职业、饮食习惯，尤其是引发眼部疾病的不良生活习惯，如长时间使用电脑、生活在空调和烟尘等环境里易发生干眼症；紫外线照射过多、长期吸烟等可导致白内障的形成；使用角膜接触镜的方法不当及个人卫生习惯不佳可引起角结膜疾病。

4. 家族史　了解家族中是否有类似患者，如肝豆状核变性、先天性色觉异常、白化病、视网膜母细胞瘤、高度近视等。

二、评估心理社会状况

1. 疾病知识　评估患者及其家属对疾病相关知识的认知，包括病因、病程、治疗方案、预期结果以及自我管理策略。

2. 心理状态　评估患者面对疾病的情绪变化，在发病后是否经历了恐惧、焦虑、抑郁等情绪变化。

3. 社会支持系统　评估患者的社会支持系统，包括患者的经济状况、文化背景、社会关系等社会因素对疾病的支持程度。

三、评估身体状况

（一）症状收集

1. 感觉异常　主要表现为眼干、眼痛、眼痒、异物感、畏光流泪、眼睑痉挛等，多见于急性结膜炎、结角膜异物、急性虹膜睫状体炎、青光眼等。

2. 外观异常　主要表现为眼睑肿胀、分泌物增多、突眼、瞳孔区发白或发黄、眼表充血等，多见于结膜炎、角膜炎、白内障、虹膜睫状体炎及青光眼等。眼表充血可分为睫状充血与结膜充血，见表 1-1。

表 1-1　结膜充血与睫状充血的鉴别要点

鉴别点	结膜充血	睫状充血
血管来源	结膜后动静脉	睫状前动静脉
位置	表浅	深部
充血部位	近穹窿部显著	近角膜缘显著
颜色	鲜红色	紫红色
形态	网状、树枝状	放射状或轮廓不清
移动性	移动	不移动
充血原因	结膜炎	角膜炎、虹膜睫状体炎及青光眼

3. 视功能障碍

（1）视力障碍　主要表现有视力下降、视物变形、视物模糊、眼前黑影飘动、重影、视野缩小等。一般无痛性突然视力下降主要见于视网膜动脉和静脉阻塞、缺血性视神经病变、视网膜脱离，视力逐渐下降见于屈光不正、白内障、慢性视网膜疾病、开角型青光眼；视力突然下降并伴眼痛见于急性闭角型青光眼、葡萄膜炎；一过性视力丧失常见于椎基底动脉供血不足、视网膜动脉痉挛、视盘水肿、直立性低血压；视力下降但眼底正常见于弱视、中毒或肿瘤所致的视神经病变、球后视神经炎、癔症等。

（2）视野缺损　常见于青光眼、视神经病变、视网膜脉络膜病变、癔症等。

（3）色觉异常　常见于色盲、色弱。

（4）暗适应异常　常见于视网膜色素变性、维生素 A 缺乏等。

（5）对比敏感度异常　见于屈光间质异常、视网膜及视神经系统病变等。

（二）视功能评估

视功能主要包括视力、视野、色觉、暗适应、对比敏感度、立体视觉等。视功能检查顺序一般为先右后左、先健后患、由表及里、由简入繁。

1. 视力（visual acuity）　是指眼辨别最小物像的能力，又称中心视力。对于成年人，临床上常把视力≥1.0（使用国际标准视力表检测）或视力≥5.0（使用标准对数视力表检测）视为正常视力。视力分为远视力和近视力，前者用于评估视网膜黄斑中心凹处的视觉敏锐度，反映视远物的能力；后者用于评估晶状体调节功能，反映视近物的能力。视力检查见本章第六节。

知识链接

低视力与盲的判断标准

低视力是指患者的最佳矫正视力低于正常视力水平，但仍然保留一定程度的视觉功能。根据世界卫生组织（WHO）的定义，低视力是指视野超过10°，双眼中视力较好眼的最佳矫正视力低于0.3，但等于或优于0.05。个人能利用剩余视力完成日常生活的视觉任务。

盲是指即使在最佳矫正状态下，个人的中心视力低于0.05，或视野小于10°。这种视力水平导致个人在没有视觉辅助设备的情况下，难以或无法完成日常生活的视觉任务。

2. 视野（visual field）　是指眼向前固视，用余光所见的空间范围。视野相对于中心视力而言，又称为周边视力，反映视网膜黄斑中心凹以外的视觉功能。距注视点30°以内的视野称为中心视野，距注视点30°以外的视野称为周边视野。正常人动态视野平均值为：上方约55°、下方约75°、鼻侧约65°、颞侧约90°。病理性视野改变常见的有向心性缩小、偏盲性缺损、扇形视野缺损、暗点等。正常人生理盲点在注视点颞侧15.5°，在水平中线下1.5°，其垂直径为7.5°，横径5.5°。在视野范围内，除生理盲点外出现的任何暗点均为病理性暗点。

常用的视野检查法有视野计检查法、对照法和光定位检查。相比视野计检查法，对照法和光定位检查用来粗略判断视野的情况，因两者的检查简单易行，在患者初诊中尤为常用。对照法的原理是通过比较两者的视野，判定被检者的视野情况。光定位检查则通过被检眼辨认光源的情况，来判定被检者的视野。

（1）对照法　在明室中，被检者背光与检查者相对而坐，等高眼位，相距约为0.5m。检查右眼时，被检者右眼与检查者左眼相对注视，并各自遮盖另一眼；检查左眼则相反。检查者伸出示指，置于两人等距离处，由8个方向（左、右、上、下、左上、左下、右上、右下）的周边向中心移动，嘱被检者发现手指出现时立即告知。如能正确辨认光源在该方向上记为"＋"，不能正确辨认光源记为"－"。检查注意事项：①被检者视力应>0.1；②屈光不正者应戴矫正眼镜。对视力低于0.1的患者，改用光定位检查。

（2）光定位检查　在暗室中被检眼固视正前方，检查者通常在距离眼1m处检测被检眼9个方位（左、右、上、下、正中、左上、左下、右上、右下）辨认光源的能力，能正确辨认光源记为

"+"，不能正确辨认光源记为"－"。如被检眼右眼颞侧视野缺损，则记录见图1-1。

－	＋	＋
右眼：－	＋	＋
－	＋	＋

图1-1　标记方法

3. 色觉（color vision）　是指人眼辨别三原色（红、绿、蓝）的能力，反映视锥细胞光敏色素的比例。根据辨色能力缺陷程度不同，分为色弱和色盲。根据发病时间不同，分为先天性色觉障碍和获得性色觉障碍，绝大多数先天性色觉障碍为性连锁隐性遗传，最常见的先天性色觉障碍是红绿色弱（盲）。常用的视觉检测方法包括假同色图检查法（色觉检查图）、色相排列检测、色盲镜检查法等，其中假同色图检查法在招工、招生体检中常用，红绿玻片检查法在白内障等眼病检查中常用。

（1）假同色图检查法　在明亮自然光下，把假同色图放置被检者前约50cm处，先示教被检者判读，再要求被检者读出图中的图形或数字。若能在5秒内正确辨色，为色觉正常；超过5秒辨认出，为色弱；若判读异常，可进一步分辨其为全色盲、绿色盲、红色盲、红绿色盲等。检查注意事项为：①被检者视力应 >0.5；②一般双眼同时检查；③屈光不正者应戴矫正眼镜；④不使用非全色的人工光源。对视力小于0.5的患者，改用红绿玻片检查。

（2）红绿玻片检查法　在暗室中被检眼固视正前方，辨认通过红、绿玻片的1m处光源的颜色。结果记录同假同色图检查的规定。

4. 暗适应（dark adaptation）　是指人从明处进入暗处，最初一无所见，经过一定时间视觉敏感度逐渐增高，达到视觉最佳状态的过程。暗适应检查可评估被检者的光觉敏锐度。常用的检查方法有对比法和暗适应计检查法。

（1）对比法　被检者与暗适应正常的检查者同时进入暗室，通过对比两者在从明室到暗室变更过程中辨别周围物体的能力，粗略判断被检者的暗适应功能。

（2）暗适应计检查法　借助暗适应计，绘制出被检眼的暗适应曲线（即为被检眼在光亮度变更过程中感光阈值的曲线），能较精确判断被检者的暗适应功能。

5. 对比敏感度（contrast sensitivity）　是指眼识别明暗不同、宽窄不同的条栅图的能力，反映空间、明暗对比的二维频率的形觉功能，可用Arden光栅图表检查。视力检查可反映眼在高对比度下的分辨能力，但在日常生活中物体间明暗对比并非如此强烈，因此对比敏感度检查是视力检查的有力补充。

6. 立体视觉（stereoscopic vision）　又称深度觉，是感知物体立体形状及不同物体相互远近关系的能力，可利用同视机或立体检查图进行检查。从事驾驶、绘画、雕塑、机械零件精细加工等职业必须有良好的立体视觉。

知识链接

视觉功能的形成

良好视觉功能的形成需要满足三个基本条件，才能确保双眼能清晰地感知世界。

1. 双眼的屈光正常　眼屈光系统（包括角膜、晶状体、房水和玻璃体）能够正确地聚焦外界光线，使得光线在视网膜上的对应点形成清晰的图像。如屈光不正（如近视、远视、散光）或老花眼，则需要通过视力矫正，以确保视网膜上形成的图像清晰。

2. 视神经传输功能正常　视神经负责将视网膜上的视觉信息传递到大脑。如果视神经受损或发生疾病，如视神经炎或视网膜病变，信息传递可能会受阻，影响视觉质量。

3. 大脑的视区能识别传入的图像　大脑的视觉皮层需要对传入的视觉信息进行处理和解释。这包括图像的识别、融合（将两眼的图像合并成一个单一图像）和立体视觉（感知深度和三维空间）的能力。如果这些处理过程出现问题，会导致视觉功能障碍，比如立体视觉缺失或视觉融合困难。

（三）体征评估

眼部的检查包括眼附属器检查和眼球检查。眼球检查以晶状体后极部为界，分为眼前段（眼前节）检查和眼后段（眼后节）检查两部分。检查顺序一般按先右后左、先健后患、由外到内、由前到后。

1. 眼附属器检查 常在明室里用视诊和触诊检查，有时在暗室内借助裂隙灯显微镜或聚光灯泡手电筒和放大镜观察。

（1）眼睑 观察有无红肿、淤血、气肿、瘢痕或肿物；有无内翻或外翻；两侧睑裂是否对称，上睑提起及睑裂闭合是否正常；睫毛是否整齐、方向是否正常，有无变色、脱落、倒睫，根部有无充血、鳞屑或溃疡等。

（2）泪器 观察泪小点有无外翻或闭塞；泪囊区有无红肿压痛或瘘管，挤压泪囊有无分泌物自泪小点溢出。常行泪道冲洗来检查泪道有无阻塞及阻塞的部位。

（3）结膜 将眼睑向上、下翻转，观察睑结膜及穹窿部结膜的颜色及透明度，注意有无充血、水肿、滤泡增生、瘢痕、溃疡、睑球粘连，有无异物或分泌物。检查球结膜时，以拇指和示指将上下眼睑分开，嘱患者向上下左右各方向转动眼球，观察有无充血、出血、异物、色素沉着或新生物等。

（4）眼球位置及运动 观察两眼直视时，角膜是否位于睑裂中央，有无眼球震颤、斜视；眼球大小有无异常、有无突出或内陷。检查眼球运动时，嘱患者向正中、左、右、上、下及右上、右下、左上、左下各个方向注视，以了解眼球向各方向转动有无障碍。

（5）眼眶 观察两侧眼眶是否对称，眶缘触诊有无缺损、压痛或肿物。

知识链接

裂隙灯显微镜

裂隙灯显微镜是眼科常用的检查仪器，由光源投射系统和放大系统组成。通过调节焦点和裂隙宽度，形成光学切面，可细微地观察眼前段的变化，若加用前置镜、前房镜和三面镜可详细检查前房角、玻璃体和眼底变化。

2. 眼前段检查 在暗室里通过视诊检查，常借助裂隙灯显微镜检查，也可用聚光灯泡手电筒和放大镜观察。

（1）角膜 观察角膜大小、弯曲度、透明度及表面是否光滑及感知情况，有无异物、新生血管及混浊（瘢痕或炎症），有无角膜后沉着物（keratic precipitate，KP）。

1）角膜上皮检查 是检测角膜上皮有无缺损或溃疡，可用荧光素钠染色。染色1~2分钟后在裂隙灯显微镜下可观察到正常角膜不着色，上皮缺损或溃疡的部位呈黄绿色。

2）角膜知觉检查 从消毒棉签抽出一束细棉丝，用其尖端从被检者颞侧移入并触及角膜，如不引起瞬目反射，或两眼所需触力有明显差别，则表明角膜知觉减退，多见于疱疹病毒引起的角膜炎或三叉神经受损者。

3）角膜内皮镜检查 将光线照在角膜上，在角膜内皮与房水界面之间发生反射而形成暗线，从而显示出角膜内皮细胞的镶嵌式六边形外观。角膜内皮的状况与角膜营养代谢密切相关，临床上常用于内眼手术的术前检查以及佩戴角膜接触镜的随访。

4）角膜地形图检查 通过计算机图像处理系统数字化分析角膜形态，然后将所获得的信息以不同彩色形态图来表示。在临床上主要用于检查圆锥角膜等所致的不规则散光，屈光手术前筛查角膜病变，以及记录屈光手术前后的角膜曲率等。

（2）巩膜 观察巩膜有无黄染、充血、结节及压痛。

（3）前房 观察前房深度，有无积脓、积血，以及前房角开放的情况。评估前房角的宽窄对诊断和治疗各种青光眼有重要价值。

（4）虹膜　观察虹膜颜色、纹理，有无新生血管、色素脱落、萎缩、结节，有无与角膜前粘连、与晶状体后粘连，有无根部离断及缺损，有无震颤等。

（5）瞳孔　观察两侧瞳孔是否等大、等圆，位置是否居中，边缘是否整齐。在自然光线下正常成人瞳孔直径为 $2.5 \sim 4.0\text{mm}$，幼儿及老年人稍小。检查瞳孔反射对于视路及全身性疾病的诊断有重要意义。检查方法有三类：①直接对光反射，是在暗室内用手电筒照射受检眼，该眼的瞳孔迅速缩小的反应；②间接对光反射，是在暗室内用手电筒照射另侧眼，受检眼瞳孔迅速缩小的反应；③集合反射，是指先嘱被检者注视一远方目标，然后嘱其立即改为注视 15cm 处视标，此时两眼瞳孔出现缩小的反应。

（6）晶状体　观察晶状体有无混浊及程度，晶状体形态及位置有无异常。必要时需散瞳检查。

3. 眼后段检查　常在暗室内用检眼镜对玻璃体、视网膜、脉络膜进行检查。用直接检眼镜检查被检者右眼时，检查者站在被检者右侧，右手持检眼镜，用右眼检查。检查左眼时则相反。

（1）玻璃体　常于散瞳后，将检眼镜镜盘转至 $+8 \sim +10\text{D}$，距被检眼 $10 \sim 20\text{cm}$ 处，观察瞳孔区内有无浮动性黑影。

（2）眼底　通常在自然瞳孔下进行检查，如瞳孔过小或欲详查眼底各部，可滴快速散瞳药，散大瞳孔后再详细检查。对 40 岁以上的人要注意因散瞳诱发青光眼发作的可能。检查者将检眼镜移至受检眼前约 2cm 处，把转盘拨动到"0"，如果检查者和被检眼都是正视眼，则可清晰看到眼底，看不清时可拨动转盘直至看清为止。

正常眼底呈橘红色，在视网膜中央偏鼻侧，有一椭圆形、大小约 $1.5\text{mm} \times 1.75\text{mm}$、境界清楚的视盘（又称视乳头），其中央色泽稍淡的小凹陷区称为视杯。视网膜中央动脉和静脉由此通过，并分为颞上、颞下、鼻上及鼻下支，分布于视网膜上，动脉及静脉相伴行。动脉较细，呈鲜红色；静脉较粗，呈暗红色，动静脉管径比值为 $2:3$。视盘颞侧约 3.0mm 处有一颜色稍暗的无血管区，因该区含有丰富的叶黄素而称为黄斑，其中央有一小凹，称为黄斑中心凹。

（四）眼的特殊检查

1. 眼压检查　眼压是眼球内容物作用于眼球内壁的压力，眼压正常范围为 $10 \sim 21\text{mmHg}$，眼压升高常见于青光眼患者。眼压的测量方法包括指测法和眼压计测量法，后者又分为接触式和非接触式两种类型。

（1）指测法　嘱被检者向下方注视，检查者以双手的中指、环指和拇指固定于被检者前额，两手的示指尖放在上睑皮肤上，交替轻压眼球，感知眼球的软硬，估计眼压的高低。若如同触压前额、鼻尖及嘴唇，则判为眼压增高、正常、降低。眼压正常记录为 T_n，轻度、中度和重度增高分别记为 T_{+1}、T_{+2} 和 T_{+3}，轻度、中度和重度降低分别记为 T_{-1}、T_{-2} 和 T_{-3}。指测法只能粗略估计眼压，常用于患者初诊。

（2）眼压计法　非接触式眼压计是目前临床最常用的眼压测量仪器，只需对焦便能自动测量眼压，操作方便的同时还能避免交叉感染，但所测数值不够精确。接触式眼压计测量的精确度比非接触式高，但被检者的舒适度差，且存在交叉感染的危险。

2. 眼屈光检查　亦称验光，可用于评估眼折射系统（包括角膜、房水、晶状体、玻璃体）对光线的聚焦能力。在临床上常用于诊断眼屈光状态的性质及程度。眼屈光检查分为他觉验光法和主觉验光法两种方式。

（1）他觉验光法（客观验光法）　由检查者借助仪器客观地测定被检眼的屈光状态。临床上最常用的他觉验光法包括自动电脑验光和检影验光。自动电脑验光操作简单、快捷，可迅速测定眼屈光度，但其准确性有限，因此通常需要与其他验光法结合使用以提升准确性。检影验光则是一种广泛采用且相对精确的他觉验光技术，通过检影镜观察视网膜反光的顺动或逆动来判定和确定被检眼的屈光状态，尤其适用于婴幼儿或在使用散瞳剂的情况下的验光。

（2）**主觉验光法（主观验光法）**　被检眼在自然调节状态下，检查者通过使用一系列的矫正镜片、视力表或综合验光仪等辅助设备，根据被检者主观判断和应答来确定其屈光状态。由于主觉验光依赖于被检者的主观反馈，因此受到被检者的主观感受、理解能力、合作程度等因素的影响，在实际应用中存在一定的局限性。主觉验光法的检测内容包括球镜度的确定、散光度的测定以及双眼平衡的调整。测量球镜度，常用方法有雾视法、插片法和红绿试验法；测量散光度，常用方法有交叉柱镜法、散光表法和裂隙片法；确认双眼平衡，常用方法有交替遮盖法和棱镜分离法。

3. 三棱镜检查　主要用于评估被检者的双眼视功能，特别是视觉融合和立体视功能。它通过在被检者眼前放置具有特定角度的三棱镜，观察被检者如何调整和融合来自两眼的视觉信息，以评估患者是否存在视觉融合障碍或立体视缺陷等问题。

（五）眼科影像学检查

1. 眼部超声检查　主要包括 A 型超声、B 型超声、彩色超声多普勒成像（CDI）和超声生物显微镜（UBM）检查。

2. 眼科计算机图像分析　主要包括电子计算机断层扫描（CT）、磁共振成像（MRI）、光学相干断层扫描（OCT）检查。

3. 眼底血管造影　是将造影剂从被检者肘前静脉注入人体，利用特定滤光片的眼底照相机拍摄眼底血管及其灌注的过程，从而对眼底血管性疾病进行诊断。

第三节　眼科手术常规护理

一、术前常规护理

为确保眼科手术的顺利进行，眼科术前护理常规如下。

1. 全身准备　对于高血压和糖尿病患者，需密切监测血压和血糖水平，并在出现异常时立即通知医生。同时，若患者出现发热、咳嗽、面部脓肿或全身感染等症状，也应立即通知医生，以便及时治疗或考虑延迟手术。此外，指导患者进行全身清洁，特别注意洗头时避免污水进入眼内，以减少感染风险。

2. 术眼准备　根据医嘱给予术前用药，通常在术前 3 天开始使用抗生素滴眼液，以预防术后感染。术前 1 天进行抗生素过敏试验，并记录测试结果。

3. 眼位准备　指导患者进行眼球转动训练，以便术中更好地配合医生。学习用舌尖顶住上腭防止咳嗽或打喷嚏的方法，以减少手术中或手术后因剧烈震动可能导致的前房出血、玻璃体溢出或手术切口裂开的风险。

4. 饮食护理　对于局部麻醉手术，术前不宜过饱；对于全身麻醉手术，遵循医嘱，术前禁食 8 ～ 12 小时、禁饮 4 小时，儿童患者禁食（奶）4 ～ 8 小时、禁水 2 ～ 3 小时，确保胃部排空，防止麻醉时发生意外。建议手术患者多摄入蔬菜水果，保持大便通畅，避免用力排便，以防视网膜脱落或眼压升高。若患者出现便秘，应及时通知医生处理。

5. 心理护理　应向患者全面介绍手术前后的注意事项，包括术前准备、手术过程和术后康复的相关信息，以取得患者的配合。同时，评估患者的心理状态，以便提供针对性的心理支持和干预。必要时可遵医嘱给予镇静安眠药物，确保患者术前晚上有充足睡眠。

6. 术晨护理 ①监测患者的生命体征，如有异常，立即通知医生。②完成术眼的准备工作，如剪睫毛、冲洗泪道和结膜囊，并用无菌纱布覆盖术眼。③协助患者取下义齿、眼镜、发夹等物品，并更换为手术衣裤。④根据医嘱执行术前用药，并准备术中所需药品。⑤指导患者排空大小便，携带病历及必要药品和物品，护送患者至手术室。

二、术后常规护理

为确保眼科术后患者的舒适与安全，眼科术后护理常规如下。

1. 了解手术情况 护士应在患者返回病房后主动向医生、麻醉师及手术室护士了解手术过程，确保护理工作的连续性。

2. 保持体位 根据手术类型选择适当的体位，如接受玻璃体手术并填充硅油的患者应保持脸朝下的体位，视网膜脱离术后患者则应根据裂孔位置调整体位和头位。定期帮助患者变换姿势，避免长时间压迫皮肤。

3. 保护术眼 密切观察术眼伤口的渗血情况和敷料状况，确保眼垫和绷带固定良好。为术眼加盖保护眼罩，以防碰撞和摩擦。指导患者避免剧烈运动、揉眼和用力咳嗽，以防手术切口裂开或眼内出血。如敷料受污染，应立即更换。

4. 疼痛护理 评估患者的疼痛程度，并根据评估结果提供相应的缓解措施。向患者解释疼痛的常见原因，以减轻其紧张和焦虑。指导患者通过听音乐等方式分散注意力，以减轻疼痛感。若出现剧烈疼痛，应立即通知医生进行治疗。

5. 饮食护理 根据手术类型指导患者饮食。一般饮食宜清淡易消化，忌食辛辣刺激的食物，多食富含纤维素食物，保持大便通畅。

6. 心理护理 加强病房巡视，及时与患者沟通，鼓励患者表达自己的感受和焦虑。耐心倾听并分析患者的担忧，尽可能帮助他们解决问题，以缓解焦虑和恐惧。

7. 出院指导 指导患者出院后按医嘱正确用药、自我护理方法、注意事项和定期复查。嘱患者如出现眼部不适及时就医。

第四节　眼科护理管理

一、门诊管理

（一）环境与物品管理

1. 环境准备 维护诊室的清洁、整洁和良好的通风。

2. 物品管理 准备诊桌上物品，包括手电筒、近视力表、表面麻醉剂、荧光素钠滴眼液、抗生素滴眼液、散瞳及缩瞳滴眼液、棉签、快速手部消毒剂等。

（二）工作内容

1. 就诊管理 根据患者的病情严重程度和挂号顺序进行有序预检分诊。急诊患者，如青光眼、化学烧伤、眼球穿通伤等，应得到优先随到随诊。

2. 协助检查 就诊前做好视力检查，遵医嘱给患者滴散瞳眼液、眼压测量等。对双眼视力低下行动障碍者应给予护理照顾，检查时护士站在患者一侧，引导前行，并协助其上诊查椅或检查床，配合医师检查。

3. 健康指导　利用板报、电视、画册等多种媒介，普及常见眼病的预防和管理知识，增强患者的自我保健意识。根据患者的具体情况，运用专业的护理知识，提供生活、用药、预防等方面的指导，并在必要时为患者预约登记复诊时间。

二、暗室管理

暗室是眼科的特殊检查环境，眼科许多检查要在暗室进行，室内有许多精密检查仪器，应加强暗室护理管理。

（一）环境与物品

窗户应配备遮光窗帘，暗室地面选用不反光、防滑的材料，墙壁采用深灰色或墨绿色，以增强室内的暗度。暗室常用的仪器，如裂隙灯显微镜、检眼镜、验光仪、镜片箱等，应合理放置，既要便于检查操作，又要确保患者安全，以创造一个专业而安全的检查环境。

（二）工作内容

向进入暗室的患者提供必要的护理指导和协助，确保安全。使用专用擦镜纸或95%乙醇清洁精密仪器的镜头和镜片等光学部件。下班前，应将暗室内的设备复位，断电，妥善覆盖防尘罩，并定期对暗室进行清洁消毒和通风。

三、病房管理

（一）安全措施

眼科病房中的患者可能因为视力受损而行动不便，应加强安全措施。病房内的地面应使用防滑材料，通道保持畅通，无明显障碍物。必要时，在床边、走廊等地方设置扶手，以防止患者跌倒。

（二）光线控制

眼科病房的光线应该柔和，避免强烈的直射光线，以减少对患者眼的刺激。同时，病房内的照明应足够，以便于医护人员进行观察和操作。

（三）卫生管理

保持病房的清洁和卫生，定期进行消毒、通风，以防止交叉感染。特别是对于眼科手术后或患有传染性眼病的患者，更应该加强环境卫生管理。

第五节　儿童眼及视力保健

眼是外界信息传递到大脑的主要通道。0~6岁是眼发育重要时期，因此我们应当重视此阶段儿童的视力发育，做好眼病筛查和视力评估，同时培养他们养成良好的用眼习惯，以确保视力健康发展。

一、视觉发育

儿童眼球和视力是逐步发育成熟的。怀孕期第22天眼开始发育。出生时眼发育未成熟，新生儿只能模糊看到20cm以内的物体，能感觉光的存在，对红色较敏感，视野窄；3月龄婴儿视力为3.3，视野明显增大，能感觉黑与白的反差，初步具有双眼注视与固视的能力，6月龄婴儿视力为3.6~3.9，可追踪物体，开始建立色彩和立体视觉，开始认知并记忆生活中的常见符号；8月龄婴儿视力为4.0，对于眼前突然消失的物体，会出现寻物的反应，手眼协调较顺利，1周岁幼儿视力为4.3，视觉观察与认知能力迅速发展，逐渐认识并记忆文字。3周岁幼儿视力为4.8，4周岁视力为4.9，5周岁为5.0。

二、远视储备

远视储备量对儿童青少年的近视防控意义重大。从出生开始，眼轴长度不断拉长，直到18岁左右趋于稳定。为了适应眼轴延长所引发的屈光变化，1~6岁儿童的眼屈光状态呈现出远视状态，这是生理性屈光度，称为"远视储备量"。随着儿童生长发育，眼球逐渐长大，眼轴逐渐变长，远视储备量逐渐降低。正常0~3岁儿童生理屈光度为 +3.00D，4~5岁生理屈光度为 +1.50~+2.00D，6~7岁生理屈光度为 +1.00~+1.50D。

远视储备量不足指裸眼视力正常，散瞳验光后，其屈光状态虽然未达到近视标准，但远视度数低于其所在年龄段的生理屈光度。例如，5岁儿童的生理屈光是50度远视，低于所在年龄段的生理屈光度（+1.50~+2.00D），那该儿童会更早地面临近视的风险。

三、视力保健指导

维护视力健康的关键是要打造有利于眼健康的读写环境，强化护眼活动，合理使用电子产品以及建立完整且连续的视力健康档案。

1. 读写环境 确保儿童在充足的光线下（照度在500~750Lx）进行书写和阅读，避免光线过弱或过强。根据《儿童青少年学习用品近视防控卫生要求》（强制性国家标准GB 40070—2021）为儿童选择字体大小合适、印刷质量良好的书籍。保持正确的书写和阅读姿势，做到"三个一"：眼与书本距离一尺、手指与笔尖相距一寸、胸与桌缘相距一拳，避免在行驶中的车辆里阅读。

2. 护眼活动 鼓励孩子每天至少进行1小时户外活动，以降低近视风险。均衡饮食，多摄入助力视力健康的营养素，如维生素A、维生素E、叶黄素、锌、铜、硒。中小学生每天上下午各做1次眼保健操，认真执行流程，并注意操作前的手部清洁卫生。

3. 合理使用电子产品 设定每日使用电子产品的最长时间不超过1~2小时，每次使用电子产品20~30分钟后至少休息20秒，并远眺6m外的物体，以缓解眼疲劳。要在适宜的光照条件下使用电子产品，并保持正确的坐姿和适当的屏幕距离（眼与屏幕的距离为屏幕对角线的5~7倍），屏幕应略低于视线水平。

4. 建立视力健康档案 严格落实视力监测制度，为每位孩子建立包括视力、屈光度、眼轴长度等信息的视力健康档案，以便及时发现视力问题，如近视、远视、斜视或弱视等，从而及时采取干预措施，防止视力问题进一步恶化。

四、儿童眼保健服务

（一）服务频次

根据不同年龄段正常儿童眼及视觉发育特点，目前我国为0~6岁儿童提供13次眼保健和视力检查服务。其中，新生儿期2次，分别在新生儿家庭访视和满月健康管理时期；婴儿期4次，分别在3、6、8、12月龄；1~3岁幼儿期4次，分别在18、24、30、36月龄；学龄前期3次，分别在4、5、6岁。

（二）服务机构

0~6岁儿童眼保健及视力检查服务主要由具备相应服务能力的乡镇卫生院、社区卫生服务中心等基层医疗卫生机构或县级妇幼保健机构及其他具备条件的县级医疗机构提供，内容包括健康指导、眼病筛查及视力评估、健康指导、转诊服务和登记儿童眼健康档案信息等。

县级妇幼保健机构或其他具备条件的县级医疗机构除了接收转诊儿童，还负责开展专项检查、视力复筛和复查、眼病诊疗、转诊服务和登记儿童眼健康档案信息等。

（三）服务内容

儿童眼保健和视力检查主要目的是早期发现儿童常见眼病、视力不良及远视储备量不足，及时转诊，干预、控制和减少儿童可控性眼病及视力不良的发展，预防近视发生。

1. 新生儿期

（1）检查内容　新生期重点检查眼外观，筛查眼病高危因素，以及在 1 月龄时开展光照反射检查。

新生儿眼病的主要高危因素：①出生体重 <2000g 的低出生体重儿或出生孕周 <32 周的早产儿；②曾在新生儿重症监护病房住院 >7 日并有连续高浓度吸氧史；③有遗传性眼病家族史，或家庭存在眼病相关综合征，包括近视家族史、先天性白内障、先天性青光眼、先天性小眼球、眼球震颤、视网膜母细胞瘤等；④母亲孕期有巨细胞病毒、风疹病毒、疱疹病毒、梅毒或弓形虫等引起的宫内感染；⑤颅面部畸形，大面积颜面血管瘤，或哭闹时眼球外凸；⑥眼部持续流泪，有大量分泌物。

（2）转诊指征　眼睑缺损、上睑下垂，眼部有脓性分泌物、持续流泪，双眼球大小不一致，角膜混浊、双侧不等大，瞳孔不居中、不圆、双侧不等大，瞳孔区发白，巩膜黄染等；出生体重 <2000g 的低出生体重儿或出生孕周 <32 周的早产儿，出生后 4~6 周或矫正胎龄 32 周时，未按要求进行眼底检查；存在其他眼病高危因素，未做过眼科专科检查；光照反应检查异常。

2. 婴儿期

（1）检查内容　婴儿期重点检查眼外观、视物行为、瞬目反射以及开展红球试验、单眼遮盖厌恶试验、红光反射检查、眼位检查。

（2）转诊指征　①眼外观检查异常，包括婴儿双眼球大小不一致、结膜充血、眼部有分泌物、持续溢泪、角膜混浊或双侧不对称、瞳孔不居中或不圆或双侧不对称、瞳孔区发白、眼球震颤；②瞬目反射检查结果异常；③红球试验检查结果异常；④视物行为异常，如 3 月龄时不与家人对视、对外界反应差；6 月龄时视物明显歪头或距离近，畏光、眯眼或经常揉眼等；⑤红光反射检查结果异常；⑥眼位检查偏斜；⑦单眼遮盖厌恶试验异常。

3. 幼儿期

（1）检查内容　幼儿期重点检查眼外观、视物行为，以及开展眼位检查、单眼遮盖厌恶试验、屈光筛查。

（2）转诊指征　①眼外观检查异常，眼睑有红肿或肿物，眼睑内翻或外翻、倒睫等，其他症状同婴儿期；②视物行为异常，如儿童日常视物时避让障碍物是否迟缓，暗处行走是否困难，有无视物明显歪头或视物过近，有无畏光、眯眼或经常揉眼等行为表现；③眼位检查偏斜；④单眼遮盖厌恶试验异常；⑤屈光筛查结果异常。

4. 学龄前儿童

（1）检查内容　学龄前儿童重点检查眼外观、视物行为，以及开展视力检查和眼位检查、屈光筛查。

（2）转诊指征　①眼外观检查异常；②视物行为异常；③ 4 岁儿童裸眼视力 ≤0.6（4.8）、≥5 岁儿童裸眼视力 ≤0.8（4.9）（标准对数视力表），或双眼视力相差 ≥0.2（国际标准视力表），或双眼视力相差两行及以上；④眼位检查偏斜；⑤屈光筛查结果异常。

（四）常用眼保健检查技术

1. 光照反应检查 用于评估新生儿有无光感。检查者将手电灯快速移至婴儿眼前照亮瞳孔区，重复多次，双眼分别进行。婴儿出现反射性闭目动作为正常，表明婴儿眼有光感。

2. 瞬目反射 用于评估婴儿的近距离视力能力。被检者取顺光方向，检查者以手或大物体在被检者眼前快速移动，不接触到被检者。婴儿立刻出现反射性防御性的眨眼动作为正常。

3. 红球试验 用于评估婴儿眼追随及注视能力。在婴儿眼前 20～33cm 处，用直径 5cm 左右的红色小球缓慢移动，重复 2～3 次。婴儿表现出短暂寻找或追随注视红球为正常。

4. 红光反射检查 用于评估瞳孔区视轴上是否存在混浊或占位性病变。采用直接检眼镜，在半暗室内，检查距离约 50cm，将检眼镜屈光度调至 0，照射光斑调至大光斑。在婴儿清醒状态，将光斑照射双眼，观察双眼瞳孔区的红色反光。正常应为双眼对称一致的明亮红色反光。若双眼反光亮度不一致、红光反射消失、暗淡或出现黑斑为异常。

5. 眼位检查 用于筛查婴儿是否存在斜视。将手电灯放至儿童眼正前方 33cm 处，吸引儿童注视光源，检查双眼角膜反光点是否在瞳孔中央。用遮眼板分别遮盖儿童的左、右眼，观察眼球有无水平或上下的移动。正常儿童双眼注视光源时，瞳孔中心各有一反光点，分别遮盖左、右眼时没有明显的眼球移动。

6. 单眼遮盖厌恶试验 用于评估儿童双眼视力是否存在较大差距。用遮眼板分别遮挡儿童双眼，观察儿童行为反应是否一致。双眼视力对称的儿童，分别遮挡双眼时的反应等同；若一眼对遮挡明显抗拒而另一眼不抗拒，提示双眼视力差距较大。

7. 屈光筛查 常采用屈光筛查仪，检测婴幼儿的眼球屈光状态，监测远视储备量，以期发现远视、近视、散光、屈光参差、远视储备量不足和弱视等危险因素。

第六节 眼科常用护理技术

一、远视力检查

（一）目的
评估视网膜黄斑中心凹处的视觉敏锐度，用于协助眼病诊断及预后的判断。

（二）用物准备
视力表（视力表照度 500Lx）、遮眼板、指标棒、眼科小手电筒、平面反射镜。

（三）操作步骤

1. 准备和沟通 着装整齐、核对被检者姓名，向被检者说明操作目的和注意事项，以取得患者配合。

2. 视力表安放 被检者与视力表应保持 5m 的距离。如果空间不足 5m，可使用平面反光镜，将距离缩短至 2.6m。

3. 被检者安置 国际标准视力表 1.0 行或标准对数远视力表 5.0 行与被检者的眼等高。

4. 检查顺序 应遵循先右眼后左眼，先健眼后患眼的原则。检查时，用遮眼板遮住一只眼，进行单眼检查。

5. 视力检查

（1）在充足光线下，从上至下指示视标，并要求被检者在 5 秒内说出或用手势表示视标的缺口方向，确定被检者能辨识的最小视标行，即为该眼的远视力。例如，0.3 行有两个视标不能辨识，可以记录为 0.3^{-2}；如果 0.3 行的下一行只能辨识两个视标，可以记录为 0.3^{+2}。戴眼镜的被检者应分别记录裸眼视力、戴镜的屈光度和矫正视力。

（2）如果被检者在 5m 处无法辨识最大的视标，则要求被检者逐渐走近视力表，直至能够辨识视标，并记录被检者此时辨识视标的距离，并使用以下方法计算视力。

如果使用国际标准视力表，根据换算公式 $V = (d/D) \times 0.1$ 进行换算。其中，V 为实际视力，d 为看见 0.1 视标的实际距离，D 为正常距离（5m）。例如，在 3m 处看见，则其实际视力应为 $V = (3m/5m) \times 0.1 = 0.06$。

如果使用标准对数视力表，根据表 1-2 换算视力。实际视力 = 最大 E 对应视标值 4.0 - 校正值。例如，在 3m 处看见，则其实际视力应为 4.0 - 0.2 = 3.8。

表 1-2　标准对数视力表的变距校正表

检查距离	5m	4m	3m	2.5m	2m	1.5m	1.2m	1m
校正值	0	-0.1	-0.2	-0.3	-0.4	-0.5	-0.6	-0.7
视力值	4.0	3.9	3.8	3.7	3.6	3.5	3.4	3.3

（3）如果被检者走到距离视力表 1m 处仍无法辨识最大视标的缺口方向，则改为检查指数。即被检者背光，检查者从 1m 处开始伸出手指，并逐渐移近被检者，请被检者辨识检查者的手指数目，记录被检者能正确辨识最大的距离，如 "指数/30cm" 或 "FC/30cm"。

（4）如果被检者无法辨识眼前手指个数，则改为检查手动。即被检者背光，检查者从 1m 处开始伸出手掌，并逐渐移近被检者，请被检者辨识检查者的手是否摆动，记录被检者能正确辨识最大的距离，如 "手动/30cm" 或 "HM/30cm"。

（5）如果被检者无法辨识眼前手动，则检查光感。在暗室中用手电在 1m 处照亮被检者的被检眼，请被检者辨识眼前是否有光亮。被检者辨识正确，记录为光感（LP）；被检者辨识不正确，记录无光感（NLP）。

6. 结束操作　整理用物，做好健康宣教，洗手、记录操作情况。

（四）注意事项

（1）视力表所在区域的光线必须保证充足，以确保视力检查的准确性。

（2）使用遮眼板时，应注意避免对眼球造成压迫，以免影响视力检查的准确性。

（3）在检查视力时，被检者应保持直立姿势，避免身体前倾或眯眼，这些动作可能会干扰检查结果的准确性。

（4）对于传染性眼病的患者，在检查视力时必须严格执行消毒隔离措施，以防止交叉感染。

（5）对于婴幼儿，应改用专门设计的幼儿视力表或简单的图形以及跟随反射的方法检查和评估视力。

二、近视力检查

（一）目的

评估近阅读能力及晶状体调节功能，用于协助选择合适的镜片等。

（二）用物准备

近视力表（视力表照度为 500Lx）、遮眼板、指示杆。

（三）操作步骤

1. 准备和沟通 着装整齐、核对被检者姓名，向被检者说明操作目的和注意事项，以取得患者配合。

2. 被检者安置 被检者取坐位，手持标准近视力表，使被检者眼与近视力表保持 30cm 的距离。

3. 检查顺序 检查顺序应遵循先右眼后左眼，先健眼后患眼的原则。检查时，用遮眼板遮住一只眼，进行单眼检查。

4. 视力检查

（1）由上向下指示视标，嘱被检者在 5 秒内说出或用手势表示该视标的缺口方向。记录方式与远视力检查相同。

（2）被检者如不能看见最大视标，可以调整距离，直至能够清晰看见最大视标为止，记录为最大视标行的值/眼此时的辨识距离。例如，被检者从 30cm 移动到 40cm 处才看清最大视标（1.0），可以记录为 1.0/40cm，被检者从 30cm 移动到 20cm 处才看清最大视标（1.0），可以记录为 1.0/20cm。

5. 结束操作 整理用物，做好健康宣教，洗手、记录操作情况。

（四）注意事项

同远视力检查。

三、滴眼药水法

（一）目的

用于预防、治疗眼部疾病或散瞳、缩瞳及眼表麻醉。

（二）用物准备

滴眼液、棉签。

（三）操作步骤

1. 检查药物信息 在滴药前，确保药物包装完整，检查药名、浓度、性状、有效期等信息，避免使用过期或不符合要求的药物。

2. 准备和沟通 着装整齐，核对患者信息，确认眼别。与患者沟通，说明操作的目的和过程，以减轻患者的不安情绪，获得其合作。

3. 准备患者体位 帮助患者采取舒适的坐位或卧位，头后仰。

4. 正确滴入药物

（1）滴药前，洗手。用棉签擦去眼分泌物，为滴药做好准备。

（2）滴药时，眼药瓶口距眼睑 1～2cm。勿触及睑缘、睫毛，以免污染，勿压迫眼球，尤其是角膜溃疡、高眼压的患者。用示指或棉签拉开下眼睑，嘱患者眼向上方看，充分暴露下穹窿部结膜，先废弃 1～2 滴滴眼液，再将滴眼液滴入结膜囊 1～2 滴，轻提起患眼上睑盖住下睑，嘱患者闭眼。

（3）滴药后，用棉签拭去外溢药水，按压泪囊 1～2 分钟。如滴眼液为散瞳药如阿托品、缩瞳药如毛果芸香碱等，滴后应压迫泪囊 2～3 分钟，以免药液经泪道黏膜吸收，引起中毒反应。

5. 结束操作 整理用物，做好健康宣教，洗手、记录操作情况。

（四）注意事项

（1）眼药应一人一药，专眼专用。

（2）使用已开启眼药液时，注明开瓶时间，超过 1 个月应丢弃。

（3）药液应滴入结膜下穹窿部，勿直接滴在角膜上，避免患眼受到刺激瞬目使药液流出眼外。

（4）混悬液的滴眼液如地塞米松眼液使用前应充分摇匀。

（5）同时滴数种滴眼液时，先滴刺激性弱的药物，再滴刺激性强的药物，各药物间隔 5 ~ 10 分钟；需同时使用滴眼液和眼药膏时，先滴滴眼液后涂眼药膏。

四、涂眼药膏法

（一）目的

用于治疗眼部疾病、保护角膜或润滑等。

（二）用物准备

眼药膏、棉签。

（三）操作步骤

1. 检查药物信息　在滴药前，确保药物包装完整，检查药名、浓度、性状、有效期等信息，避免使用过期或不符合要求的药物。

2. 准备和沟通　着装整齐，核对患者信息，确认眼别。与患者沟通，说明操作的目的和过程，以减轻患者的不安情绪，获得其合作。

3. 准备患者体位　帮助患者采取舒适的坐位或卧位，头后仰。

4. 正确涂入药物

（1）涂药前，洗手。用棉签擦去眼部分泌物，为涂药做好准备。

（2）涂药时，眼药瓶口距眼睑 1 ~ 2cm，勿触及睑缘、睫毛，以免污染，勿压迫眼球，尤其是角膜溃疡、高眼压的患者。用左手示指或棉签拉开下眼睑，嘱患眼向外上方看，充分暴露下穹窿部结膜，挤去一小段后，将眼药膏挤入结膜囊内，轻提起上睑盖住下睑，嘱患者闭眼。

（3）涂药后，棉签拭去外溢药膏，根据需要纱布包眼。

5. 结束操作　整理用物，做好健康宣教，洗手、记录操作情况。

（四）注意事项

（1）眼药应一人一药，专眼专用。

（2）使用已开启眼药膏时，注明开瓶时间，超过 1 个月应丢弃。

（3）挤眼药膏时，勿用力过猛，特别是凝胶类的眼药膏，避免浪费。

（4）涂眼药膏应涂入结膜下穹窿部，勿直接涂在角膜上，避免患眼受到刺激瞬目使药膏挤出眼外。

（5）眼药膏吸收时间长，适宜在睡前使用。

五、结膜囊冲洗法

（一）目的

用于清除结膜囊内的异物、脓性分泌物和酸碱化学性物质或眼科术前准备。

（二）用物准备

冲洗用的吊瓶或洗眼壶、受水器、治疗巾、棉签、纱布、冲洗液。

（三）操作步骤

1. 检查药物信息　在冲洗前，检查冲洗液名称、浓度、性状、有效期等信息，冲洗液保持适宜的温度，一般在 32 ~ 37℃为宜。

2. 准备和沟通　着装整齐，核对患者信息，确认眼别。与患者沟通，说明操作的目的和过程，以减轻患者的不安情绪，获得其合作。

3. 准备患者体位　协助患者取坐位或卧位，头偏向患侧。

4. 冲洗结膜囊

（1）冲洗前，洗手。用棉签擦去患眼分泌物，颌下垫治疗巾，受水器凹面紧贴患者脸颊部或颞侧。

（2）冲洗时，洗眼壶距眼 3～5cm。勿触及睑缘、睫毛，以免污染，勿压迫眼球，尤其是角膜溃疡、高眼压的患者。先冲洗眼睑皮肤，待患者适应后，分开上下睑，充分暴露结膜囊；冲洗结膜囊的上穹窿部须翻转眼睑，嘱患者往下看；冲洗结膜囊的下穹窿部时，嘱患者向上看；同时嘱患者眼球向左、右方向转动，充分冲洗结膜囊。冲洗时间不少于 15 分钟。

（3）冲洗后，用纱布拭净面部水滴。

5. 结束操作　整理用物，做好健康宣教，洗手、记录操作情况。并将受水器冲洗干净后消毒备用。

（四）注意事项

（1）冲洗液避免直接对着角膜冲洗，以免损伤角膜上皮或造成不必要的刺激。

（2）冲洗液避免流入健眼，因为冲洗液可能含有污染物或药物，可能会对健眼造成伤害。

（3）眼球穿通伤或较深的角膜溃疡患者应避免进行冲洗。以防因冲洗操作而加重伤情，甚至导致眼球内容物脱出。

（4）如果眼表存在大块异物，用棉签轻轻擦除后再冲洗，以免造成损伤。

六、泪道冲洗法

（一）目的

用于检查泪道有无狭窄或阻塞、治疗慢性泪囊炎和眼科术前准备。

（二）用物准备

治疗盘、泪道冲洗注射器、冲洗液、泪点扩张器、表面麻醉剂、棉签、抗生素滴眼液，必要时备泪道探针。

（三）操作步骤

1. 检查药物信息　在冲洗前，检查冲洗液名称、浓度、性状、有效期等信息，冲洗液保持适宜的温度，一般在 32～37℃为宜。

2. 准备和沟通　着装整齐，核对患者信息，确认眼别。与患者沟通，说明操作的目的和过程，以减轻患者的不安情绪，获得其合作。

3. 准备患者体位　协助患者取坐位或仰卧位。

4. 冲洗泪道

（1）冲洗前，洗手。压迫泪囊区将其中的分泌物挤出并用棉签拭去。沾湿表面麻醉剂的棉签置于泪小点 3 分钟，嘱患者闭眼。

（2）冲洗时，左手向外下方轻轻牵拉下眼睑，暴露下泪小点，右手持注射器，将泪道冲洗针头垂直插入下泪小点 1～2mm，再沿泪小管走行水平方向推入 5～6mm，缓慢注入冲洗液 2～3ml。询问患者有无液体流入鼻部或咽部，观察有无液体或脓液反流。

（3）冲洗后，擦净眼睑及周围皮肤，滴抗生素滴眼液。

5. 结束操作　整理用物，做好健康宣教，洗手、记录操作情况。

6. 泪道阻塞部位的判断

（1）冲洗无阻力，冲洗液顺利流入鼻腔或咽部，提示泪道通畅。

（2）冲洗有阻力，冲洗液完全从注入原路反流，提示下泪小管阻塞。

（3）冲洗有阻力，冲洗液由上下泪小点反流，提示泪总管、泪囊或鼻泪管阻塞。

（4）冲洗有阻力，冲洗液部分自泪小点反流，部分流入咽部或鼻腔，提示泪道狭窄。

（5）反流的冲洗液有黏液或脓性分泌物，提示为泪囊炎。

（四）注意事项

（1）操作动作要轻柔，以免损伤角膜及结膜。

（2）如遇泪小点狭窄冲洗针头不能进针时，可先用泪点扩张器扩张泪小点再进行冲洗。

（3）进针如有阻力，不可强行推进，以免损伤造成假道。

（4）短时间内勿反复冲洗，避免黏膜损伤或粘连引起泪小管阻塞。

（5）急性泪囊炎患者禁止泪道冲洗。

七、结膜下注射法

（一）目的

常用于治疗眼前段疾病或营养眼前段的作用，以提高药物在眼内的浓度，延长药物时间。

（二）用物准备

无菌纱布、胶布、抗生素眼药膏、1ml 或 2ml 注射器、注射药物、表面麻醉剂、棉签。

（三）操作步骤

1. 检查药物信息　注射前检查药物名称、浓度、性状、有效期等信息。

2. 准备和沟通　着装整齐，核对患者信息，确认眼别。与患者沟通，说明操作的目的和过程，以减轻患者的不安情绪，获得其合作。

3. 准备患者体位　协助患者取坐位或仰卧位。

4. 结膜下注射

（1）注射前，洗手。用表面麻醉剂滴眼 2 次，间隔 3～5 分钟。

（2）注射时，左手示指和拇指分开眼睑，嘱患者眼球注视进针方位的相反方向，右手持注射器，针头与角膜缘方向平行，避开血管刺入结膜下，缓慢注药，见鱼泡状隆起，观察有无出血。

（3）注射后，涂抗生素眼药膏，无菌纱布，用纱布包眼。

5. 结束操作　整理用物，做好健康宣教，洗手、记录操作情况。

（四）注意事项

（1）注射时，针头斜面向上，刺入的方向应指向穹窿部，远离角膜，以防刺伤角膜。

（2）进针时要避开血管，注射后如有出血，可用棉签压迫。

（3）如多次注射，须更换注射部位，以免形成瘢痕。

（4）散瞳类药物遵医嘱选择注射方位，以利瞳孔散开，并注意观察患者的全身情况。

（5）结膜有明显感染、出血倾向者，以及眼球有穿通伤口未缝合者不宜进行结膜下注射。

（6）刺激性强的药物不宜用于结膜下注射，以免造成局部坏死。

八、剪眼睫毛法

（一）目的

用于眼科手术前准备，暴露手术部位，使术野清洁，便于手术者操作及消毒。

（二）用物准备

弯剪刀、眼药膏或凡士林、无菌棉签、生理盐水。

（三）操作步骤

1. 准备和沟通 着装整齐，核对患者信息，确认眼别。与患者沟通，说明操作的目的和过程，以减轻患者的不安情绪，获得其合作。

2. 准备患者体位 协助患者取坐位或仰卧位。

3. 剪眼睫毛

（1）剪前，洗手。将眼药膏或凡士林膏涂于剪刀两侧，以便粘住剪下的睫毛。

（2）剪上睑睫毛时嘱患者向下看，手指压住上睑皮肤，使睑缘稍外翻。剪下睑睫毛时嘱患者向上看，手指压住下睑皮肤，使下睑轻度外翻。

（3）剪后，应检查结膜囊内有无睫毛落入。

4. 结束操作 整理用物，做好健康宣教，洗手、记录操作情况。

（四）注意事项

（1）在剪睫毛过程中，嘱患者眼球不要转动，防止伤及角膜和眼睑。

（2）皮肤松弛的老年患者，剪睫毛时应绷紧眼睑皮肤，以免造成损伤。

（3）如有睫毛落入结膜囊，应立即用湿棉签拭出或用生理盐水冲洗干净。

九、眼部加压包扎法

（一）目的

用于保护患眼，使患眼充分休息；保持眼部清洁，避免感染；局部加压包扎，可止血；预防角膜溃疡穿孔等。

（二）用物准备

眼绷带、无菌纱布、胶布、眼药膏、消毒棉签。

（三）操作步骤

1. 准备和沟通 着装整齐，核对患者信息，确认眼别。与患者沟通，说明操作的目的和过程，以减轻患者的不安情绪，获得其合作。

2. 准备患者体位 协助患者取坐位或仰卧位。

3. 眼部包扎 包扎前，洗手。先涂眼药膏，再用无菌纱布包眼，然后根据医嘱加压包扎，具体如下。

（1）单眼绷带包扎 在健眼眉中心处置一条长约20cm绷带纱条，绷带头端向健眼，经耳上方绕头2周后，再经患眼由上而下斜向患侧耳下，绕过枕骨至额部，再如上述绕眼数周，最后将绷带绕头1~2周后用胶布固定，眉中心处绷带纱条结扎。

（2）双眼绷带包扎 绷带以"8"字形包扎双眼，绷带头端从右侧或左侧耳上开始，在前额绕一圈后，经前额向下包右眼，由右耳下方向后经枕骨绕至左耳上方，经前额至右耳上方，向后经枕骨下方至左耳下方，向上包扎左眼，如此重复斜绕数次，最后在前额水平固定。

4. 结束操作 整理用物，做好健康宣教，洗手、记录操作情况。

（四）注意事项

（1）包扎时注意询问患者的感受，不可过松或过紧。

（2）绷带末端必须固定在前额部，避免患者仰卧或侧卧时引起不适或摩擦造成绷带松脱。

（3）患者眼部加压包扎期间，加强巡视，发现绷带松脱及时处理。

十、眼部热敷法

（一）目的

促进药物吸收，增强药效；改善局部血液循环，促进炎症吸收等。

（二）用物准备

保温杯或保温瓶、热水袋、纱布、毛巾、凡士林软膏。

（三）操作步骤

1. 准备和沟通　着装整齐，核对患者信息，确认眼别。与患者沟通，说明操作的目的和过程，以减轻患者的不安情绪，获得其合作。

2. 准备患者体位　协助患者取坐位或仰卧位。

3. 眼部热敷法　热敷前，洗手。嘱患者闭上眼，根据医嘱热敷眼，具体如下。

（1）蒸汽热敷法　将保温杯或保温瓶装上开水，打开杯或瓶盖，嘱患眼靠近。通过眼部距杯或瓶口的距离来调整温度，以患者能耐受为度。每次 10～20 分钟，每日 3 次。

（2）湿性热敷法　先在患眼涂上凡士林软膏，再用消毒的湿热纱布拧干盖在患处，温度以患者能耐受为宜，每 3～5 分钟更换一次，每次更换 3～5 遍，每日 2～3 次。

（3）干性热敷法　用装有 2/3 水的小热水袋，外裹毛巾或多层纱布，直接敷于患眼，温度在 40℃左右，每次 15～20 分钟，每日 3 次。

4. 结束操作　整理用物，做好健康宣教，洗手、记录操作情况。

（四）注意事项

控制好热敷温度，温度以患者能耐受为宜，避免烫伤。

目标检测

答案解析

1. 简述眼科患者的评估要点。
2. 简述远视力检查的步骤与记录。
3. 简述近视力检查的注意事项。
4. 简述眼科手术前术晨的护理。
5. 简述儿童眼保健服务频次。
6. 简述滴眼药水法的注意事项。
7. 简述泪道冲洗泪道阻塞部位的判断。

书网融合……

重点小结　　　习题

第二章 眼科患者的护理

学习目标

知识目标

1. **掌握** 眼科常见病的护理评估、护理诊断及护理措施。
2. **熟悉** 眼科常见病的治疗要点和健康指导。
3. **了解** 眼科常见病的病因、发病机制及专科新进展。

技能目标

1. 能运用护理程序对眼科常见病进行护理评估，做出正确的护理诊断。
2. 能够针对眼科常见病实施正确的护理措施，同时根据患者的具体情况提供个性化的健康指导。

素质目标

1. 能理解眼科常见病患者的心理特点，并在护理过程中体现同理心和关怀。
2. 树立严谨的工作作风，具有良好的人际沟通能力。

第一节 眼睑病患者的护理

PPT

眼睑呈帘状结构，分上睑和下睑，位于体表，易受微生物、风尘等的侵袭发生炎症反应，影响容貌。眼睑覆盖于眼球表面，许多眼睑病的发生都与眼睑开闭功能或眼球位置关系失常有关。眼睑常见的疾病主要有炎症（包括睑腺炎、睑板腺囊肿）、位置和功能异常（包括睑内翻与倒睫、睑外翻）及肿瘤三大类。

眼睑组织学上由外向内分为5层：皮肤层、皮下组织层、肌层、睑板层和结膜层。皮肤和黏膜的交汇处是睑缘，睑缘有前唇和后唇，前唇有睫毛，后唇有睑板腺开口。上下睑缘之间的裂隙称睑裂，平视时，上眼睑遮盖角膜的上缘1~2mm，睑裂高度约8mm。

一、睑腺炎患者的护理

情境导入

情境：患者，男，15岁。2天前发现左眼上眼睑长出一个红色黄豆粒大小的疙瘩，今天早晨发现疙瘩变大，疼痛明显。初步诊断为：左眼睑腺炎。

思考：1. 请列出该患者的主要护理问题。
      2. 请列出该患者的主要护理措施。

答案要点

睑腺炎（hordeolum）是化脓性细菌侵入眼睑腺体而引起的一种急性炎症，又称麦粒肿，好发于儿童和青年人。按其感染的腺体不同，可分为内、外睑腺炎。睑板腺感染，称为内睑腺炎；睫毛毛囊或其附属的皮脂腺或变态汗腺感染，称为外睑腺炎。

【病因及发病机制】

金黄色葡萄球菌感染是引发睑腺炎的主要病因。此外，结膜炎、屈光不正、体质衰弱或糖尿病等因素，均可能提升患睑腺炎的风险。

【护理评估】

（一）健康史

了解有无糖尿病等慢性病；评估患者眼睑肿痛时间、程度，有无体温升高、寒战，有无挤压或针挑，以及用药史，了解患者用眼卫生情况。

（二）身体状况

1. 症状　患处常表现为红、肿、热、痛等急性炎症症状。如有并发眼睑蜂窝织炎或败血症，可伴有发热、寒战及头痛等全身中毒症状。

2. 体征

（1）外睑腺炎　炎症反应主要位于睑缘的睫毛根处，初起红肿范围较弥散，触痛明显，同侧耳前淋巴结肿大。如果外睑腺炎临近外眦，疼痛加重，可引起反应性球结膜水肿。2~3天后，红肿局限，中央出现黄白色脓点，红、肿、热、痛减轻，之后硬结软化，形成脓肿，破溃于皮肤面。

（2）内睑腺炎　在睑结膜面呈局限性充血、肿胀，2~3天后硬结软化，形成黄色脓点，常破溃于睑结膜面。

3. 辅助检查　眼分泌物可进行细菌培养及药物敏感试验，但临床上很少使用。

（三）心理社会状况

睑腺炎起病较急，出现红、肿、疼痛，影响外观，患者较为焦虑。

【护理问题】

1. 现存护理问题　疼痛：与睑腺炎症有关，表现为眼睑局部肿痛等。

2. 潜在护理问题　有感染蔓延的危险：与睑腺炎症加重有关，表现为眼睑蜂窝织炎、海绵窦脓毒血栓、败血症的症状与体征。

【护理措施】

1. 一般护理

（1）嘱患者清淡饮食，多食新鲜水果、蔬菜，保持大便通畅。

（2）指导患者早期局部热敷，每日3次，每次15分钟，有助于炎症消散和疼痛减轻。热敷时要注意温度，避免烫伤。

2. 用药护理　遵医嘱滴抗生素滴眼液或涂用眼药膏，并注意指导患者正确使用眼药的方法。

3. 手术护理　脓肿形成后，如未溃破或引流排脓不畅者，应切开引流；外睑腺炎应在皮肤面切开，切口与睑缘平行；内睑腺炎则在结膜面切开，切口与睑缘垂直。

4. 心理护理　嘱患者保持心情舒畅，解释疾病发展、转归，使患者积极配合治疗。

5. 病情观察　观察患者局部病灶的变化，监测体温。若局部炎症明显并有全身症状或反复发作者，遵医嘱全身应用抗生素。

6. 健康指导

（1）培养良好的卫生习惯，避免用脏手或不洁的手帕揉眼。

（2）脓肿成熟时及时切开排脓，切忌挤压或用针挑，以免细菌进入海绵窦，导致颅内、全身感染等严重并发症。

（3）有睑缘炎、慢性结膜炎或屈光不正者应及时防治或矫正；有糖尿病或其他慢性病时应加以控制。

【护理评价】

1. 患者在近期内是否达到 ①自诉疼痛感减轻，引流排脓后疼痛消失；②无眼睑蜂窝织炎、海绵窦脓毒血栓等并发症。

2. 患者在远期内是否达到 ①了解睑腺炎的防治知识；②积极治疗糖尿病、结膜炎等疾病，以防复发。

二、睑板腺囊肿患者的护理

▶▶ 情境导入 ◀◀

情境：患者，女，16岁。3个月前发现右眼上睑皮下豆粒大硬结，伴有眼睑异物感、重坠感，无疼痛，无分泌物增加，无视力障碍。初步诊断为：右眼睑板腺囊肿。

思考：1. 请列出该患者的主要护理问题。

2. 请列出该患者的主要护理措施。

答案要点

睑板腺囊肿（chalazion）是睑板腺特发性无菌性慢性肉芽肿性炎症，又称霰粒肿，是常见的眼睑无菌性炎症。多见于青少年，常发生于上睑，进展缓慢。

【病因及发病机制】

由于慢性结膜炎或睑缘炎的长期刺激，睑板腺分泌过盛或上皮增生，导致睑板腺出口阻塞，腺体的分泌物潴留，对周围组织产生慢性刺激引起。

【护理评估】

（一）健康史

了解患者有无慢性结膜炎、睑缘炎病史；了解发病时间及诊治经过。

（二）身体状况

1. 症状 较小的囊肿可无自觉症状，较大者可有眼睑异物感。若继发感染，临床表现同内睑腺炎。

2. 体征 眼睑皮下可触及大小不等、无粘连的无痛性肿块，与肿块相对应的睑结膜面呈紫红色或灰红色病灶。囊肿偶可自结膜面破溃，排出胶样内容物，在睑结膜面形成肉芽组织。

3. 辅助检查 对于反复发作或老年人的睑板腺囊肿，应将切除标本送病理检查，以排除睑板腺癌的可能。

（三）心理社会状况

对于反复发作患者，注意是否情绪低落，对治疗缺乏信心，产生焦虑情绪。

【护理问题】

1. 现存护理问题 舒适改变：与睑板腺囊肿较大有关，表现为眼不适、异物感等。

2. 潜在护理问题 有感染的危险：与睑板腺囊肿感染有关，表现出睑板腺炎的症状和体征。

【护理措施】

1. 一般护理

（1）注意休息，保持睡眠充足，防止眼过度疲劳。

（2）指导患者清淡饮食，多食新鲜水果、蔬菜，保持大便通畅。

2. 用药护理　小而无症状的睑板腺囊肿无需治疗，待其自行吸收；大者可通过热敷，或向囊肿内注射糖皮质激素促其吸收；若继发感染，按内睑腺炎治疗。

3. 手术护理　若囊肿不消退，可手术治疗；睑板腺囊肿刮除术护理同外眼手术护理，术后压迫手术部位 10 ~ 15 分钟，观察局部有无出血等病情变化。术后涂抗生素眼药膏，并用眼垫遮盖。术后次日眼部换药。

4. 心理护理　嘱患者保持心情舒畅，解释疾病发展、转归，使患者积极配合治疗。

5. 病情观察　注意观察睑板腺囊肿的变化，有无红肿、疼痛等改变，预防并发症的发生。

6. 健康指导

（1）平时注意保持眼部清洁，皮脂腺分泌旺盛者要注意眼睑部清洁，清淡饮食，不用脏手或不洁毛巾揉眼。

（2）反复发作者或老年人需注意排除睑板腺癌。

【护理评价】

1. 患者在近期内是否达到　①眼部不适感减轻或消失；②睑板腺囊肿得到及时有效处理，无继发感染。

2. 患者在远期内是否达到　①了解睑板腺囊肿的防治知识；②积极治疗慢性结膜炎、睑缘炎等疾病，以防复发。

三、睑内翻与倒睫患者的护理

情境导入

情境：患儿，5 岁。2 个月前发现患儿双眼下睫毛倒向角膜，频繁眨眼，结膜红，眼分泌物较多。检查发现：双眼下睑缘部向眼球方向内卷，睫毛倒向角膜，下方角膜上皮粗糙，球结膜轻度充血。初步诊断为：双眼睑内翻，结膜炎。

思考：1. 请列出该患者的主要护理问题。

　　　　2. 请列出该患者的主要护理措施。

答案要点

睑内翻（entropion）是指眼睑，特别是睑缘向眼球方向卷曲的位置异常。当睑内翻达一定程度时，睫毛也倒向眼球。倒睫（trichiasis）是睑缘位置正常，睫毛倒向眼球。睑内翻常与倒睫并存，但也可只有倒睫而没有睑内翻。

【病因及发病机制】

1. 瘢痕性睑内翻　常因睑结膜与睑板瘢痕性收缩所致。常见于沙眼、眼睑化学伤、白喉性结膜炎等疾病。

2. 痉挛性睑内翻　老年人多发，多发生于下眼睑。老年性睑内翻是由于下睑收缩肌无力、眶隔和下睑皮肤松弛，失去了对眼轮匝肌的牵制作用；再加上眶脂肪减少，眼睑后面缺少足够的支撑所致。也可因炎症刺激引起眼轮匝肌反射性痉挛，导致睑缘向内倒卷形成暂时性的睑内翻，称为急性痉挛性睑内翻。

3. 先天性睑内翻 多见于婴幼儿，女性多于男性，大多由于内眦赘皮、睑缘部轮匝肌过度发育或睑板发育不全所引起。婴幼儿较胖，鼻梁发育不饱满，也可引起下睑内翻。

【护理评估】

（一）健康史

了解眼部疾病史、外伤史，了解发病时间及诊治经过等。

（二）身体状况

1. 症状 异物感、畏光、流泪、刺痛、眼睑痉挛、摩擦感等。

2. 体征 先天性睑内翻常为双侧，痉挛性和瘢痕性睑内翻多为单侧。睑板，尤其是睑缘部向眼球方向卷曲，刺激结膜、摩擦角膜，易导致角膜上皮脱落、继发感染，若长期不愈合，形成角膜新生血管及角膜瘢痕，可引起视力下降。

3. 辅助检查 裂隙灯检查，角膜染色检查。

（三）心理社会状况

眼部刺痛、异物感、畏光、流泪、眼睑痉挛等症状持续存在，患者易产生焦虑心理。

【护理问题】

1. 现存护理问题 舒适改变：与睫毛刺激角膜、结膜有关，表现为眼刺痛、畏光、流泪、异物感等。

2. 潜在护理问题 有感知觉受损的危险：与病程长、病情加重、损伤累及角膜，引起角膜炎、角膜瘢痕形成有关，表现为视力下降。

【护理措施】

1. 一般护理 症状明显但暂无条件进行手术治疗者，可用胶布法或缝线法在眼睑皮肤面牵引，使睑缘向外复位。

2. 用药护理 遵医嘱滴抗生素滴眼液或涂用眼药膏，预防角膜炎的发生；老年性睑内翻可行肉毒杆菌毒素局部注射；对急性痉挛性睑内翻应积极控制炎症，减少炎症刺激。

3. 手术护理 仅有数根倒睫，可用睫毛镊连根拔除，或采用睫毛电解法治疗。大量倒睫和睑内翻者，遵医嘱做好手术矫正准备，按外眼手术常规护理。随鼻梁发育，部分先天性睑内翻患者可自行消失；年龄较大或内翻严重的先天性睑内翻患者应考虑手术治疗；老年性睑内翻可切除多余的松弛皮肤和切断部分眼轮匝肌纤维；瘢痕性睑内翻必须手术治疗，可采用睑板楔形切除术或睑板切断术。

4. 心理护理 向患者解释眼部不适感的原因，及时缓解患者焦虑情绪。

5. 病情观察 注意观察倒睫是否引起角膜损伤，如有眼部刺痛、畏光、流泪等继发感染表现时，及时就医。

6. 健康指导

（1）指导患者注意眼部卫生，勿用脏手和毛巾揉擦眼部。

（2）向患者讲解睑内翻与倒睫的危害，注意预防角膜感染的发生。

【护理评价】

1. 患者在近期内是否达到 ①自诉异物感、畏光、流泪、刺痛感减轻或消失；②无角膜炎症、角膜混浊、角膜瘢痕形成等并发症。

2. 患者在远期内是否达到 ①了解睑内翻与倒睫的防治知识；②积极预防、治疗结膜炎和眼外伤。

四、睑外翻患者的护理

▶ **情境导入** ///

情境：患者，男，65 岁。眼睑皮肤松弛，伴有流泪症状半年。检查发现双眼下睑外翻，睑缘离开眼球，下方球结膜局部充血、干燥。初步诊断为：双眼睑外翻，结膜炎。

思考：1. 请列出该患者的主要护理问题。
　　　　2. 请列出该患者的主要护理措施。

答案要点

睑外翻（ectropion）是指睑缘向外翻转，离开眼球，造成睑结膜不同程度地暴露在外，常合并睑裂闭合不全。

【病因及发病机制】

1. 瘢痕性睑外翻　可发生在上睑或下睑。常由于创伤、烧伤、化学伤、眼睑溃疡或睑部手术等引起眼睑皮肤面瘢痕性收缩所致。

2. 老年性睑外翻　仅限于下睑。由于老年人眼轮匝肌功能减弱，下眼睑皮肤及外眦韧带松弛所致。

3. 麻痹性睑外翻　仅限于下睑。由于面神经麻痹，眼轮匝肌收缩功能丧失所致。

【护理评估】

（一）健康史

了解有无相关的既往疾病史、手术史，了解发病时间及诊治经过，以及老年人是否有频繁向下擦拭眼泪的习惯。

（二）身体状况

1. 症状　轻者，溢泪；重者，出现畏光、疼痛。

2. 体征　轻者，仅有睑缘带着泪点离开泪湖，导致泪溢。重者，还可发现部分或全部睑结膜暴露在外，引起结膜充血、干燥、肥厚及角化，甚至还伴有眼睑闭合不全，引起暴露性角膜炎，甚至角膜溃疡形成，严重危害视力。

3. 辅助检查　角膜染色检查。

（三）心理社会状况

严重影响外观，患者易产生自卑等心理；对手术矫正期望值很高，患者对手术的效果有迫切期待，易产生焦虑。

【护理问题】

1. 现存护理问题

（1）舒适改变　与睑外翻导致睑结膜暴露有关，表现为溢泪、畏光、疼痛等。

（2）自我形象紊乱　与睑外翻导致面容受损有关，表现为社交障碍等。

2. 潜在护理问题　有感知觉受损的危险：与病情严重、病程长、损伤累及角膜，引起暴露性角膜炎、角结膜干燥症等有关，表现为视力下降。

【护理措施】

1. 用药护理　遵医嘱滴抗生素滴眼液或涂用眼药膏，防止角膜炎发生；严重睑外翻患者手术治疗前可涂眼药膏、盖眼垫，也可用"湿房"保护角膜，即用透明塑料片或胶片做成锥形空罩，覆盖于眼，周围以眼药膏固定密封，利用泪液蒸发保持眼球表面湿润。

2. 手术护理　按外眼手术护理常规进行。瘢痕性睑外翻常用游离植皮术；老年性睑外翻可行整形手术（"Z"形皮瓣矫正，或"V-Y"成形术）；麻痹性睑外翻的关键在于积极治疗原发病，也可用眼药膏、牵拉眼睑保护角膜，或作暂时性睑缘缝合术。

3. 心理护理　向患者解释睑外翻的病因及治疗方法，缓解患者自卑及焦虑情绪。

4. 病情观察　观察角膜变化，如有眼痛、畏光、流泪、视力下降等继发感染表现，应及时就医。

5. 健康指导

（1）教会患者掌握正确揩拭泪液的方法，用手帕由下睑往上擦拭，不要将下睑向下方牵拉，以免加重病情。

（2）加强安全宣教，积极防治眼外伤。

【护理评价】

1. 患者在近期内是否达到　①自觉溢泪、畏光症状减轻或消失；②无暴露性角膜炎、角结膜干燥症等并发症。

2. 患者在远期内是否达到　①了解睑外翻防治知识；②能树立自信，正确地对待疾病转归。

知识链接

眼睑闭合不全

眼睑闭合不全又称兔眼，指上下眼睑不能完全闭合，导致部分眼球暴露。少数正常人睡眠时，睑裂也有一缝隙，但角膜不会暴露，称为生理性眼睑闭合不全。最常见的病因是面神经麻痹后下睑松弛下垂；其次为瘢痕性睑外翻；也见于眼眶容积与眼球大小比例失调，如甲状腺相关性眼病、先天性青光眼等引起的眼球突出；全身麻醉或重度昏迷时也可发生暂时性的眼睑闭合不全。眼睑闭合不全导致暴露性角膜炎，在治疗原发病的同时须采取有效措施保护角膜。

五、上睑下垂患者的护理

情境导入

情境：患儿，男，3岁。向前方注视时上睑遮盖角膜5mm，并遮盖部分瞳孔，为了克服视野缺损，患者需仰首视物，形成一种仰头皱额的特殊姿态。初步诊断为：上睑下垂。

思考：1. 请列出该患者的主要护理问题。

　　　2. 请列出该患者的主要护理措施。

答案要点

上睑下垂（ptosis）是指眼平视时上眼睑边缘低于正常位置，遮盖角膜上缘超过2mm。轻度上睑下垂可能仅覆盖角膜的上部区域，而重度上睑下垂则可能遮挡部分甚至全部瞳孔。

上睑下垂可分为轻、中、重三度。在额肌不收缩的前提下平视，轻度患者上睑缘遮盖瞳孔上缘，中度患者上睑缘达到瞳孔上缘与瞳孔中央之间，重度患者上睑缘超过瞳孔中央。

【病因及发病机制】

1. 先天性上睑下垂　绝大多数是因提上睑肌发育不全，或因支配提上睑肌神经缺损而引起。多为双侧，有时为单侧，可为常染色体显性或隐性遗传。

2. 后天性上睑下垂　其原因有外伤性、神经源性、肌源性等，其中肌源性者以重症肌无力引起者多见。

【护理评估】

（一）健康史

了解有无相关的既往疾病史、手术史，了解发病时间及诊治经过。询问婴幼儿出生时有无上睑下垂。

（二）身体状况

1. 症状　轻度下垂影响患者的外观，而重度下垂不仅影响外观，还影响视野。

2. 体征

（1）上睑位置异常　在放松状态下，上睑边缘低于正常位置，甚至遮盖部分或全部瞳孔。

（2）视野受限　由于上睑下垂，患者可能会感到视野上方受限，尤其是在向上看时。如果发生在视力发育期，还会伴有弱视。

（3）仰头皱额　当上睑遮盖瞳孔区。为了克服视野缺损，患者会不自觉地采取仰头或皱额的特殊姿态，以便更好地看到前方。长时间采取不自然的视觉补偿姿态导致患者的眼疲劳以及颈部、肩部肌肉紧张。

3. 辅助检查　估测提上睑肌的功能，在抵消了额肌收缩力量的前提下，分别测定眼球极度向上、向下注视时的上睑缘位置。如前后相差不足 4mm 者，表示提上睑肌功能严重不全。

（三）心理社会状况

严重影响外观，患者易产生自卑等心理；对手术矫正期望值很高，患者对手术的效果易产生焦虑。

【护理问题】

1. 现存护理问题

（1）感知觉受损　与上睑遮挡瞳孔有关，表现为视野缺损。

（2）舒适改变　与重度上睑下垂患者为了克服视野缺损，长时间采用特殊姿态视物有关，表现为仰头皱额、视疲劳以及颈部、肩部肌肉紧张。

（3）自我形象紊乱　与上睑下垂导致面容受损有关，表现为社交障碍等。

2. 潜在护理问题

（1）有发生弱视的危险　与上睑在患儿视觉发育期间遮盖部分或全部瞳孔，导致视网膜受光刺激不足有关。

（2）有外伤的危险　与上睑遮盖部分或全部瞳孔，导致视野缺损，引起视功能下降有关。

【护理措施】

1. 用药护理　肌源性或麻痹性上睑下垂可应用三磷酸腺苷、维生素 B_1 或新斯的明等药物治疗。系统治疗半年以上无效时再慎重考虑手术。

2. 手术护理　成年人的上睑下垂或是婴幼儿的轻度上睑下垂，可择期手术改善外观。视力发育期间的上睑下垂，应早期手术矫正，手术时间最好在 3 岁以前，以防形成弱视。

3. 心理护理　向患者解释上睑下垂的病因及治疗方法，缓解患者自卑及焦虑的情绪。

4. 病情观察　观察上睑下垂对视力的影响，观察患者对上睑下垂外观的心理变化。

5. 健康指导

（1）帮助患者理解视觉发育期间的中重度上睑下垂，对视力损伤是不可逆，应早期手术矫正，以减少视力损伤的风险。

（2）加强安全宣教，避免由于视野缺损带来的外伤风险。

【护理评价】

1. 患者在近期内是否达到 ①仰头皱额、视疲劳以及颈部、肩部肌肉紧张减轻或消失；②接受上睑下垂的外观，能正常社交；③视野不受上睑遮挡；④无因视野缺损带来的外伤。

2. 患者在远期内是否达到 无发生弱视。

● ● ● ● **目标检测**

答案解析

1. 简述睑腺炎与睑板腺囊肿在护理问题上的不同点。
2. 简述外睑腺炎患者的护理要点。
3. 简述睑板腺囊肿患者的主要护理问题。
4. 简述睑内翻患者的主要护理问题。
5. 简述睑外翻患者的主要护理问题。

书网融合……

重点小结　　　　习题

第二节　泪囊炎患者的护理

PPT

泪器在结构和功能上可分为泪液分泌系统和泪液排出系统。泪液分泌系统包括泪腺、副泪腺和结膜杯状细胞等；泪液排出系统又称泪道，包括上下泪小点、上下泪小管、泪总管、泪囊和鼻泪管，其主要功能是引流泪液入鼻腔。鼻泪管下端的开口处有一半月形瓣膜称 Hasner 瓣，有阀门作用。泪液排出到结膜囊后，经眼睑瞬目运动分布于眼球的前表面，并汇聚于内眦处的泪湖，再通过虹吸作用，依次进入泪小点、泪小管、泪总管、泪囊、鼻泪管到达鼻腔，经黏膜吸收。当眼受到刺激时，泪腺则反射性地分泌大量泪液，以冲洗和稀释有害物质。

流眼泪是泪器病的主要症状，分为泪溢和流泪。当泪液排出途径受阻，全部或部分不能通过泪道进入鼻腔，从眼睑外溢，称为泪溢；当泪液分泌量增加，排出系统来不及处理，导致泪液从眼睑外流出，称为流泪。常见泪道疾病有泪道阻塞或狭窄、泪囊炎等。泪囊炎是泪囊黏膜的炎症，可分为急性泪囊炎和慢性泪囊炎。

一、急性泪囊炎患者的护理

情境导入

情境：患者，女，65岁。5天前感冒后发现右眼内眦部红肿、疼痛，流泪，伴黄色脓性分泌物，既往流泪病史2年。初步诊断为：右眼急性泪囊炎。

思考：1. 请列出该患者的主要护理问题。

　　　　2. 请列出该患者的主要护理措施。

答案要点

急性泪囊炎（acute dacryocystitis）是泪囊黏膜的急性卡他性或化脓性炎症。

【病因及发病机制】

成人最常见的致病菌为金黄色葡萄球菌或溶血性链球菌。儿童常为流感嗜血杆菌感染，如不采取快速、有效的治疗，易演变为眼眶蜂窝织炎。大多在慢性泪囊炎的基础上发生，与侵入细菌毒力强或机体抵抗力低有关。新生儿的急性泪囊炎不多见。

【护理评估】

（一）健康史

了解是否有慢性泪囊炎病史、发病时间及诊治经过。了解是否有沙眼、泪道外伤、鼻炎等疾病。

（二）身体状况

1. 症状　泪溢，泪囊区红肿、疼痛、有脓性分泌物。严重时可伴畏寒、发热等全身症状。

2. 体征　泪囊区皮肤红肿，局部压痛明显，严重时可波及眼睑、鼻根及面颊部。眼睑肿胀，颌下淋巴结及耳前淋巴结肿大。数日后脓肿形成，可自行穿破皮肤，脓液排出后炎症减轻，或形成泪囊瘘管，经久不愈。感染扩散，导致角膜、结膜感染，甚至引起眼眶蜂窝织炎。

3. 辅助检查　血常规，泪道分泌物做细菌培养和药物敏感试验。

（三）心理社会状况

由于起病急，症状重，严重影响患者的舒适度及外观，易产生焦虑心理。

【护理问题】

1. 现存护理问题　疼痛：与泪囊区急性炎症有关，表现为泪囊区疼痛等。

2. 潜在护理问题　有感染蔓延的危险：与病情加重有关，表现为结膜炎、角膜炎、眼眶蜂窝织炎等。

【护理措施】

1. 一般护理　炎症初期，尚未成脓时，行湿热敷，每日3~4次。

2. 用药护理　遵医嘱滴抗生素滴眼液或涂用眼药膏，病情严重时，全身应用抗生素。

3. 手术护理　如炎症未能控制，脓肿形成，则应切开排脓或用注射器抽取脓液，待脓液排尽后，向脓腔里注入抗生素并放置橡皮引流条，注意不挤压患处。待炎症完全消退后按慢性泪囊炎处理；有瘘管时必须切除。在急性炎症期，切忌泪道冲洗或泪道探通，以免感染扩散。

4. 心理护理　嘱患者保持心情舒畅，解释疾病发展、转归，使患者积极配合治疗。

5. 病情观察　观察患者局部病灶的变化，监测体温。若局部炎症明显并有全身症状者，遵医嘱全身应用抗生素。

6. 健康指导

（1）讲解泪囊炎的防治知识及挤压泪囊区的危险性，有慢性泪囊炎者，待急性炎症控制后，积极治疗慢性泪囊炎，防止急性发作。

（2）养成良好的卫生习惯，勿用手或脏物揉擦眼部。

【护理评价】

1. 患者在近期内是否达到　①自觉泪囊区红肿、疼痛消失；②无眼眶蜂窝织炎等并发症。

2. 患者在远期内是否达到　①了解急性泪囊炎的防治知识；②积极治疗慢性泪囊炎，增强抵抗力，防止急性发作。

知识链接

新生儿泪囊炎

泪液排出器在胚胎发育中逐渐形成，其中鼻泪管形成最迟。鼻泪管若到出生时还没有完成"管道化"，可出现泪溢，并继发感染，形成新生儿泪囊炎。部分新生儿泪囊炎可随着鼻泪管开口发育开放而自愈，有些患儿需通过局部按摩法促使鼻泪管下端开放，若保守治疗无效，可考虑泪道探通术。

局部按摩法的具体操作为：用手指由上向下挤压泪囊区，坚持数周。每天按摩2次，每次大约1分钟。在做压迫按摩前一定要注意清洁双手，将指甲剪短，以防伤到患儿的眼球以及柔嫩的眼部肌肤。

二、慢性泪囊炎患者的护理 📱微课

情境导入

情境：患者，女，81岁。近期发现左眼不自主流泪，外出时加重。挤压泪囊区有少量脓性分泌物外溢。初步诊断为：左眼慢性泪囊炎。

思考：1. 请列出该患者的主要护理问题。

　　　　2. 请列出该患者的主要护理措施。

答案要点

慢性泪囊炎（chronic dacryocystitis）是泪囊黏膜受到细菌感染引起的慢性炎症，是常见的泪器疾病，多发于中老年女性，特别是绝经期妇女。

【病因及发病机制】

多继发于鼻泪管狭窄或阻塞，泪液滞留于泪囊内，伴发细菌感染引起，多为单侧发病。常见致病菌为肺炎球菌和白色念珠菌等。鼻泪管狭窄或阻塞与以下因素有关：泪道外伤；角膜炎、结膜炎等炎症蔓延；鼻腔疾病的阻塞或鼻腔炎症的逆行感染；女性鼻泪管较细长或随年龄增长泪囊周围皮肤松弛，导致泪液泵功能下降；新生儿鼻泪管未管道化等。

【护理评估】

（一）健康史

了解有无眼表疾病、泪道外伤、鼻炎、鼻中隔偏曲、下鼻甲肥大等病史，了解发病情况及诊治经过。

（二）身体状况

1. 症状　泪溢，泪囊区有脓性分泌物。

2. 体征　泪囊部皮肤潮红、糜烂、湿疹，鼻侧球结膜充血，泪囊区可见一囊样隆起，用手指压迫泪囊区，可见大量黏液或黏脓性分泌物自上、下泪小点溢出。如泪囊内分泌物长期引流不畅，则泪囊扩张形成泪囊黏液囊肿。

3. 辅助检查　泪道冲洗术、X 线泪道造影、分泌物细菌培养和药物敏感试验。

（三）心理社会状况

由于反复发病，严重影响外观，患者易产生焦虑心理；对视力影响不大，患者易拖延就医，耽误治疗。

知识链接

慢性泪囊炎与内眼手术

慢性泪囊炎是感染性疾病，炎症产生的黏液或脓液使结膜囊长期处于带菌状态。当慢性泪囊炎患者发生眼外伤或施行内眼手术，易发生化脓性眼内炎。因此，在进行内眼手术前，医生会常规检查泪道状况，并对有炎症的泪囊进行彻底处理，以预防术后眼内炎的发生。

【护理问题】

1. 现存护理问题　舒适改变：与泪道阻塞、泪道炎症有关，表现为泪溢、泪囊区皮肤潮红、湿疹、泪囊区有脓性分泌物等。

2. 潜在护理问题　有炎症蔓延的危险：与结膜囊长期处于带菌状态有关，表现为角膜炎和眼内炎等。

【护理措施】

1. 一般护理　指导患者及时清除泪囊分泌物，注意手卫生，以防引发急性泪囊炎。

2. 用药护理　遵医嘱用抗生素滴眼液滴眼，每日 4～6 次，滴眼前先挤出泪囊分泌物，并向患者解释药物治疗仅能控制炎症，不能解除阻塞。

3. 手术护理　解除鼻泪管阻塞是治疗慢性泪囊炎的关键。解除泪道阻塞的方法有泪道冲洗、泪道探通或鼻泪管插管术、泪囊鼻腔吻合术或泪囊摘除术等。

对患病不久或鼻泪管未完全堵塞的患者，可遵医嘱每周 1～2 次冲洗泪道。冲洗泪道时，先挤出泪囊的脓液，再选用生理盐水加抗生素进行冲洗，直至水清无脓液为止。

对鼻泪管仅部分狭窄且冲洗泪道无效患者，可试做泪道探通术或鼻泪管插管术。

对鼻泪管严重狭窄且冲洗泪道无效患者，可做泪囊鼻腔吻合术或泪囊摘除术，并做好以下手术护理。

（1）术前护理　术前向患者解释手术方式及预期疗效，消除其紧张、恐惧的心理。术前 3 天用抗生素滴眼液滴患眼并冲洗泪道，术前 1 天用 1% 麻黄素溶液滴鼻，利于引流和预防感染。

（2）术后护理　术后宜采取半卧位，以利于伤口积血的引流，切口应加压包扎 2 天。术后注意鼻腔填塞物和引流管的正确位置，嘱患者勿牵拉填塞物及用力擤鼻。术后第 3 天开始连续冲洗泪道（每天一次），以保持泪道通畅。术后第 7 天拆除皮肤缝线，同时拔去引流管，嘱患者定期复查。

4. 心理护理　解释疾病及治疗情况，介绍手术方式，消除患者焦虑和紧张情绪，使患者积极配合治疗。

5. 病情观察　观察畏光、流泪、眼部分泌物、视力等情况，注意角膜炎和眼内炎等并发症。

6. 健康指导

（1）提高患者对慢性泪囊炎的认识，及早治疗鼻炎、鼻中隔偏曲等疾病，预防慢性泪囊炎的发生。

（2）积极治疗慢性泪囊炎，预防角膜溃疡和眼内感染等并发症的发生。

（3）培养良好的眼部卫生习惯，避免用手或脏物揉擦眼部，对于泪道阻塞或狭窄的患者尤为重要。清洁婴儿的眼睑时，应遵循从内眦向外眦的顺序进行擦拭，以避免交叉污染。

知识链接

泪囊鼻腔吻合术和泪囊摘除术

泪囊鼻腔吻合术和泪囊摘除术均为治疗慢性泪囊炎的常见手术方法。在大多数情况下，泪囊鼻腔吻合术被认为是首选治疗方案，因为该手术在泪液的自然引流途径上创建了一个新的通道，有助于降低泪液潴留和减少继发感染的可能性。相比之下，泪囊摘除术则是通过摘除泪囊来解除慢性泪囊炎所引起的不适和感染问题。由于这种手术无法改善泪液的引流，导致患者永久性的泪溢，因此在其他治疗方法尝试无效后才考虑此术式。

【护理评价】

1. 患者在近期内是否达到 ①自觉溢泪症状消失；②无黏液或黏脓性分泌物自上、下泪小点溢出；③无角膜炎和眼内炎等并发症。

2. 患者在远期内是否达到 ①了解慢性泪囊炎的防治知识；②积极治疗沙眼、鼻炎、鼻中隔偏曲等疾病，预防慢性泪囊炎复发；③养成良好的眼部卫生习惯。

目标检测

答案解析

1. 简述泪道排出系统的组成。
2. 简述急性泪囊炎患者的护理问题。
3. 简述慢性泪囊炎患者的护理评估。
4. 简述慢性泪囊炎患者的护理措施。

书网融合……

重点小结　　　　微课　　　　习题

第三节　结膜病患者的护理

PPT

结膜是由眼睑缘间部末端开始，覆盖于眼睑后和眼球前的一层半透明黏膜组织，表面光滑，与角膜一起在眼球前面形成一个以睑裂为开口的囊状间隙，称结膜囊。结膜由球结膜、睑结膜和穹窿部结膜三部分构成，大部分结膜暴露于外界，易受外界环境的刺激和微生物感染而致病，另外，结膜上皮与角膜上皮、泪道黏膜上皮及泪腺开口的上皮相延续，这些部位的疾病易影响结膜致病。

结膜炎是眼科最常见的疾病之一，其致病原因可分为微生物性和非微生物性两大类，最常见的是微生物感染，致病微生物可为细菌、病毒或衣原体。

一、细菌性结膜炎患者的护理

情境导入

情境：患者，男，15 岁。诉今晨起床后右眼红、灼热感、异物感、视物模糊、眼屎多并将睫毛粘住，既往视力正常，5 天前感冒。检查：双眼视力 1.0，右眼结膜充血明显，伴较多的黄色黏脓性分泌物。初步诊断为：右眼急性细菌性结膜炎。

答案要点

思考：1. 请列出该患者的主要护理问题。

2. 请列出该患者的主要护理措施。

细菌性结膜炎（bacterial conjunctivitis）是由细菌所致的结膜炎症。根据细菌性结膜炎发病快慢可分为超急性（24 小时内）、急性或亚急性（几小时至几天）、慢性结膜炎（数天至数周）。急性细菌结膜炎是眼科门诊最常见疾病之一，俗称"红眼病"，多见于春秋季节，发病急，潜伏期 1 ~ 3 天，传染性强，传播途径主要是接触传播。可散发感染，也可在学校、工厂等集体生活场所流行。

【病因及发病机制】

常见致病菌为肺炎链球菌、流感嗜血杆菌和金黄色葡萄球菌等。病原体可随季节变化，冬季主要是肺炎链球菌感染，春夏季节主要是流感嗜血杆菌。流感嗜血杆菌是儿童急性细菌性结膜炎的最常见病原体。

【护理评估】

（一）健康史

了解有无与细菌性结膜炎患者的接触史，了解生活、工作环境及卫生习惯。

（二）身体状况

1. 症状 慢性结膜炎患者自觉症状不明显；超急性、急性或亚急性的结膜炎患者自觉灼热感、异物感、发痒、畏光、流泪及大量分泌物。视力一般不受影响，如分泌物附于角膜表面时，可致一过性视物模糊或虹视。少数患者可有上呼吸道感染的表现。

2. 体征 结膜充血、水肿，严重者可有结膜下点状、片状出血；睑结膜滤泡生成；结膜的分泌物常为黏液性或脓性，早晨起床后，上下睑睫毛常被粘在一起，严重者睁眼困难。有时还在结膜表面覆盖一层易擦去的假膜。

3. 辅助检查 分泌物涂片或结膜刮片检查可见多形核白细胞及细菌，必要时可做细菌培养加药物敏感试验。

（三）心理社会状况

由于体征明显，常影响患者外观；如果患者被施行接触性隔离，容易产生孤独、自卑心理。

【护理问题】

1. 现存护理问题 舒适改变：与结膜炎有关，表现为灼热感、异物感、畏光、流泪及大量脓性分泌物等。

2. 潜在护理问题

（1）有感染传播的危险　与细菌性结膜炎的传染性有关，表现为传染他人、感染另一眼。

（2）有炎症蔓延的危险　与炎症控制欠佳、病情加重有关，表现为发生角膜炎等。

【护理措施】

1. 一般护理

（1）室内光线宜暗，外出戴有色眼镜，以避免强光及烟尘刺激。

（2）眼局部冷敷和使用血管收缩剂可减轻充血和疼痛。

（3）保护健眼，如单眼患者，取患侧卧位，在进行检查、治疗和护理操作时，应优先处理健侧眼，随后再处理患侧眼。

（4）做好隔离，安置患者于单人间或同病种同一病房。

（5）眼分泌物处理。禁忌包扎患眼，因包盖患眼，使分泌物排出不畅，不利于结膜囊清洁，反而有利于细菌生长繁殖，加剧炎症。保持眼部清洁，当患眼分泌物少时，可以无菌棉球、纱布块擦拭；当患眼分泌物多时，可用无刺激性的冲洗剂如3%硼酸液或生理盐水冲洗结膜囊。冲洗时动作要轻柔，避免损伤角膜上皮，冲洗液勿流入健眼，以免造成交叉感染。如有假膜形成，应先去除假膜再进行冲洗。

2. 用药护理　遵医嘱白天滴滴眼液，睡觉前涂眼药膏，病情严重者需全身应用抗生素治疗。注意滴眼液的给药频率：急性期每15～30分钟滴眼1次，症状缓解后改为1小时1次。目前常使用广谱氨基糖苷类或喹诺酮类药物，如0.3%妥布霉素、0.3%氧氟沙星、0.3%～0.5%左氧氟沙星滴眼液或眼药膏，在特殊情况下也可使用合成抗生素滴眼液，如甲氧西林、万古霉素滴眼液等。

3. 心理护理　关心体贴患者，耐心向患者解释疾病发展及转归，消除恐惧和焦虑心理，使患者积极配合治疗。

4. 病情观察　观察患者有无眼痛等刺激症状加重，疑有角膜浸润时，应立即报告医生并协助护理。

5. 健康指导

（1）保护易感人群　指导患者养成健康的个人卫生习惯，避免生活用品混用；注意眼部卫生，不用脏手及脏物揉眼，提倡一人一巾一盆。

（2）切断传播途径　双眼患病患者一眼一瓶眼药，单眼患病患者一人一瓶眼药。指导患者及家属做好接触性隔离。患者用过的毛巾、手帕、脸盆及水源等物品要消毒；患者尽量避免去公共场所活动，尤其禁止去游泳，以免传播流行。

（3）预防交叉感染　接触患者前后双手要立即彻底清洁；接触患者分泌物的仪器、用具等要及时消毒；用过的敷料等废弃物要焚烧。

【护理评价】

1. 患者在近期内是否达到　①异物感、灼热感、畏光、流泪等症状缓解或消失；②能阻止感染的传播；③无角膜炎等并发症。

2. 患者在远期内是否达到　①了解细菌性结膜炎的防治知识；②养成良好的用眼习惯，减少细菌性结膜炎发生的概率。

> **知识链接**
>
> **超急性细菌性结膜炎**
>
> 超急性细菌性结膜炎是一种病情发展迅速，传染性极强、破坏性大的细菌性结膜炎，主要为奈瑟

菌属细菌（包括淋球菌或脑膜炎球菌）感染所致。成人主要为淋球菌性尿道炎的自身感染；新生儿常因出生时通过患有淋球菌性阴道炎的母体产道被感染；脑膜炎球菌性结膜炎主要通过血源性播散感染。超急性细菌性结膜炎的典型表现为眼睑和结膜高度水肿和充血，大量脓性分泌物，又称"脓漏眼"，常有耳前淋巴结肿大和压痛，严重可引起角膜溃疡、穿孔和眼内炎等并发症。结膜囊冲洗、局部治疗和全身用药并重为超急性细菌性结膜炎的主要治疗措施。

二、病毒性结膜炎患者的护理

情境导入

情境：患者，女，26岁。主诉2天前发现双眼红肿、疼痛明显、畏光、流泪、伴水样分泌物增多，既往视力正常，7天前感冒。检查：双眼视力1.0，双眼眼睑水肿，结膜充血明显，可见结膜下点状出血，双侧耳前淋巴结肿大和压痛。初步诊断为：双眼病毒性结膜炎。

思考：1. 请列出该患者的主要护理问题。
2. 请列出该患者的主要护理措施。

答案要点

病毒性结膜炎（viral conjunctivitis）是一种传染性结膜炎，多为双眼发病，病变程度因个人免疫状况、病毒毒力大小不同而存在差异，通常有自限性。包括流行性角结膜炎、流行性出血性结膜炎、单纯疱疹病毒性结膜炎等。

【病因及发病机制】

临床上以流行性角结膜炎、流行性出血性结膜炎最常见。

1. 流行性角结膜炎 由8、19、29和37型腺病毒引起，传染性强。

2. 流行性出血性结膜炎 是由70型肠道病毒引起的一种暴发流行的自限性眼部传染病，又称"阿波罗11号结膜炎"。

【护理评估】

（一）健康史

了解有无与病毒性结膜炎患者接触史，或其生活和工作环境中有无病毒性结膜炎流行史，有无不良生活卫生习惯，了解发病情况及诊治经过等。

（二）身体状况

1. 症状 起病急、症状重，双眼发病，表现为眼红、疼痛、畏光和流泪等眼刺激征。部分患者可有头痛、发热等全身症状。

2. 体征 结膜充血，睑结膜滤泡明显，分泌物呈水样，伴有耳前淋巴结肿大和压痛。流行性角结膜炎于48小时内出现睑结膜滤泡和结膜下出血，发病数天后，角膜可出现弥散的斑点状上皮损害，而后融合成较大的、粗糙的上皮浸润，主要散布于角膜中央区，角膜敏感性正常；发病3~4周后，角膜上皮下浸润加剧。流行性出血性结膜炎的球结膜有点状或片状出血，从球结膜上方开始向下方蔓延，多数患者有滤泡形成，伴有上皮角膜炎和耳前淋巴结肿大。

3. 辅助检查 分泌物涂片镜检，结膜刮片检查、病毒培养。

（三）心理社会状况

病毒性结膜炎出现异物感、疼痛、畏光和流泪等症状，患者较为焦虑。如果患者被施行接触性隔离，容易产生孤独、自卑心理。

【护理问题】

1. 现存护理问题 舒适改变：与结膜炎有关，表现为灼热感、异物感、畏光、流泪及大量水样分泌物等。

2. 潜在护理问题

（1）有感染传播的危险 与病毒性结膜炎的传染性有关，表现为传染他人、感染另一眼。

（2）有炎症蔓延的危险 与炎症控制欠佳、病情加重有关，表现为发生角膜炎等。

【护理措施】

1. 用药护理

（1）根据医嘱选择药物，急性期可使用抗病毒药物抑制病毒复制，如干扰素滴眼液、0.1%阿昔洛韦、0.15%更昔洛韦等。

（2）合并细菌感染者加用抗生素滴眼液；角膜基质浸润者可酌情使用糖皮质激素滴眼液，病情控制后逐渐减量。

2. 防止感染传播护理 一旦发现流行性出血性结膜炎，应及时按丙类传染病要求，向当地疾病预防控制中心报告。

3. 其余护理措施 同本节"细菌性结膜炎患者的护理"。

【护理评价】

1. 患者在近期内是否达到 ①不舒适感减轻或消失；②无感染传播及交叉感染发生；③无角膜炎症、溃疡等。

2. 患者在远期内是否达到 ①了解病毒性结膜炎的防治知识；②养成良好的用眼习惯，预防病毒性结膜炎的发生。

▪ 知识链接

沙 眼

沙眼（trachoma）是一种由沙眼衣原体引起的慢性传染性结膜炎，主要通过接触眼分泌物或污染物间接传播。沙眼的感染率和严重程度与卫生习惯、居住环境、营养状况及医疗条件等因素紧密相关。

20世纪40~50年代，我国沙眼患病率很高，城市为40%~60%，农村为60%~80%，同时期盲人中有1/4~1/3是由沙眼造成的。20世纪50年代起，我国对沙眼进行了广泛而深入的防治工作。1956年，我国在世界上首次发现沙眼的致病源是沙眼衣原体，并找到治疗沙眼的敏感抗生素。同时，我国眼科工作者对沙眼的病理、诊断标准和分期以及药物治疗等进行了广泛的研究，加快了我国沙眼防治的速度。

20世纪80年代，我国显著控制了沙眼的传播。2014年，我国达到世界卫生组织根治致盲性沙眼的要求。2015年5月18日，我国在世界卫生大会上正式宣布了这一成就。这标志着沙眼在中国不再是公共卫生问题，也彰显了中国在沙眼防治领域的卓越成就。

三、免疫性结膜炎患者的护理

> **情境导入**

情境：患儿，男，7岁。近半月双眼痒伴畏光流泪。检查发现双眼上睑结膜呈硬而扁平的粗大乳头，呈铺路石样改变，球结膜暗红色充血。既往有花粉过敏病史。初步诊断为：双眼过敏性结膜炎。

思考：1. 请列出该患者的主要护理问题。

2. 请列出该患者的主要护理措施。

答案要点

免疫性结膜炎（immunologic conjunctivitis）是结膜对外界过敏原的一种超敏性免疫反应，又称变态反应性结膜炎。临床上常见春季角结膜炎和泡性角结膜炎两种。

【病因及发病机制】

1. 春季角结膜炎 病因尚不明确。常认为是由花粉、各种微生物的蛋白质成分、动物皮屑和羽毛等导致的超敏反应。青春期前起病，反复发作，可持续5～10年，多为双眼，男性好发，春夏季节多见。

2. 泡性角结膜炎 常见由微生物蛋白质引起，是以结膜角膜疱疹结节为特征的迟发型免疫反应性疾病，本病易复发，多发生于女性、儿童及青少年。它通常与过敏性体质、营养低下、维生素缺乏、卫生条件差以及体弱多病等因素有关。

【护理评估】

（一）收集健康史

了解有无过敏史，了解发病和治疗经过等。

（二）评估身体状况

1. 春季角结膜炎

（1）症状 眼部奇痒、大量的黏丝状分泌物，夜间症状加重；可有疼痛、异物感、畏光、流泪等其他症状。

（2）体征 根据部位不同可分3型。①睑结膜型：睑结膜呈典型的粉红色，上睑结膜巨大乳头扁平，呈铺路石样，乳头形状不一，包含有毛细血管丛。②角结膜缘型：上下睑结膜均出现小乳头，角膜缘有黄褐色或污红色胶样增生，以上方角膜缘明显。③混合型：上述两种表现同时存在。

2. 泡性角结膜炎

（1）症状 起病时有轻微异物感，如侵犯角膜，可有刺痛、畏光、流泪及眼睑痉挛等刺激症状。

（2）体征 泡性结膜炎初起为实性、隆起的红色小病灶（1～3mm），周围有充血区。在角膜缘处三角形病灶，尖端指向角膜，顶端易溃烂形成溃疡，多在10～12天内愈合，不留瘢痕。病变发生在角膜缘时，有单发或多发的灰白色小结节，结节较泡性结膜炎者为小，病灶处局部充血，病灶愈合后可留有浅淡的瘢痕。反复发作后，疱疹可向角膜侵犯，新生血管长入，称为束状角膜炎。

3. 辅助检查 结膜刮片可发现嗜酸性粒细胞。

（三）心理社会状况

因眼部奇痒不适，对学习、工作和生活有影响，患者易产生焦虑心理。

【护理问题】

1. 现存护理问题 舒适改变：与结膜发生变态反应有关，表现为眼痒、大量黏丝状分泌物、异物感、畏光、流泪等。

2. 潜在护理问题 有感知觉受损的危险：与泡性结膜炎反复发作后，疱疹向角膜侵犯，产生束状角膜炎有关。

【护理措施】

1. 一般护理

（1）积极寻找过敏原，避免接触过敏原，保持空气流通。

（2）嘱患者保持清淡饮食，多食用富含维生素的新鲜水果、蔬菜等，并加强营养，增强体质。不宜食用鱼、虾、蟹、鸡蛋等易过敏食物。

（3）指导眼睑冷敷，以减轻眼部红肿、奇痒等不适感。

2. 用药护理

（1）按医嘱正确使用眼药 ①春季角结膜炎：局部和全身应用糖皮质激素，但长期使用会引起青光眼和白内障等并发症；使用非甾体抗炎药、抗组胺药物、血管收缩剂可缓解症状及体征；使用不含防腐剂的人工泪液可以稀释炎症介质，改善异物感；使用细胞膜稳定剂如色甘酸钠、奈多罗米钠可预防病情发作。如经一系列药物治疗仍畏光，无法正常生活者，可根据医嘱局部应用 2% 环孢素或 0.05% 他克莫司（FK506）。②泡性角结膜炎：局部可用糖皮质激素如 0.1% 地塞米松滴眼液点眼，一般 24 小时可缓解症状，继续用 24 小时病灶可以消失。伴有相邻组织的细菌感染者，同时给予足量的抗生素治疗。

（2）注意观察用药效果及药物不良反应 长期应用糖皮质激素的患者不可随意停药，严密观察眼痛、头痛、眼压及视力变化，警惕青光眼和白内障的发生。局部应用非甾体抗炎药和肥大细胞稳定剂，要观察部症状的改善情况。

3. 心理护理 向患者耐心解释疾病发展、转归及治疗情况，消除焦虑情绪，使患者积极配合治疗。

4. 病情观察 观察患者有无眼痛等刺激症状加重，疑有角膜浸润时，应立即报告医生并协助护理。

5. 健康指导

（1）讲解免疫性结膜炎的防治知识，注意环境及眼部卫生，避免接触诱发因素。

（2）增加营养，加强锻炼，增强体质。

【护理评价】

1. 患者在近期内是否达到 ①眼痒、眼痛、异物感减轻或消失；②无角膜炎等并发症。

2. 患者在远期内是否达到 ①了解免疫性结膜炎的防治知识；②避免接触诱发因素。

四、翼状胬肉患者的护理

▶▶ **情境导入** //

情境： 患者，男，58 岁。发现右眼内眼角有肉样组织向角膜表面生长 5 年，偶尔发红，不影响视力。初步诊断为：右眼翼状胬肉。

思考： 1. 请列出该患者的主要护理问题。

2. 请列出该患者的主要护理措施。

答案要点

翼状胬肉（pterygium）是一种慢性炎症性病变，是向角膜表面生长且与结膜相连的纤维血管样组织，呈三角形，形似翼状，故名为翼状胬肉，中医称为"胬肉攀睛"。常发生于鼻侧的睑裂区，多在睑裂斑的基础上发展而成，单眼或双眼受累。

【病因及发病机制】

病因尚未完全清楚，可能与紫外线照射、烟尘等有一定关系。流行病学显示，以下因素与其密切相关：一是所居住地区的地理位置，二是暴露于日光及风沙下的时间，三是与遗传因素、局部泪液异常、Ⅰ型变态反应、人乳头瘤病毒感染等因素有关。

【护理评估】

（一）健康史

了解患者是否为长期户外工作者，有无风沙、日光等刺激生活史，有无眼部疾病史，了解发病时间及诊治经过。

（二）身体状况

1. 症状　一般无明显自觉症状，或仅有轻度异物感，当病变接近或直接遮挡角膜瞳孔区时，引起角膜散光、视野缺损，甚至视力下降。

2. 体征　睑裂区肥厚的球结膜及其下纤维血管样组织呈三角形向角膜侵入，典型的胬肉可分为三部分：在角膜的尖端为头部，跨越角膜缘为颈部，覆盖于球结膜上为体部。按其发展与否，分为进展期和静止期两型，进展期的胬肉充血肥厚，静止期的胬肉色灰白、较薄呈膜状。

3. 辅助检查　角膜曲率计检查。

（三）心理社会状况

翼状胬肉影响美观和引起视力下降时，对工作、学习、生活会造成一定的影响。翼状胬肉容易复发，患者常因此失去治疗信心，产生焦虑心理。

【护理问题】

1. 现存护理问题

（1）感知觉受损　与翼状胬肉遮挡瞳孔有关，表现为视野缺损、视力下降、散光等。

（2）舒适改变　与翼状胬肉充血肥厚有关，表现为眼异物感等。

（3）自我形象紊乱　与翼状胬肉生长影响容貌有关，表现社交障碍等。

2. 潜在护理问题　有受伤的风险：与上睑遮盖部分或全部瞳孔，导致视野缺损、视力下降有关。

【护理措施】

1. 一般护理　小而静止时的胬肉一般不需治疗，但应尽可能减少风沙、阳光等刺激。

2. 用药护理　进展型的翼状胬肉需要遵医嘱使用抗生素，以控制炎症。当翼状胬肉侵犯至角膜缘，则考虑手术治疗。

3. 手术护理　手术是治疗覆盖至角膜的翼状胬肉的有效方法，按外眼手术常规护理。

4. 心理护理　嘱患者保持心情舒畅，解释疾病发展及转归，使患者积极配合治疗。

5. 病情观察　密切观察翼状胬肉的纤维血管样组织是否充血，是否遮挡瞳孔，发现异常，立即报告医生，并协助处理。

6. 健康指导

（1）户外活动时，可戴防护眼镜，减少风沙、紫外线等对眼部的刺激。

（2）小而静止胬肉无需治疗者，应定期门诊复查。

（3）平日饮食宜清淡，避免辛辣刺激性食物和烟酒。

【护理评价】

1. 患者在近期内是否达到 ①感知觉不受损；②不舒适感减轻；③接受翼状胬肉带来的自我形象。

2. 患者在远期内是否达到 ①了解翼状胬肉的防治知识；②避免接触易感因素。

知识链接

睑裂斑

睑裂斑是一种出现在睑裂区角巩膜连接处的球结膜病变，其特征为三角形或椭圆形的、隆起的、灰黄色的结节，内部含有黄色透明弹性组织。这种病变在临床诊断上需与翼状胬肉进行鉴别。睑裂斑多呈双侧性，且鼻侧的病变通常比颞侧出现得更早，这可能与紫外线或光化学性暴露有关。通常情况下，睑裂斑并不需要特殊治疗，但对于那些发生炎症、严重影响外观、反复慢性炎症或干扰角膜接触镜佩戴的患者，可以考虑进行手术切除。如果炎症发生，局部使用作用较弱的糖皮质激素或非甾体消炎药点眼缓解症状。

五、干眼症患者的护理

情境导入

情境： 患者，女，32 岁。因工作需要，长时间用电脑工作。近 2 年来出现双眼干涩，不能持续使用电脑，被诊断为"慢性结膜炎"，遵医嘱长期用抗生素滴眼液，但症状无改善。近 2 周加重，难以胜任工作。检查：双眼矫正 0.6，睑缘无明显充血，睑板腺开口正常。泪河高度 <3mm，双眼结膜中度充血，角膜弥漫上皮点状荧光素染色。泪液分泌量测定（Schirmer 试验）5 分钟后：右眼 3mm，左眼 2mm；泪膜破裂时间右眼 4 秒，左眼 5 秒。眼后节检查无特殊。初步诊断为：双眼干眼症。

答案要点

思考： 1. 请列出该患者的主要护理问题。

2. 请列出该患者的主要护理措施。

干眼症（dry eye syndrome）又称角结膜干燥症，是指任何原因引起的泪液质和量异常或动力学异常，导致泪膜稳定性下降，并伴有眼部不适，引起眼表病变为特征的多种病症的总称。临床上根据发病机制，将干眼症分为泪液分泌不足型干眼症和蒸发过强型干眼症。

泪膜覆盖在角结膜的表面，通过眼睑瞬目运动，将泪液均匀覆盖于角结膜表面形成的超薄膜。泪膜从外至内分别是脂质层、水液层、黏蛋白层。泪膜的生理功能为：①湿润及保护角膜和结膜上皮；②填补角膜上皮之间的不规则界面，使角膜光滑；③通过机械冲刷及抗菌成分的作用，抑制微生物病原体生长；④为角膜提供氧气和所需的营养物质；⑤含有大量的蛋白质和细胞因子，调节角膜和结膜的多种细胞功能。由泪腺、眼球表面（角膜、结膜和睑板腺）和眼睑，以及连接它们的感觉与运动神经构成了一个完整的功能单位，这个功能单位中的任何因素发生病变，都能引起干眼。

【病因及发病机制】

病因复杂，目前认为眼表面的改变、基于免疫的炎症反应、细胞凋亡、性激素水平的改变等，是干眼症发生发展的相关因素。不良习惯，如长时间戴角膜接触镜、长时间注视电脑电视、过度使用空调等也可引起本病。

1. 泪液分泌不足型 是由泪腺疾病或者功能不良，沙眼或眼化学伤引起的结膜瘢痕等原因堵塞上方穹窿部的泪腺管开口，从而使泪液分泌减少。

2. 泪液蒸发过强型 主要由睑板腺功能障碍、睑外翻暴露等原因引起泪液脂质层异常，从而使泪液蒸发过强。

【护理评估】

（一）健康史

了解患者有无导致泪液生成不足的病史，如维生素 A 缺乏，营养不良，眼化学伤等；了解有无导致泪液蒸发过强的不良习惯或疾病，如长时间注视电脑、电视，长时间戴角膜接触镜，睑外翻、睑裂闭合不全等。

（二）身体状况

1. 症状 最常见的症状是眼部干涩、异物感，其他还有烧灼感、眼痒、畏光、红痛、视物模糊、易视疲劳、黏丝状分泌物、不耐受有烟尘环境等，晚期可影响视力。

2. 体征 球结膜血管扩张、球结膜增厚、皱褶失去光泽，泪河变窄或中断，有时在下穹窿见微黄色黏丝状分泌物，睑裂区角膜上皮不同程度点状脱落；晚期可出现角膜缘上皮细胞功能障碍，角膜变薄、溃疡甚至穿孔，也可形成角膜瘢痕。

3. 辅助检查

（1）泪膜破裂时间（BUT） 正常值为 10～45 秒，小于 10 秒为泪膜不稳定。

（2）泪河高度 正常值为 0.5～1.0mm，≤0.35mm 提示为干眼。

（3）泪液分泌试验（Schirmer 试验） 正常 10～15mm/5min，低于 10mm/5min 为低分泌，低于 5mm/5min 为干眼。

（4）眼表上皮活性染色 通过荧光素染色和丽丝胺绿染色可观察角膜上皮缺损情况。

（5）泪液溶菌酶含量测定 溶菌区 $<21.5mm^2$，或含量 $<1200\mu g/ml$，则提示干眼症。

（6）泪液的渗透压 大于 312mOsm/L，提示有干眼症的可能。

（三）心理社会状况

干眼症是慢性病，需长期用药，且易引起视疲劳，影响工作、学习，患者易出现焦虑。

【护理问题】

1. 现存护理问题 舒适改变：与角结膜缺乏润滑液、发生眼表病变有关，表现为眼部干涩、异物感等。

2. 潜在护理问题 有感知觉受损的危险：与病情迁延不愈，造成角膜溃疡甚至穿孔，形成角膜瘢痕有关。

【护理措施】

1. 一般护理

（1）嘱患者多食富含维生素、胡萝卜素的新鲜水果、蔬菜。

（2）指导患者佩戴硅胶眼罩、湿房镜或潜水镜、治疗性角膜接触镜，以减少泪液蒸发。

（3）睑板腺功能障碍患者，注意眼睑卫生，睑板腺阻塞时可热敷眼睑 5～10 分钟软化睑板腺分泌物，接着将手指放在眼睑皮肤面向睑缘推压，以排出分泌物，最后应用硼酸溶液清洗睑缘和睫毛。

2. 用药护理

（1）泪液成分替代治疗 人工泪液是目前的主要药物。长期用药者建议使用不含防腐剂的人工泪液，每支药液打开后要在 24 小时内使用，超过时限不能继续使用。

（2）促进泪液的分泌　口服溴己新（溴苄环己胺）、盐酸毛果芸香碱、新斯的明等药物能促进部分患者泪液的分泌，但疗效尚不肯定。

（3）抗感染与免疫抑制治疗　对于重度干眼症可局部使用类固醇皮质激素和免疫抑制剂治疗，常用的免疫抑制剂有 0.05% ~0.1% 的环孢素或 0.05% 他克莫司（FK506），注意观察药物反应。

3. 手术护理　自体颌下腺移植、永久性泪小点封闭术用于治疗重症干眼，注意做好围手术期的护理。

4. 心理护理　耐心向患者解释干眼症是慢性病，鼓励患者养成良好的用眼习惯，坚持用药，消除焦虑情绪，积极配合治疗。

5. 病情观察　密切观察角膜、结膜情况，发现异常，立即报告医生，并协助护理。

6. 健康指导

（1）减少或避免诱因，纠正屈光不正，指导患者科学用眼，注意用眼卫生，避免接触烟雾、风尘和长时间使用空调。

（2）对长期使用电脑工作者，指导患者选择合适的距离和环境亮度，减少干眼症的发生。

【护理评价】

1. 患者在近期内是否达到　①干涩和异物感消失；②焦虑感减轻。

2. 患者在远期内是否达到　①了解干眼症的防治知识；②减少或避免诱因，纠正屈光不正，科学用眼，注意用眼卫生，减少干眼症的发生。

·····目标检测

答案解析

1. 简述急性细菌性结膜炎患者的护理评估。
2. 简述急性病毒性结膜炎患者的护理措施。
3. 简述翼状胬肉患者的主要护理问题。
4. 简述干眼症的常见病因。

书网融合……

重点小结　　　习题

第四节　角膜炎患者的护理 🅔 微课

PPT

角膜和巩膜一起构成眼球最外层的纤维膜，对眼球有重要的保护作用。同时角膜也是重要的屈光间质，是外界光线进入眼内在视网膜上成像的必经通路。从前到后角膜可分为上皮细胞层、前弹力层、基质层、后弹力层和内皮细胞层 5 层结构，上皮细胞层表面覆盖有一层泪膜。完整的角膜上皮细胞和泪膜、基质层胶原纤维束的规则排列，角膜无血管以及"脱水状态"共同维持角膜透明性。角膜代谢所需的营养物质主要来源于房水中的葡萄糖、泪膜弥散的氧和来自角膜缘血管供应的氧。角膜是机体神经末梢分布密度最高的器官之一，角膜敏感度是结膜的 100 倍。任何深、浅层角膜病变都能导致疼痛和畏光，眼睑运动可使疼痛加剧，所以角膜的炎症大多伴有畏光、流泪、疼痛等角膜刺激症状。

当角膜的防御能力减弱，外界或内源性致病因素侵袭角膜组织可引起炎症，其中感染性角膜炎至今仍是世界性的致盲性眼病。感染性角膜炎根据致病微生物的不同进一步分为细菌性、病毒性、真菌性、棘阿米巴性、衣原体性等。细菌仍是感染性角膜炎的主要原因，但近年来真菌性角膜炎有逐年增多的趋势。

各类角膜炎的病因虽然不一，但其病理变化过程通常有共同的特征，可以分为 4 个阶段。①浸润期：致病因子侵袭角膜，引起角膜缘血管网充血扩张，炎症细胞及炎性渗出侵入病变区，角膜形成灰白色浸润灶，称为角膜浸润。如炎症及时控制，角膜能恢复透明。②溃疡形成期：病情进一步发展，浸润组织发生变性、坏死、脱落形成角膜溃疡，甚至发生角膜穿孔、角膜瘘，导致虹膜脱出，还可使眼内组织发生感染而致眼内炎，最终因眼球萎缩导致失明。③炎症消退期：经正确治疗炎症控制和患者自身免疫力增加，阻止致病因子对角膜损害，溃疡边缘浸润减轻，基质坏死、脱落停止。④愈合期：炎症得到控制，角膜浸润逐渐吸收，溃疡的基底及边缘逐渐清洁平滑，周围角膜上皮再生修复覆盖溃疡面，溃疡凹面为增殖的结缔组织充填，形成瘢痕。溃疡愈合后，根据溃疡深浅程度的不同，而遗留厚薄不等的瘢痕：角膜云翳、角膜斑翳、角膜白斑。如果角膜瘢痕组织中嵌有虹膜组织时，便形成粘连性角膜白斑，提示角膜有穿孔史。

一、细菌性角膜炎患者的护理

>>> **情境导入** ///

情境：患者，男，20 岁。右眼眼红、眼疼、流泪 2 天，自用红霉素眼药膏未见明显好转，1 天前出现右眼视物模糊。既往近视佩戴角膜接触镜 1 年。初步诊断为：右眼细菌性角膜炎。

答案要点

　　思考：1. 请列出该患者的主要护理问题。
　　　　　　2. 请列出该患者的主要护理措施。

细菌性角膜炎（bacterial keratitis）是指由细菌感染引起的角膜炎症，导致角膜上皮缺损和角膜基质坏死。如果病变深达角膜基质层，即使病情能控制也残留广泛的角膜瘢痕、角膜新生血管或角膜基质变性等后遗症，严重影响视力。病情较危重者，如果得不到有效治疗，可发生角膜溃疡穿孔，甚至眼内感染。

【病因及发病机制】

常见的致病菌有葡萄球菌、铜绿假单胞菌、肺炎链球菌和大肠埃希菌等。随着抗生素和类固醇皮质激素的滥用，一些条件致病菌引起的感染也日渐增多，如克雷伯菌、棒状杆菌、沙雷菌、丙酸杆菌等。糖尿病、营养不良、免疫缺陷等的全身因素降低机体对致病菌的抵抗力或造成角膜对细菌易感性增加。角膜外伤或剔除角膜异物、干眼症、睑外翻、慢性泪囊炎、倒睫、戴角膜接触镜等局部因素可引发角膜的感染。

【护理评估】

（一）健康史

了解有无角膜外伤史、角膜接触镜长期佩戴史、有无慢性泪囊炎、倒睫、干眼症、营养不良、糖尿病等病史；有无长期使用糖皮质激素或免疫抑制剂史；了解发病时间和诊治过程等。

（二）身体状况

1. 症状　起病急骤，有明显畏光、流泪、疼痛、视力障碍、眼睑痉挛等症状。

2. 体征　视力下降；睫状充血或混合性充血；角膜浸润，继而形成溃疡；可伴有不同程度的前房积脓。

（1）革兰阳性球菌感染　角膜出现圆形或椭圆形局灶性脓肿，伴有边界明显的基质浸润。葡萄球菌性角膜炎常发生于已受损的角膜，可导致严重的基质脓肿和角膜穿孔。肺炎球菌性角膜炎表现为椭圆形、带匍行性边缘、较深的中央基质溃疡，伴有前房积脓。

（2）革兰阴性球菌感染　多表现为角膜液化性坏死。以铜绿假单胞菌引起的感染具有特征性，多发生于角膜异物剔除后或戴角膜接触镜引起的感染。发病急骤，发展迅速，严重的睫状充血或混合性充血，球结膜水肿，角膜浸润扩展迅速，基质广泛液化性坏死，溃疡表面有大量黏稠的脓性或黏液脓性分泌物，呈黄绿色，溃疡周围基质可见灰白色或黄白色浸润环，伴有大量前房积脓，可导致角膜坏死穿孔和眼内容物脱出或眼内炎。

3. 辅助检查　角膜溃疡表浅刮片、细菌培养和药物敏感试验。

（三）心理社会状况

起病急、进展快，严重影响视功能。患者担心预后，害怕失明，易出现紧张、焦虑、恐慌等心理。

【护理问题】

1. 现存护理问题

（1）疼痛　与角膜炎症有关，表现为眼痛、畏光、流泪等。

（2）感知觉受损　与角膜溃疡、瘢痕等有关，表现为视力障碍等。

2. 潜在护理问题

（1）有感知觉进一步受损的危险　与病情加重、炎症蔓延，发生角膜穿孔、眼内炎有关，表现为视力进一步下降。

（2）有外伤的危险　与感知觉受损、视力障碍有关。

【护理措施】

1. 一般护理

（1）保持环境安静，病房光线宜暗，外出戴有色眼镜保护，避免强光刺激。

（2）嘱患者保证充分休息与睡眠，合理清淡饮食，加强营养，提高机体抵抗力，促进溃疡面愈合；多食新鲜水果、蔬菜等易消化食物，保持大便通畅，避免便秘；切勿揉眼、用力咳嗽、打喷嚏、做屏气动作，减少角膜穿孔的可能。

（3）床边隔离，对细菌性角膜炎患者应严格执行消毒隔离护理，应定期消毒眼用物品，严防交叉感染。

2. 用药护理

（1）局部使用抗生素是治疗细菌性角膜炎最有效的途径。治疗前应行角膜刮片、细菌培养和药物敏感试验，以便根据试验结果及时调整用药。但在无试验报告前，常选用 0.3% 氧氟沙星、0.3% 妥布霉素滴眼液等治疗。急性期给予抗生素滴眼液频繁滴眼，每 15 ~ 30 分钟滴眼一次。病情控制后，逐渐减少滴眼次数。若选用多种药物，各眼药至少间隔 5 分钟，以避免相互冲洗而降低药效。如角膜溃疡发展迅速将要穿孔或患者使用滴眼液依从性不佳时，可考虑使用结膜下注射的方式。必要时全身应用抗生素，革兰阳性球菌常选用头孢唑林钠、万古霉素，革兰阴性杆菌常选用妥布霉素、头孢他啶、多黏菌素、喹诺酮类等。

（2）并发虹膜睫状体炎时，按医嘱使用散瞳剂，以防止虹膜后粘连及解除瞳孔括约肌痉挛和睫状肌痉挛，减轻疼痛，如用 1% 阿托品散瞳，滴药后需指压泪囊区 2 ~ 3 分钟，避免药物经黏膜吸收引起中毒。

（3）角膜溃疡局部使用半胱氨酸等胶原酶抑制剂，可以延缓角膜溃疡的进一步发展。口服维生素 C、维生素 B，有助于溃疡愈合。

（4）遵医嘱在清洁眼部分泌物和局部用药后应用消毒眼垫包盖，减少刺激，保护溃疡面，减轻瞬目损害与疼痛，促进上皮生长。

3. 手术护理　对于药物治疗无效，病情急剧发展，角膜即将穿孔或已穿孔，可考虑结膜瓣遮盖术或角膜移植术。角膜移植术包括板层角膜移植术和穿透性角膜移植术。向患者讲解手术治疗的必要性，按内眼手术护理常规护理。

（1）术前护理　术前完成全身检查及眼部检查如视功能、眼压、角膜、晶状体等；术前半小时开始快速静脉滴注 20% 甘露醇注射液，降低眼压；术前术眼滴 1% 毛果芸香碱滴眼液缩小瞳孔，以便术中易于缝合。

（2）术后护理　术后遵医嘱给予抗感染、抗排斥反应药物护理；戴硬性眼罩保护术眼，植片平整者可应用眼垫包扎，至刺激症状基本消失为止；术后每日换药，注意密切观察眼部反应，监测眼压，有无角膜感染和角膜排斥反应征象；嘱患者定期复查，根据病情拆除角膜缝线，避免做引起眼压升高的动作如用力挤眼、低头弯腰等。

4. 心理护理　嘱患者保持心情舒畅，解释疾病发展、转归，使患者积极配合治疗。

5. 病情观察　密切观察视力、眼压、眼部充血和角膜病灶的变化，并注意有无角膜穿孔的症状，如发现及时报告医生并协助护理。

6. 健康指导

（1）加强劳动保护，避免角膜外伤发生，如有角膜异物，应及时治疗，消除角膜感染的潜在因素。

（2）长期佩戴角膜接触镜者，教会患者正确佩戴方法及注意事项，如出现眼痛、不适感等症状应立即停止戴镜并及时就诊。

（3）有慢性泪囊炎者，应及时治疗，消除角膜感染的潜在因素。

（4）注意用眼卫生，不用手或不洁手帕揉眼，毛巾、脸盆专人专用，定期消毒。

【护理评价】

1. 患者在近期内是否达到　①疼痛减轻或消失；②视力稳定或提高；③无角膜穿孔、眼内炎等并发症。

2. 患者在远期内是否达到　①了解细菌性角膜炎的防治知识；②减少或避免诱因，减少细菌性角膜炎的发生；③避免因感知觉受损造成外伤。

二、单纯疱疹病毒性角膜炎患者的护理

▶▶ **情境导入** ▰▰

情境：患者，女，42 岁。左眼红、畏光、流泪 2 天，既往有单纯疱疹病毒性角膜炎病史。检查见左眼睫状充血，角膜知觉减退，角膜荧光素钠染色可见树枝状上皮溃疡。初步诊断为：左眼单纯疱疹病毒性角膜炎。

思考：1. 请列出该患者的主要护理问题。

2. 请列出该患者的主要护理措施。

答案要点

单纯疱疹病毒性角膜炎（herpes simplex keratitis，HSK）是由单纯疱疹病毒引起的角膜感染，导致角膜上皮缺损和角膜基质坏死。单纯疱疹病毒性角膜炎的临床特点为反复发作，多次发作使角膜混浊逐渐加重，最终导致失明，它是角膜病致盲的最主要原因。

【病因及发病机制】

1. 病因 多由单纯疱疹病毒 I 型感染引起，少数由 II 型引起。原发感染后，HSV 潜伏在三叉神经节，三叉神经任何一支支配区的皮肤、黏膜等靶组织的原发性 HSV 感染均可导致三叉神经节的感觉神经元的潜伏感染。

2. 诱因 常因疲劳、发热等疾病，全身或局部使用糖皮质激素及免疫抑制剂等药物时，潜伏病毒被激活，活化的病毒在三叉神经内逆行到达角膜上皮细胞，可引起 HSK 复发。

【护理评估】

（一）健康史

了解有无劳累、高热、单纯疱疹病毒感染，是否有糖皮质激素、β 免疫抑制剂的用药史。了解发病情况及诊治经过等。

（二）身体状况

1. 原发感染 常见于幼儿。表现为唇部、皮肤疱疹，眼部受累常表现为点状或树枝状角膜炎，伴有耳前淋巴结肿大、全身发热等症状。

2. 复发感染 常见症状有畏光、流泪、眼睑痉挛，中央角膜受累时视力明显下降。因角膜敏感性下降，患者早期自觉症状轻微。根据角膜病变累及部位和病理特点可分为以下四类。

（1）上皮型角膜炎 是最常见的类型。典型体征是角膜知觉减退。感染初期角膜上皮层可见灰白色、近乎透明、稍隆起的针尖样小疱，点状或排列成行或聚集成簇，一般仅持续数小时至十余小时，因此常被忽视，此时角膜上皮荧光素染色阴性，但虎红染色阳性。如及时发现并处理，痊愈后几乎不留痕迹。单纯疱疹病毒引起角膜上皮的病变形态多样，树枝状溃疡是最常见的形式。溃疡形态似树枝状线性走行，边缘羽毛状，末端球样膨大，荧光素染色后，溃疡形态更易观察。在进展期病例，单纯疱疹病毒沿树枝状病灶、呈离心性向周边部及基质浅层扩展，形成地图状溃疡，溃疡边缘失去羽毛状形态，角膜敏感性下降。浅层溃疡经积极治疗，可在 1～2 周内愈合，但基质浅层的浸润需要历时数周至数月才能吸收，可留下角膜云翳，一般对视力影响较小。

（2）神经营养性角膜病变 病因包括基底膜损伤、泪膜不稳定及神经营养障碍等。抗病毒药物的毒性作用可使病情加重，致使无菌性溃疡难以愈合。多发生在单纯疱疹病毒感染的恢复期或静止期。病灶可局限于角膜上皮表面及基质浅层，溃疡一般呈圆形或椭圆形，多位于睑裂区，浸润轻微。

也可向基质深层发展，处理不正确可能会引起角膜穿孔。

（3）基质型角膜炎　根据临床表现的不同分为免疫性和坏死性两种类型。①免疫性基质型角膜炎：最常见的类型是盘状角膜炎。角膜中央基质盘状水肿，后弹力层皱褶。盘状角膜炎是基质对病毒抗原的迟发超敏反应引起，在病变区有大量致敏的淋巴细胞、浆细胞、巨噬细胞和中性粒细胞聚集。②坏死性基质型角膜炎：表现为角膜基质内单个或多个黄白色浸润灶、胶原溶解坏死以及上皮广泛性缺损，严重者可形成灰白色脓肿病灶、角膜后沉积物、虹膜睫状体炎和眼压增高等。常诱发基质层新生血管，少数患者可引起角膜迅速变薄穿孔。

（4）角膜内皮炎　可分为盘状、弥漫性和线状三种类型，盘状角膜内皮炎最为常见，为角膜中央或旁中央基质水肿，角膜失去透明性呈现毛玻璃样外观，在水肿区的内皮面有角膜沉着物，伴有轻中度虹膜炎。角膜内皮的功能通常在炎症消退数月后方可恢复，严重者可导致角膜内皮功能失代偿。

3. 辅助检查　角膜上皮刮片发现多核巨细胞，角膜病灶分离到单纯疱疹病毒；免疫荧光电镜，单克隆抗体组织化学染色发现病毒抗原；血清学测试病毒抗体等。

（三）心理社会状况

因病情反复发作，病程持续时间长，严重影响视功能，患者易产生焦虑心理。

【护理问题】

1. 现存护理问题

（1）疼痛　与角膜炎症刺激有关，表现为急性疼痛伴有畏光、流泪、眼睑痉挛等。

（2）感知觉受损　与角膜炎、溃疡有关，表现为视力下降等。

2. 潜在护理问题

（1）有感知觉进一步受损的危险　与病情加重、炎症蔓延，发生角膜穿孔、眼内炎有关，表现为视力进一步下降。

（2）有外伤的危险　与感知觉受损，视力障碍有关。

【护理措施】

1. 一般护理

（1）保持环境安静，病房光线宜暗，外出戴有色眼镜保护，避免强光刺激。

（2）嘱患者保证休息和睡眠，加强营养，补充多种维生素，促进新陈代谢，提高机体抵抗力，促进溃疡愈合。

2. 用药护理　遵医嘱及时用药，并观察药物反应。

（1）常用的抗病毒药有更昔洛韦、阿昔洛韦（无环鸟苷）、利巴韦林、安西他滨、三氟胸腺嘧啶核苷滴眼液和眼药膏。急性期每1~2小时滴眼一次，晚上涂眼药膏，严重感染者需全身使用抗病毒药，当局部和全身一起使用抗病毒药时，注意监测肝肾功能。

（2）树枝状和地图状角膜溃疡应早期使用有效的抗病毒药，禁用糖皮质激素；盘状角膜炎，可在抗病毒药物应用基础上，适量应用糖皮质激素药物，并观察并发症。

（3）有虹膜睫状体炎者，应及时使用阿托品滴眼液或眼药膏散瞳，滴药后需指压泪囊区2~3分钟。

3. 手术护理　已穿孔的患者、对单纯疱疹病毒性角膜炎痊愈后形成的角膜瘢痕明显影响视力者可行治疗性穿透性角膜移植。向患者讲解角膜移植手术的必要性，按内眼手术常规护理。术后局部使用激素，同时局部和全身使用抗病毒药以预防复发。

4. 心理护理　单纯疱疹病毒性角膜炎病程长、反复发作，向患者讲解治疗的意义、过程、注意事项等，减轻焦虑心理，嘱患者保持心情舒畅，积极配合治疗。

5. 病情观察 药物治疗无效、反复发作、角膜溃疡面积较大，有穿孔危险者，应及时发现报告医生并协助护理。

6. 健康指导

（1）嘱患者加强营养，避免刺激性食物。

（2）鼓励患者参加体育锻炼，增强体质，预防感冒，降低复发率。

（3）保证休息，避免疲劳和精神紧张。

【护理评价】

1. 患者在近期内是否达到 ①眼痛减轻或消失；②视力稳定或提高；③无角膜穿孔、眼内炎等并发症。

2. 患者在远期内是否达到 ①了解单纯疱疹病毒性角膜炎的防治知识；②减少或避免诱因，减少单纯疱疹病毒性角膜炎的复发；③避免因感知觉受损造成外伤。

三、真菌性角膜炎患者的护理

▶▶ **情境导入** ◢◢◢

情境： 患者，男，54 岁。右眼被树枝划伤后出现眼红、眼疼、畏光、流泪 4 天，检查见左眼睫状充血，角膜中央可见灰白色角膜浸润灶，溃疡周围可见卫星灶，前房可见灰白色的黏稠脓液。初步诊断为：右眼真菌性角膜炎。

思考： 1. 请列出该患者的主要护理问题。

　　　2. 请列出该患者的主要护理措施。

答案要点

真菌性角膜炎（fungal keratitis）是一种由致病真菌引起的感染性角膜病。此病致盲率高，多见于温热潮湿气候，在热带、亚热带地区，特别是赤道地区发病率高。在我国南方，特别在收割季节多见。随着广谱抗生素和糖皮质激素的广泛应用，本病的发病率有升高趋势。

【病因及发病机制】

1. 病因 引起角膜感染的真菌种类较多，主要是曲霉菌属、镰孢菌属、弯孢菌属和念珠菌属四大类。

2. 诱因 多见于农民或户外工作人群，其工作或生活环境多潮湿，外伤尤其是植物性外伤是主要诱因，其他诱因包括长期使用激素、抗生素造成眼表免疫环境改变或菌群失调、过敏性结膜炎等；眼表疾病如干眼症或全身免疫力低下如糖尿病、免疫抑制等。

【护理评估】

（一）健康史

了解有无植物性眼外伤或长期局部应用糖皮质激素等病史，了解发病时间及诊治过程。

（二）身体状况

1. 症状 起病相对缓慢，病程长，自觉症状较轻，轻度畏光、流泪、眼痛、视力下降等。

2. 体征 睫状充血或混合性充血，白色或灰白色角膜浸润灶，致密，表面欠光泽，呈牙膏样或苔垢状外观，溃疡周围有基质溶解形成的浅沟或抗原抗体反应形成的免疫环。有时在角膜病灶旁可见"伪足""卫星状"浸润病灶，角膜后可见斑块状沉着物、前房积脓为灰白色的黏稠脓液。由于真菌穿透力强，易发生真菌性虹膜炎及瞳孔膜闭，甚至继发性青光眼，还可导致并发性白内障及真菌性眼内炎。

3. 辅助检查 角膜刮片 Gram 和吉姆萨（Giemsa）染色、氢氧化钾湿片法等；真菌培养联合药敏试验；角膜共焦显微镜检查等。

（三）心理社会状况

真菌性角膜炎病程长，影响工作、生活，患者容易产生焦虑、抑郁、悲观心理。

【护理问题】

1. 现存护理问题

（1）舒适改变 与角膜炎症刺激有关，表现为畏光、流泪、眼痛等。

（2）感知觉受损 与角膜溃疡有关，表现为视力下降等。

2. 潜在护理问题

（1）有感知觉进一步受损的危险 与病情加重、炎症蔓延，发生角膜穿孔、眼内炎有关。

（2）有外伤的危险 与感知觉受损，视力障碍有关。

【护理措施】

1. 一般护理

（1）保持环境安静，病房光线宜暗，外出戴有色眼镜保护，避免强光刺激。

（2）嘱患者合理清淡饮食，避免辛辣刺激性食物和烟酒，补充多种维生素，促进新陈代谢，促进溃疡愈合。

2. 用药护理 遵医嘱及时用药，并观察用药反应。

（1）常用抗真菌药物有 0.25% 两性霉素 B、0.5% 咪康唑、0.5% 那他霉素、0.5%～1% 氟康唑。指导给药方法：白天用滴眼液滴眼，睡前涂眼药膏。病情严重者可口服或静脉给药，全身用药应注意抗真菌药物的毒副作用，尤其对肝功能的损害。临床治愈后仍要坚持用药一段时间，以防复发。

（2）有虹膜睫状体炎者，可应用 1% 阿托品眼滴眼液或眼药膏散瞳，不宜使用糖皮质激素。

3. 手术护理 经及时药物治疗，病情不能控制，需要考虑手术治疗，包括清创术、结膜瓣遮盖术和角膜移植术，向患者讲解手术的必要性，按眼科手术常规护理。术后继续抗真菌药物治疗，以防止术后感染复发。合理使用广谱抗生素和糖皮质激素，避免发生真菌感染。

4. 心理护理 耐心向患者讲解疾病的治疗、发展、预后等情况，消除患者焦虑、恐惧心理。

5. 病情观察 密切观察病情，注意视力、角膜刺激征、眼部充血、角膜病灶、分泌物等变化。若有角膜穿孔、瞳孔膜闭等症状，出现继发性青光眼、并发性白内障及真菌性眼内炎等并发症，应及时通知医生并协助护理。

6. 健康指导

（1）告诉患者坚持用药对于预防疾病复发的重要性，并指导正确用药；定期门诊随访。

（2）做好眼部卫生宣传，预防眼外伤。发生植物性角膜损伤应立即就诊。

【护理评价】

1. 患者在近期内是否达到 ①眼痛、畏光、流泪等不适症状减轻或消除；②视力稳定或提高；③无角膜穿孔、真菌性虹膜炎等并发症。

2. 患者在远期内是否达到 ①了解真菌性角膜炎的防治知识；②减少或避免诱因，减少真菌性角膜炎的复发；③避免因感知觉受损造成外伤。

答案解析

目标检测

1. 简述角膜炎的病理变化过程。
2. 简述细菌性角膜炎患者的护理措施。
3. 简述细菌性角膜炎患者的护理问题。
4. 简述单纯疱疹病毒性角膜炎患者的护理评估。
5. 简述真菌性角膜炎患者的护理评价。

书网融合……

重点小结   微课   习题

第五节　白内障患者的护理 ▣微课

PPT

　　晶状体为双凸面、有弹性、无血管的透明组织，具有复杂的代谢过程，其营养主要来源于房水。正常情况下晶状体能将光线准确聚焦于视网膜，并通过调节作用看清远、近物体，是屈光介质重要的组成部分。晶状体的透明度下降、位置改变和形态异常，都会产生严重的视力障碍。

　　晶状体混浊称为白内障（cataract），是指晶状体透明度降低所导致的光学质量下降的退行性改变。白内障是一种常见病，是我国主要的致盲原因之一。白内障的发病机制较为复杂，是机体内外各种因素对晶状体长期综合作用的结果。晶状体处于眼内液体环境中，任何影响眼内环境的因素，如老化、遗传、外伤、辐射、中毒、局部营养障碍以及某些全身代谢性或免疫性疾病等，损伤晶状体囊膜，使晶状体囊膜丧失屏障作用，或者通过导致晶状体代谢紊乱，使晶状体蛋白发生变性，形成混浊。

　　白内障可按不同方法进行分类。①按病因：分为年龄相关性、外伤性、并发性、代谢性、中毒性、辐射性、先天性和后发性白内障等。②按发病时间：分为先天性白内障和后天性白内障。③按晶状体混浊的部位：分为皮质性、核性和囊膜下白内障等。

一、年龄相关性白内障患者的护理

▶ 情境导入

　　情境：患者，女，69岁。近10年来右眼逐渐视物模糊不清，加重3个月，只能分辨指数。视力：右眼矫正视力指数/20cm，左眼0.5；右眼晶状体呈乳白色完全混浊；余未见明显异常。初步诊断为：右眼年龄相关性白内障。

　　思考：1. 请列出该患者的主要护理问题。
　　　　　2. 请列出该患者的主要护理措施。

答案要点

年龄相关性白内障（age-related cataract）又称老年性白内障，是最常见的白内障类型，多发生在中、老年人，随年龄增加患病率明显增高。常为双眼患病，但发病有先后，严重程度也不一致。根据晶状体开始出现混浊的部位，年龄相关性白内障分为皮质性、核性、后囊膜下白内障三种类型。皮质性白内障是最常见的老年性白内障类型，本节主要介绍皮质性白内障。

【病因及发病机制】

病因及发病机制较为复杂，是机体内外各种因素如环境、营养、遗传、老化、代谢异常或中毒等多种因素对晶状体长期综合作用的结果。

【护理评估】

（一）健康史

了解有无紫外线长时间照射、高血压、糖尿病、心血管疾病和白内障家族史等，了解发病情况及诊治经过等。

（二）身体状况

1. 症状和体征　典型的皮质性白内障按其病变发展可分为四期，不同临床阶段各有其表现特征。

（1）初发期　晶状体瞳孔区未混浊，一般不影响视力。在晶状体周边前后皮质混浊形成楔状，尖端指向中央，基底位于赤道部，在赤道部汇合，最后形成轮辐状混浊。此期发展缓慢，长达数年。

（2）膨胀期或未成熟期　晶状体混浊增多，累及瞳孔区，视力明显减退。晶状体皮质吸收水分而肿胀，体积变大，前房变浅，可诱发闭角型青光眼急性发作。晶状体呈灰白色混浊，此时眼底难以看清。使用斜照法检查时，投照侧虹膜在晶状体深层的混浊皮质上形成新月形投影，称虹膜投影。

（3）成熟期　晶状体全部混浊，呈乳白色，部分患者的囊膜上还可以看到钙化点，视力下降至手动或光感。晶状体内水分溢出，肿胀消退，体积缩小，前房深度恢复正常。虹膜投影消失。眼底不能窥入。

（4）过熟期　晶状体发生复杂变化，视力一般下降，但有时因晶状体核下沉可略微提高。晶状体内水分持续丢失，晶状体体积缩小，囊膜皱缩，前房加深，虹膜震颤。晶状体纤维溶解液化，呈乳白色，棕黄色的晶状体核沉于囊袋下方，可随体位变化而移位。液化的晶状体皮质渗漏到囊外，可引起晶状体蛋白诱发的葡萄膜炎；皮质沉积于前房角，可引起晶状体溶解性青光眼。晶状体悬韧带退行性变化，可发生晶状体脱位或移位。

2. 辅助检查　眼压、角膜内皮细胞计数检查；视觉电生理检查；角膜曲率和眼科 B 型超声检查等。

（三）心理社会状况

年龄相关性白内障患者多为老年人，由于视功能障碍，严重影响生活、工作，生活需要协助，患者易产生焦虑心理，评估家属对其关心程度。因惧怕手术和担心手术后复明效果，患者往往有恐惧、紧张心理。

> **知识链接**
>
> #### 核性白内障和后囊下白内障
>
> **1. 核性白内障**　较少见，发病较早，进展缓慢。初期晶状体核呈黄色混浊，由于晶状体核屈光力的增强，可出现近视，远视力下降缓慢。随病程进展，核的颜色逐渐加深而呈黄褐色、棕色、棕黑色甚至黑色，晶状体核混浊严重，眼底不能窥见，视力极度减退。
>
> **2. 后囊下白内障**　晶状体后囊膜下浅层皮质出现棕黄色混浊，由许多致密小点组成，其中有小空泡和结晶样颗粒，外观似锅巴状。因混浊位于视轴区，早期即可影响视力。

【护理问题】

1. 现存护理问题

（1）感知受损　与未成熟期、成熟期及过成熟期白内障晶状体混浊有关，表现为视力下降等。

（2）自理缺陷　与视力障碍有关，表现为活动能力下降等。

2. 潜在护理问题

（1）有疼痛的危险　与白内障晶状体皮质吸收水分肿胀、与白内障晶状体皮质渗漏到囊外，沉积于前房角，可引起溶解性青光眼有关，也可能与白内障晶状体纤维溶解以及液化渗漏到囊外，引起过敏性葡萄膜炎有关。

（2）有感知进一步受损的危险　与晶状体悬韧带退行性变化，引起晶状体脱位或移位有关，也可能与状体溶解性青光眼、过敏性葡萄膜炎有关。

（3）有外伤的危险　与晶状体在瞳孔区混浊导致感知觉受损有关。

【护理措施】

1. 一般护理

（1）嘱患者多食新鲜水果、蔬菜，补充维生素、蛋白质等，并预防便秘。

（2）外出时戴防护眼镜，减少紫外线损伤晶状体。

2. 用药护理　目前尚无疗效肯定的药物，早期可试用谷胱甘肽滴眼液、口服维生素 C 等药物，以延缓白内障进展。

3. 手术护理　手术治疗是白内障的主要治疗手段。

（1）手术适应证　白内障引起的视力下降影响到患者的工作、学习和生活，晶状体混浊妨碍眼后节疾病的治疗或引起其他眼部病变，这些都是白内障手术治疗的适应证。但手术最好的时机是未成熟期。

（2）手术方式　通常采用的手术方式是在手术显微镜下施行的白内障超声乳化吸除术联合人工晶状体植入术。此手术切口小，伤口愈合快，视力恢复迅速，是目前常用的手术方法。其他手术方式有：白内障针拨术、白内障囊内摘除术和白内障囊外摘除术、飞秒激光辅助下白内障摘除术等。

（3）术前护理　按照内眼手术术前护理，协助医生进行各项术前检查。全身检查包括血压、血糖、心电图、胸部 X 线、肝功能、血尿常规、凝血功能等；眼部检查包括视功能、角膜内皮细胞检查、晶状体混浊的程度及晶状体核的颜色、眼压、角膜曲率半径、眼轴长度及计算人工晶状体的度数等。

（4）术后护理　术后注意眼部卫生，避免剧烈运动，不用力挤眼；遵医嘱按时给予抗生素、激素类药物；做好人工晶状体植入术后的护理，预防人工晶状体移位。

（5）术后视力矫正　白内障摘除后，无晶状体眼呈高度远视状态，一般为 +10D ~ +12D。矫正方法有佩戴眼镜、角膜接触镜或人工晶状体植入，人工晶状体植入是目前最有效的方法。

4. 心理护理　嘱患者保持心情舒畅，介绍白内障的相关防治知识、手术前后的注意事项，消除患者焦虑和恐惧心理，使患者积极配合治疗。

5. 病情观察　注意观察晶状体混浊、眼压等变化，预防闭角型青光眼急性发作，如出现头痛、眼痛、视力下降等，应立即就诊。

6. 健康指导

（1）讲解白内障的知识，定期随访，预防并发症。

（2）如患者伴有高血压、糖尿病等全身性疾病者，应积极控制和治疗全身病，再行白内障手术治疗。

（3）慎用散瞳剂如阿托品，尤其在白内障未成熟期，以防诱发急性青光眼。

（4）手术后避免低头弯腰和提重物，尽量避免用力咳嗽或打喷嚏。咳嗽严重时，服镇咳药，以免影响伤口的正常愈合，避免人工晶状体移位。手术切口约三周左右愈合，糖尿病患者还应适当延长时间。此期间内洗脸、洗头注意不要让污水进入手术眼内，防止感染。

（5）注意防寒保暖，勿用力排便，衣领松紧适宜。

【护理评价】

1. 患者在近期内是否达到 ①视力稳定或提高；②尚未有继发性闭角型青光眼、晶状体过敏性葡萄膜炎、晶状体溶解性青光眼、晶状体脱位等并发症。

2. 患者在远期内是否达到 ①了解年龄相关性白内障的防治知识；②未因白内障视力障碍造成外伤。

二、先天性白内障患者的护理

情境导入

情境：患儿，女，4 月龄。1 个月前家长发现患儿右眼瞳孔区发白，检查发现右眼晶状体混浊。初步诊断为：右眼先天性白内障。

思考：1. 请列出该患者的主要护理问题。
    2. 请列出该患者的主要护理措施。

答案要点

先天性白内障（congenital cataract）为出生时或出生后一年内逐渐形成的先天遗传或发育障碍导致的晶状体混浊，可为家族性或散发病例；可以伴发或不伴发其他眼部异常或遗传性或系统性疾病。先天性白内障是儿童常见的眼病，是造成儿童致盲和弱视的重要原因。

【病因及发病机制】

1. 遗传 约 1/3 患者与遗传有关，以常染色体显性遗传多见。如伴有眼部其他先天异常，则通常是隐性遗传或显性遗传。

2. 病毒感染 母亲怀孕前 3 个月宫内病毒性感染，如风疹、单纯疱疹病毒、腮腺炎、麻疹、水痘等，可引起胎儿的晶状体混浊。这是由于此时晶状体囊膜尚未发育完全，不能抵御病毒侵犯，而且晶状体蛋白合成活跃，对病毒感染敏感。

3. 药物和放射线 母亲怀孕期，特别是怀孕前 3 个月内使用一些药物，如全身应用糖皮质激素、抗生素，特别是磺胺类药物或暴露于 X 线。

4. 全身疾病 母亲怀孕期患有代谢性疾病，如糖尿病、甲状腺功能不足，或有营养极度缺乏等。

【护理评估】

（一）健康史

了解是否存在家族史，妊娠期间是否受环境影响以及用药情况，了解患儿的发病时间与诊治经过。

（二）身体状况

1. 症状 视力障碍或正常，与晶状体混浊的部位及程度有关。多为静止性，少数出生后继续进展。

2. 体征

（1）晶状体出现不同的混浊状态，一般根据晶状体混浊部位、形态和程度分类，比较常见的是：

前极、后极、冠状、点状、绕核性、核性、膜性、缝性和全白内障，其中绕核性是常见类型。

（2）常合并其他眼病或异常，如斜视、眼球震颤、先天性小眼球、先天性虹膜缺损、大角膜、永存玻璃体动脉等。

3. 辅助检查 染色体检查；血糖、尿糖和酮体检查；尿常规和尿氨基酸检查；血氨基酸水平检查等可以帮助了解病因。

（三）心理社会状况

多数患者为婴幼儿，患儿父母对治疗效果有迫切期待，对手术有恐惧、紧张心理，对患儿视力恢复状况感到焦虑。

【护理问题】

1. 现存护理问题 感知受损：与晶状体在瞳孔区混浊有关，表现为视力下降等。

2. 潜在护理问题

（1）有发生弱视的危险 与瞳孔区晶状体混浊导致视觉细胞在视觉发育期受到有效刺激不足有关。

（2）有疼痛的危险 与白内障晶状体皮质吸收水分肿胀、与白内障的晶状体皮质渗漏到囊外，沉积于前房角，可引起溶解性青光眼有关，也可能与白内障的晶状体纤维溶解以及液化渗漏到囊外，引起过敏性葡萄膜炎有关。

（3）有感知进一步下降的危险 与晶状体悬韧带退行性变化，引起晶状体脱位或移位有关，也可能与状体溶解性青光眼、过敏性葡萄膜炎有关。

（4）有外伤的危险 与晶状体在瞳孔区混浊导致感知觉受损有关。

【护理措施】

1. 一般护理

（1）对视力影响不大者，一般不需治疗，宜定期随访观察。

（2）饮食注意营养搭配，多食新鲜蔬菜、水果，补充维生素和蛋白质。

2. 手术护理

（1）对明显影响视力者，应尽早选择手术治疗，如晶状体切除术、晶状体吸出术、白内障囊外摘除术等。一般宜在 3~6 月龄手术，最迟不超过 3 岁，手术愈早，获得良好视力的机会愈大；但感染风疹病毒者不宜过早手术，以免因手术使潜伏在晶状体内的病毒释放而引起虹膜睫状体炎、眼球萎缩。

（2）对婴幼儿先天性白内障手术患者，参照年龄相关性白内障手术护理常规和全麻手术护理常规，做好相应护理。术后尽早除去眼垫，以免引起弱视。

（3）术后无晶状体眼者需进行屈光矫正和视功能训练。屈光矫正方法有：框架眼镜、角膜接触镜、人工晶状体植入。考虑到婴幼儿眼球的发育情况，目前认为宜 2~3 岁施行人工晶状体植入手术。

3. 心理护理 向患儿父母讲解有关先天性白内障的防治措施、手术治疗的必要性及预后等，消除患儿父母的焦虑和紧张情绪。

4. 病情观察 观察有无弱视等情况。

5. 健康指导

（1）视力极差或手术效果不佳者，应进行低视力康复治疗。

（2）先天性白内障具有遗传性，应注意优生优育。

（3）重视孕期保健，特别是母亲怀孕前 3 个月内，避免受病毒、药物、放射线等因素的影响。

【护理评价】

1. 患者在近期内是否达到　①视力提高；②尚未有继发性闭角型青光眼、晶状体过敏性葡萄膜炎、晶状体溶解性青光眼、晶状体脱位等并发症。

2. 患者在远期内是否达到　①了解先天性白内障的防治知识；②未因白内障视力障碍造成外伤；③无弱视发生。

知识链接

人工晶状体

　　植入人工晶状体在无晶状体的眼屈光矫正中已得到普遍应用。人工晶状体按植入眼内的位置主要可分为前房型和后房型两种；按其焦点设计可分为单焦点人工晶状体和多焦点人工晶状体；按其制造材料可分为硬性和软性（可折叠）两种，均为高分子聚合物，具有良好的光学物理性能和组织相容性。植入后可迅速恢复视力、双眼单视和立体视觉。

目标检测

答案解析

1. 简述白内障的定义和分类。
2. 简述皮质性白内障的分期和临床特点。
3. 简述皮质性白内障患者的主要护理问题。
4. 简述先天性白内障患者的主要护理问题。

书网融合……

重点小结　　　微课　　　习题

第六节　青光眼患者的护理　微课

PPT

　　青光眼（glaucoma）是指眼压间断或持续升高，损害眼球各部分组织，形成以视力下降和视野缩小为共同特征的一种致盲性眼病。病理性眼压增高是其主要的危险因素。眼压升高的水平以及视神经对压力损害的耐受性共同决定了青光眼患者视神经萎缩和视野缺损的严重程度。

　　眼压是眼球内容物作用于眼球壁的压力。我国正常人眼压范围为 $11\sim21$ mmHg，两眼眼压一般对称，昼夜压力相对稳定，正常人双眼眼压差应 ≤5 mmHg，24小时眼压波动范围应 ≤8 mmHg。由于眼内容物的体积一般变化不大，因而，生理性眼压的稳定主要有赖于房水生成量与排出量的动态平衡。正常情况下，房水生成、房水排出处于动态平衡状态，从而保持了眼压的正常范围。正常情况下，房水自睫状突上皮细胞产生后，进入后房经瞳孔到前房，然后主要通过两个途径外流：①小梁网途径，大部分房水经前房角小梁网进入 Schlemm 管、集液管和房水静脉，最后经睫状前静脉进入血循环；②葡萄膜巩膜通道，小部分房水通过前房角睫状体带进入睫状肌间隙，再进入睫状体和脉络膜上腔，最后经巩膜胶原间隙和神经血管间隙流出眼。

青光眼根据前房角形态、病因机制及发病年龄三个主要因素，分为原发性青光眼、继发性青光眼和先天性青光眼；根据发病时前房角的开放状态，分为闭角型青光眼和开角型青光眼。原发性闭角型青光眼按病程分类分为急性和慢性闭角型青光眼。

知识链接

高眼压症与正常眼压性青光眼

高眼压症是指在眼压高于正常值上限，但检测未发现视神经萎缩和视野损害，房角结构正常，临床上称为可疑青光眼。大多数高眼压症经长期随访观察，并不出现视神经萎缩和视野损害，仅有约10%的个体可能发展为青光眼。高眼压症患者应定期随访。

正常眼压性青光眼是指具有青光眼相似的损害，但在未用任何降眼压药物的情况下，24小时眼压均不超过正常值上限且房角结构正常。正常眼压性青光眼应及早就诊，以降低眼压，保护视神经。

一、急性闭角型青光眼患者的护理

情境导入

情境：患者，女，65岁。生气后出现头痛、恶心和呕吐，伴视物模糊、眼胀痛2小时。查体：全身状况良好，血压及心电图正常。视力：右眼光感，左眼1.0，右眼混合性充血，角膜雾状水肿，角膜后可见色素性KP，前房极浅，房角大部分关闭，瞳孔中等度散大，呈竖椭圆状，对光反射消失，房水混浊，可见虹膜节段性萎缩，晶状体前囊下可见局限性混浊，眼底视不清。左眼无充血，角膜透明，前房略浅，余大致正常。初步诊断为：右眼急性闭角型青光眼，急性发作期。

答案要点

思考：1. 请列出该患者左、右眼的主要护理问题。
　　　　2. 请列出该患者左、右眼的主要护理措施。

急性闭角型青光眼（acute angle – closure glaucoma）是一种以眼压急剧升高并伴有相应症状和眼前段组织病理改变为特征的眼病，50岁以上女性发病率较高，男女发病比约为1∶2，双眼同时或先后发病，与遗传因素有关。

【病因及发病机制】

急性闭角型青光眼病因较复杂，目前尚未充分查明。

1. 解剖因素　眼球局部的解剖结构变异是本病的主要发病因素，包括：眼轴短、角膜小、前房浅、房角窄及晶状体较厚、位置靠前等。之后随年龄增加，晶状体厚度增加，前房变浅，瞳孔阻滞加重，一旦周边部虹膜与小梁网发生接触，周边虹膜机械性堵塞了房角，阻断了房水的流出通道而致眼压急剧升高。

2. 诱发因素　瞳孔散大、房水生成量的增加以及腹压的升高均可能导致眼压增加。例如，使用抗胆碱类药物或摄入酒精、浓茶、咖啡等食物，情绪剧烈波动，长时间处于昏暗环境等生活习惯，都可能引起瞳孔散大。瞳孔散大会使前房角变窄，阻碍房水的顺畅流出，从而导致眼压升高。此外，短时间内大量饮水（建议每15分钟内的饮水量不超过300ml）可能导致房水生成量增加，进而影响眼压。任何能够增加腹压的活动，如举重、用力排便等，也能导致眼压上升。

【护理评估】

（一）健康史

了解有无情绪激动或其他诱发因素存在，有无伴随症状，有无青光眼家族史，了解起病时间、起病的缓急及诊治经过等。

（二）身体状况

1. 症状和体征　典型的急性闭角型青光眼有六个临床阶段（分期），不同临床阶段各有其表现特征。

（1）临床前期　无自觉症状，常有青光眼家族史，或眼部具有浅前房、虹膜膨隆、房角狭窄等眼球解剖特征，或激发试验阳性，可诊断为临床前期；当一眼急性发作确诊后，另一眼即使没有临床症状，也可以诊断为临床前期。

（2）先兆期　指在急性发作前有一过性或反复多次的小发作，常因劳累或不适后，在晚间发病，突感雾视、虹视，可能伴有患侧额部疼痛，或同侧鼻根部酸胀。上述症状经睡眠或充分休息后可自行缓解或消失，但行激发试验可显阳性。如果即刻检查可发现眼压升高，睫状充血，角膜轻度雾状水肿、前房极浅，但房水无混浊，房角大范围关闭，瞳孔稍扩大，对光反射迟钝。小发作缓解后，一般不留永久性组织损害。

知识链接

青光眼激发试验

青光眼激发试验是一种用于诊断青光眼的特殊检查方法，尤其是对于那些眼压正常但存在青光眼视神经损伤风险的患者。这些试验的目的是通过特定的手段诱发眼压升高，从而帮助医生评估患者是否患有青光眼或是否有患青光眼的风险。青光眼激发试验包括以下三种。

1. 瞳孔扩张试验　使用药物（如毛果芸香碱）使瞳孔扩张，观察眼压是否升高。如果瞳孔扩张后眼压升高，这可能表明患者有瞳孔阻滞的倾向，这是开角型青光眼的一个风险因素。

2. 暗室试验　患者在暗室中停留一段时间，通常为30分钟至1小时。暗室环境可能导致瞳孔扩张，从而诱发眼压升高。

3. 饮水试验　患者在短时间内饮用大量水（如在15分钟内饮用1000ml水），然后测量眼压。如果饮水量增加导致眼压显著升高，这可能是青光眼的迹象。

进行这些试验时，要密切监测眼压的变化，并评估是否有青光眼的迹象。需要注意的是，青光眼激发试验可能会引起一些不适，甚至有一定的风险，因此应在专业医生的指导下进行，并仅用于特定情况下的诊断。

（3）急性发作期　典型症状表现为眼痛，伴头痛、虹视、雾视，视力急剧下降，还可伴有腹痛、恶心、呕吐等。体检可发现眼睑水肿，混合性充血；角膜水肿呈雾状或毛玻璃状，角膜后色素沉着；前房极浅，周边部前房几乎完全消失；瞳孔中等散大，常呈竖椭圆形，对光反射迟钝或消失，有时可见局限性后粘连；房水可有混浊，甚至出现絮状渗出物；眼压升高，可突然高达50mmHg以上，指测眼压时眼球坚硬如石。高眼压缓解后，眼前段常留下永久性组织损伤，包括角膜后色素沉着、虹膜节段性萎缩及色素脱失、青光眼斑（晶状体前囊下有时可见小片状白色混浊），称为青光眼三联征。

（4）间歇期　小发作后眼压恢复正常，视力停止下降。症状缓解，房角重新开放或大部分开放，房水排出功能恢复正常。若瞳孔阻滞的解剖基础没有解除，青光眼有再发作的可能。

（5）慢性期　急性大发作未能及时治疗或反复小发作后，眼压仍升高，视力进行性下降。症状虽有缓解，但眼内组织持续破坏，房角产生广泛粘连，小梁网功能严重损害，瞳孔散大，眼底可见视盘呈杯状凹陷，血管越过视盘的边缘呈爬坡状，称为青光眼杯；并有相应视野持续缺损。此期单用缩瞳剂不能控制眼压。

（6）绝对期　视功能完全丧失且无法复明，称为绝对期青光眼，偶尔可因眼压过高或角膜变性而剧烈疼痛。眼内组织退行性变。

2. 辅助检查　房角镜、眼前段超声、生物显微镜、视野检查，暗室试验，按需行视觉电生理检查、OCT 检查、视神经分析仪检查等。

（三）心理社会状况

急性期患者突然剧烈的眼痛、头痛，视力明显下降，或慢性期患者视野缺损，患者害怕失明，担心疗效，易产生焦虑心理。

【护理问题】

1. 现存护理问题

（1）急性疼痛　与眼压升高有关，表现为眼痛伴头痛、腹痛。

（2）感知受损　与眼压升高致眼球及视神经损害有关，表现为视力障碍、视野缩小。

2. 潜在护理问题　有外伤的危险：与眼压升高致视力障碍、视野缩小等感知受损有关。

【护理措施】

1. 一般护理

（1）嘱患者清淡饮食，多吃新鲜水果、蔬菜，避免辛辣刺激性食物，忌烟酒、浓茶、咖啡等，保持二便通畅。

（2）提供安静、整洁、舒适、安全的休息环境，保证充足的睡眠，急性发作期患者应卧床休息。保持良好心态，避免情绪激动，避免诱发因素。

2. 用药护理　治疗青光眼的药物毒副作用大，须嘱患者在使用这些药物时应严格遵守医嘱，并密切观察用药后的反应。

（1）拟副交感神经药（缩瞳剂）　最常用 0.5% ~2% 毛果芸香碱滴眼液滴眼，严重症状者每隔 5 ~10 分钟 1 次，瞳孔缩小，眼压降低后，遵医嘱改为每 1 ~2 小时 1 次或每日 3 ~4 次。毛果芸香碱通过兴奋虹膜括约肌，缩小瞳孔来解除周边虹膜对小梁网的堵塞，使房角重新开放，从而降低眼压。滴眼药后压迫泪囊区 2 ~3 分钟，以免药液吸收中毒。注意观察药物副作用，如出现眉弓疼痛、视物发暗、胃肠道反应、头痛、出汗等全身中毒症状应及时报告医生，并立即停药。

（2）β 肾上腺能受体阻滞剂　常用 0.25% ~0.5% 噻吗洛尔滴眼液，每日滴眼 2 次。β 肾上腺能受体阻滞剂通过抑制房水生成而降低眼压。有心脏房室传导阻滞、窦性心动过缓和支气管哮喘者禁用。

（3）碳酸酐酶抑制剂　常用乙酰唑胺口服，可减少房水生成从而降低眼压，但久服可出现口周及手脚麻木、尿路结石、肾绞痛、血尿及小便困难等副作用。碳酸酐酶抑制剂的局部用药制剂，如 1% 布林佐胺，其降眼压效果略小于全身用药，但全身副作用也较小，有磺胺类药物过敏史的患者禁用此类药物。

（4）前列腺素衍生物　常用药物有 0.005% 拉坦前列素、0.004% 曲伏前列腺和 0.03% 贝美前列腺素滴眼液，每日滴眼 1 次。前列腺素衍生物可增加房水经葡萄膜巩膜外流通道排出而降低眼压，但长期用药可产生睫毛增长、虹膜色素增加、眼周皮肤色素沉着、结膜充血、刺痛和痒感等副作用。毛果芸香碱与前列腺素制剂有拮抗作用，不宜联合用药。

（5）高渗剂　常用 20% 甘露醇注射液 250ml 快速静脉滴注。高渗剂可在短期内提高血浆渗透压，使眼组织特别是玻璃体中水分进入血液，从而减少眼内容积，降低眼压。使用高渗剂后颅内压降低，部分患者出现头痛、恶心等症状，宜平卧休息。年老体弱或有心血管疾病患者，应注意呼吸及脉搏变化，以防发生意外。

3. 手术护理 急性闭角型青光眼药物控制眼压后，应行手术治疗。

（1）手术方式 常用的手术方式有：解除瞳孔阻滞的手术如周边虹膜切除术、激光虹膜切开术；解除小梁网阻塞的手术如房角切开术、小梁切开术、氩激光小梁成形术；建立房水外引流通道的手术又称滤过性手术，如小梁切除术、非穿透性小梁手术、激光巩膜造瘘术、房水引流装置植入术；减少房水生成的手术如睫状体冷凝术、睫状体透热术和睫状体光凝术。根据青光眼患者的病情选择不同的手术方式。

（2）术前护理 向患者解释手术目的；按内眼手术护理常规做好术前准备。

（3）术后护理 术后24小时绝对卧床休息；观察眼压变化、手术滤过泡、前房和手术切口愈合情况；指导患者正确按摩滤过泡，保证滤过手术后滤道通畅，促进房水排出；告知患者遵医嘱用药；嘱患者定期复查眼压和视野。

4. 心理护理 讲解青光眼相关知识，嘱患者保持心情舒畅、勿激动；教会患者控制情绪，消除患者恐惧、焦虑心理，保持良好的心态。

5. 病情观察 观察患者术后全身及术眼情况，特别注意观察切口及手术滤过泡的变化，有异常及时报告医生，以防意外发生。

6. 健康指导

（1）加强卫生宣教，对临床前期的患者，应密切观察，以便早诊断，早治疗。

（2）对已确诊的青光眼患者，需长期用药、定期复查；指导患者自我监测病情，如有头痛、眼痛、恶心、呕吐等，应及时就诊。

（3）养成健康生活习惯，避免引起瞳孔扩大的因素如情绪剧烈波动、长时间在黑暗环境中停留时间太久，不宜食用烟酒、浓茶、咖啡和辛辣等刺激性食物，避免一次性饮水量超过300ml；避免增加腹压的动作如负重、用力排便。

（4）慎用抗胆碱类药物，如阿托品滴眼或口服、静脉注射。

【护理评价】

1. 患者在近期内是否达到 ①眼压控制正常；②眼痛减轻或消失；③视力逐渐恢复或稳定；④焦虑心理减轻或消失，情绪稳定。

2. 患者在远期内是否达到 ①了解急性闭角型青光眼的防治知识；②避免引起眼压升高的因素，以免加重病情或引起青光眼急性发作。

二、原发性开角型青光眼患者的护理

▶▶ **情境导入** ///

情境：患者，女，55岁。双眼反复眼胀伴有视物不清2年。视力：右眼0.6，矫正无提高，左眼0.4，矫正无提高。眼压：右眼36.0mmHg，左眼39.0mmHg，双眼角膜透明，前房深度正常，瞳孔圆，对光反射迟钝，晶状体轻度混浊，眼底：视乳头边清色淡，杯盘比＝0.8。黄斑中心凹反射消失。双眼电脑视野检查：双眼管状视野。初步诊断为：双眼开角型青光眼。

思考：1. 请列出该患者的主要护理问题。

2. 请列出该患者的主要护理措施。

答案要点

原发性开角型青光眼（primary open – angle glaucoma，POAG）是由于眼压升高引起视盘萎缩和视野缺损，最后导致失明的疾病。其特点是眼压升高、前房角开放、房水外流阻力增加，房水外流受阻于小梁网 – Schlemm 管系统。

【病因及发病机制】

病因尚不完全明了，可能与遗传有关；多有青光眼家族史。开角型青光眼的眼压升高是小梁途径的房水排出系统病变使房水流出阻力增加所致。

【护理评估】

（一）健康史

了解患者有无青光眼家族史，有无伴随症状，发作次数以及有无规律性，了解起病时间及诊治经过等。

（二）身体状况

1. 症状　发病隐匿，除少数患者在眼压升高时出现雾视、眼胀外，多数患者可无任何自觉症状，常直到晚期，视功能遭受严重损害时才发现。

2. 体征

（1）眼压　早期表现为不稳定性，眼压较正常值略高，随病情进展，眼压逐渐增高。

（2）眼前节　前房深浅正常或较深，虹膜平坦，房角开放。

（3）眼底典型表现　视盘凹陷进行性扩大和加深；视盘上下方局限性盘沿变窄，C/D 值（杯盘比，即视杯直径与视盘直径比值）增大，或形成切迹；双眼凹陷不对称，C/D 差值 >0.2；视盘上或盘周浅表线状出血；视网膜神经纤维层缺损。

（4）视功能改变　视野缺损是开角型青光眼诊断和病情评估的重要指标之一。典型的早期视野改变为旁中心暗点、弓形暗点，随病情发展，可出现鼻侧阶梯、环形暗点、向心性缩小，晚期仅存颞侧视岛和管状视野。

3. 辅助检查　24 小时眼压测定、视觉电生理检查、OCT 检查、视神经分析仪检查等。

（三）心理社会状况

因视野改变，视功能受损，严重影响患者工作和生活，易产生焦虑、烦躁的心理，担心预后，而产生恐惧、悲观情绪。

【护理问题】

1. 现存护理问题　感知受损：与眼压升高、视神经受损有关，表现为雾视、视野缩小等。

2. 潜在护理问题　有外伤的危险：与眼压升高致视力障碍、视野缩小等感知受损有关。

【护理措施】

1. 一般护理

（1）保证充足睡眠，注意劳逸结合，防止过度疲劳。

（2）饮食宜清淡、富含营养，多食蔬菜、水果，忌酒、咖啡、浓茶，保持大便通畅。

2. 用药护理　如药物可使眼压控制在安全范围，患者能配合治疗并定期复查，可先应用药物治疗，无效时应用激光治疗或行手术治疗。可根据病情选择一种或不同类几种药物联合使用，如无禁忌证，首选 β 肾上腺能受体阻滞剂。如一种药物仍未控制眼压在安全水平，可联合用药，常用 β 肾上腺能受体阻滞剂或肾上腺能受体激动剂联合缩瞳剂，两种药物滴眼应间隔 5 分钟以上。前列腺素衍生物也是目前治疗开角型青光眼的重要药物。

3. 手术护理　如药物治疗不理想，可试用氩激光小梁成形术；当药物控制眼压效果欠佳或无法坚持长期药物治疗，或没有条件进行药物治疗的病例。可行滤过性手术如小梁切除术治疗，按内眼手术术前准备及术后护理常规进行护理。

4. 心理护理　向患者讲解眼胀痛的原因，避免紧张情绪，向患者解释病情，消除其顾虑，帮助其正确对待疾病，配合治疗。

5. 病情观察　观察患者术后全身及术眼情况，特别注意观察切口及手术滤过泡的变化，有异常及时报告医生，以防意外发生。

6. 健康指导

（1）有青光眼家族史者，若出现原因不明的头痛、眼胀、虹视等症状，应及时就诊。

（2）指导患者遵医嘱坚持用药和按时复诊的重要性，以便了解眼压和视功能变化，及时调整治疗方案。

【护理评价】

1. 患者在近期内是否达到　①眼压是否下降或恢复正常；②视功能稳定或提高；③焦虑心理减轻或消失，情绪稳定。

2. 患者在远期内是否达到　①了解原发性开角型青光眼的防治知识；②坚持用药，按时复诊。

知识链接

新生血管性青光眼

新生血管性青光眼是一种继发于广泛性视网膜缺血，如视网膜静脉阻塞、糖尿病性视网膜病变等之后的难治性青光眼。特点是在原发性眼病的基础上虹膜出现新生血管，前期由于纤维血管膜封闭了房水外流通道，后期纤维血管膜收缩牵拉，使房角关闭，引起眼压升高和剧烈疼痛。治疗棘手，局部滴用 β-受体阻滞剂和睫状肌麻痹剂可缓解症状，但难以控制病情发展。常规滤过性手术常失败，房水引流装置或阀门植入术和睫状体破坏手术可控制眼压。

目标检测

答案解析

1. 简述房水的生成和主要的流出途径。
2. 简述急性闭角型青光眼的临床分期和特点。
3. 简述急性闭角型青光眼患者的护理问题及护理措施。
4. 简述原发性开角型青光眼患者的护理问题。

书网融合……

重点小结　　　　微课　　　　习题

第七节　葡萄膜病患者的护理

PPT

　　葡萄膜是眼球壁的中层组织，富含色素和黑色素相关抗原，易受到自身免疫、感染、代谢、血源性、肿瘤等因素的影响。葡萄膜病以炎症最为常见。目前在国际上，通常将发生在葡萄膜、视网膜、视网膜血管以及玻璃体的炎症统称为葡萄膜炎，多发生于青壮年，易合并全身性自身免疫性疾病，常反复发作。按解剖位置可将葡萄膜炎分为前葡萄膜炎、中间葡萄膜炎、后葡萄膜炎和全葡萄膜炎。

一、急性虹膜睫状体炎患者的护理　微课

▶▶ 情境导入 ◀◀

　　情境：患者，女，35 岁。右眼红痛伴有视物不清 2 天，右眼睫状充血，角膜后可见尘状 KP，前房深度正常，房水闪辉（＋＋），瞳孔欠圆，虹膜部分后粘连，晶状体前囊可见色素颗粒沉着，眼底窥不入；左眼无充血，角膜透明，前房深度正常。初步诊断为：右眼急性虹膜睫状体炎。

答案要点

　　思考：1. 请列出该患者的主要护理问题。

　　　　　　2. 请列出该患者的主要护理措施。

　　前葡萄膜炎包括虹膜炎、虹膜睫状体炎和前部睫状体炎三种类型，是葡萄膜炎中最常见的类型。按病程分类，可分为急性前葡萄膜炎和慢性前葡萄膜炎，临床上多见急性炎症。本节主要介绍急性虹膜睫状体炎。

【病因及发病机制】

病因复杂，可分为感染性和非感染性两大类。

　　1. 感染性因素　是由细菌、病毒、真菌、寄生虫等病原体感染所致，直接侵入发病；也可通过诱发抗原抗体及补体复合物而发病，还可通过病原体与人体或眼组织的交叉反应而引起免疫应答和炎症。

　　2. 非感染性因素　分为内源性和外源性两类。内源性因素主要有自身免疫性、过敏性疾病等。外源性因素主要是有外伤、手术等物理损伤和酸碱药物等化学损伤。

【护理评估】

（一）健康史

　　了解是否有自身免疫性疾病如强直性脊柱炎，是否患有病毒性、结节性、结核、梅毒等疾病，了解内眼手术史，了解发病的时间、诱因及诊治经过等。

（二）身体状况

　　1. 症状　突发眼痛、畏光、流泪和视力下降等。

　　2. 体征

　　（1）常见体征　睫状充血或混合性充血。

　　（2）角膜后沉着物　炎症细胞或色素沉积于角膜后表面，称为角膜后沉着物（KP），其形成需要角膜内皮损伤和炎症细胞或色素的同时存在。

（3）前房闪辉　是由于血－房水屏障功能破坏，蛋白进入房水造成的。裂隙灯检查时表现为前房内白色光束，但前房闪辉并不代表一定有活动性炎症。

（4）前房细胞　前房中出现炎症细胞，裂隙灯检查可见大小一致的灰白色尘状颗粒。炎症细胞是反映眼前段炎症的可靠指标。

（5）虹膜改变　虹膜可出现水肿、纹理不清等改变，并有虹膜前后粘连、房角粘连、虹膜膨隆等改变。

（6）瞳孔改变　炎症时因睫状体痉挛和瞳孔括约肌的持续性收缩，可引起瞳孔缩小，瞳孔对光反射迟钝或消失；虹膜后粘连不能拉开，散瞳后常出现多种形状的瞳孔外观，如梅花状、梨状或不规则状，如虹膜发生 360°的粘连，称为瞳孔闭锁；如纤维膜覆盖整个瞳孔区，称为瞳孔膜闭。

（7）并发症　并发性白内障、继发性青光眼、低眼压及眼球萎缩。

3. 辅助检查　血常规、血沉、HLA－B27 抗原、梅毒血清学试验、结核菌素试验、免疫球蛋白测定等，怀疑病原体感染所致者，应进行相应的病原学检查。

（三）心理社会状况

由于发病急，且常反复发作，严重影响视力，使患者的工作、学习和社会活动均受到不同程度的影响而产生焦虑和悲观等心理障碍。

【护理问题】

1. 现存护理问题

（1）急性疼痛　与炎症刺激睫状神经末梢有关，表现为眼痛、畏光、流泪等。

（2）感知受损　与视力下降与房水混浊等有关，表现为视力障碍。

2. 潜在护理问题

（1）有疼痛的危险　与血－房水屏障功能破坏、房水循环受阻，产生并发性白内障、继发性青光眼等并发症有关，表现为眼痛。

（2）有感知进一步受损的危险　与血－房水屏障功能破坏、房水循环受阻，产生并发性白内障、继发性青光眼等并发症有关，表现为视力下降、视野缩小。

（3）有外伤的危险　与房水混浊导致视力低下有关。

【护理措施】

1. 一般护理

（1）饮食清淡，避免辛辣等刺激性食物。

（2）患眼热敷可促进炎症吸收，减轻炎症反应和疼痛。每次 15 分钟，每天 2~3 次。

（3）评估患者疼痛的程度，指导其及家属减轻疼痛的方法，如转移注意力等。

（4）做好视力障碍患者的生活护理，加强患者安全管理。

2. 用药护理

（1）睫状肌麻痹剂　局部应用散瞳剂可防止或拉开虹膜后粘连，避免并发症，同时解除睫状肌、瞳孔括约肌的痉挛，以减轻充血、水肿及疼痛，促进炎症恢复。如使用 1% 托吡卡胺滴眼液、1% 后马托品滴眼液，用药后应压迫泪囊区 2~3 分钟，以减少药物经黏膜吸收引起的中毒反应。如果患者出现口干、面色潮红等症状，应嘱其多饮水。新鲜的虹膜后粘连不易拉开时，可结膜下注射散瞳合剂（1% 阿托品、1% 可卡因、0.1% 肾上腺素等量混合）0.1~0.2ml。

（2）糖皮质激素　局部应用糖皮质激素。对于严重的患者，可以增加用药频率，根据炎症消退情况逐渐减少滴眼次数。应注意观察眼压和眼底的变化，警惕激素的副作用。

（3）非甾体消炎药　可给予吲哚美辛、双氯芬酸钠等滴眼液滴眼治疗，一般不需口服给药。

（4）抗生素 由感染因素引起的，应给予相应的抗感染治疗。

3. 手术护理 如患者出现并发性白内障应在炎症得到很好控制的情况下，行手术治疗；继发性青光眼患者，出现瞳孔阻滞者应在积极抗感染治疗下，尽早行激光虹膜切开术或行虹膜周边切除术，如房角粘连广泛者可行滤过性手术。

4. 心理护理 耐心向患者解释病情及预后情况，使患者积极配合治疗，帮助患者树立战胜疾病的信心。

5. 病情观察 观察视力、眼压的变化；警惕并发性白内障、继发性青光眼的发生；观察使用糖皮质激素后有无体形改变、胃出血及骨质疏松等不良反应。

6. 健康指导

（1）注意劳逸结合、生活规律、戒烟酒，锻炼身体，增强体质，提高抵抗力。

（2）治疗期间患者因瞳孔散大出现视近物模糊不清，不宜过度用眼，避免强光刺激。

（3）定期复查，按医嘱用药。应用激素者，注意观察用药的不良反应。

【护理评价】

1. 患者在近期内是否达到 ①眼痛、畏光、流泪等症状减轻；②视力逐步提高至发病前状况；③未发生并发性白内障、继发性青光眼等并发症。

2. 患者在远期内是否达到 ①了解急性虹膜睫状体炎的防治知识；②积极治疗相关性的全身性疾病，避免诱发因素，防止复发。

二、中间葡萄膜炎患者的护理

情境导入

情境：患者，男，31岁。左眼视物不清1周，查体：左眼轻度充血，角膜后可见羊脂状KP，前房深度正常，房水闪辉（＋），瞳孔圆，晶状体透明，玻璃体腔下方可见大小一致的灰白色点状混浊，视盘边界清，周边视网膜小静脉迂曲扩张，伴视网膜浅层出血。初步诊断为：左眼中间葡萄膜炎。

思考：1. 请列出该患者的主要护理问题。

　　　2. 请列出该患者的主要护理措施。

答案要点

中间葡萄膜炎（intermediate uveitis）是一组累及睫状体扁平部、玻璃体基底部、周边脉络膜和视网膜的炎症性和增殖性疾病。发病隐匿，病程缓慢，多见于40岁以下，男女发病比例相似，常累及双眼，可同时或先后发病。

【病因及发病机制】

病因复杂，可由感染因素如细菌、病毒等病原体感染所致及对感染因素产生的变态反应；还可因视网膜S抗原、玻璃体成分等诱发的自身免疫反应引起，可伴随自身免疫性疾病发生。

【护理评估】

（一）健康史

了解是否有自身免疫性的全身性疾病，如强直性脊柱炎、病毒性、结节性、结核、梅毒等，了解发病的时间、诱因及诊治经过等。

（二）身体状况

1. 症状　轻者可无任何症状或仅出现飞蚊症，重者可出现视物模糊、暂时性近视，少数患者可出现眼红、眼痛等表现。

2. 体征　眼前段改变可有羊脂状或尘状 KP，轻度前房闪辉及房水细胞，虹膜出现后粘连、前粘连；睫状体扁平部发生雪堤样的特征性改变，下方玻璃体基底部呈雪球状混浊，眼底周边视网膜炎、视网膜血管炎，可并发黄斑囊样水肿、并发性白内障、视网膜新生血管、玻璃体积血以及视网膜病变等并发症。

3. 辅助检查　按需行病原学检查、眼底荧光血管造影检查、超声生物显微镜检查、眼 B 超等。

（三）心理社会状况

由于病程缓慢，并发症多见，使患者的生活、工作、学习和社会活动均受到不同程度的影响而产生焦虑和悲观等心理障碍。

【护理问题】

1. 现存护理问题　感知受损：与房水混浊、病变累及黄斑等有关，表现为视物模糊、眼痛等。

2. 潜在护理问题

（1）有感知进一步受损的危险　与房水的性质改变、葡萄膜炎症有关，引起黄斑囊样水肿、并发性白内障、玻璃体积血以及视网膜病变等，导致视力下降。

（2）有外伤的危险　与房水混浊导致视力低下有关。

【护理措施】

1. 一般护理

（1）饮食清淡，避免进食辛辣刺激性食物，忌烟酒。

（2）对视力大于 0.5，且无明显眼前段炎症者，应定期观察，可暂不给予治疗。

（3）做好视力下降患者的生活护理，注意患者安全。

2. 用药护理　对视力下降至 0.5 以下并有明显的活动性炎症者，应积极治疗。遵医嘱正确地用药，先向患者解释用药目的及副作用，同时在用药过程中注意观察药物疗效及副作用。

（1）单眼受累，糖皮质激素后 Tenon 囊下注射。

（2）双侧受累，选用泼尼松口服，随病情好转逐渐减量，用药时间宜在半年以上；炎症难以控制时，可选用免疫抑制剂。需长期治疗者，应注意药物毒副作用。

（3）眼前段受累者，应用糖皮质激素和睫状肌麻痹剂。

3. 激光护理　药物治疗无效者，可行睫状体扁平部冷凝治疗；出现视网膜新生血管，可行激光光凝治疗。

4. 手术护理　对于顽固性病例可行玻璃体切割术，但需严格把握手术适应证。按照内眼手术常规进行护理。

5. 心理护理　耐心向患者解释病情及预后情况，使患者积极配合治疗，帮助患者树立战胜疾病的信心。

6. 病情观察　观察视力、眼压的变化；警惕黄斑囊样水肿、并发性白内障、视网膜新生血管、玻璃体积血以及视网膜病变等并发症的发生；观察使用糖皮质激素、免疫抑制剂后有无不良反应发生。

7. 健康指导

（1）注意劳逸结合、生活规律、戒烟酒，锻炼身体，增强体质，提高抵抗力。

（2）患病期间视物模糊，不宜过度用眼，避免强光刺激。

（3）定期复查，按医嘱用药。应用激素者，注意观察用药的不良反应。

【护理评价】

1. 患者在近期内是否达到 ①视力逐步提高至发病前状况；②无黄斑囊样水肿、并发性白内障、视网膜新生血管、玻璃体积血以及视网膜病变等并发症发生。

2. 患者在远期内是否达到 ①了解中间葡萄膜炎的防治知识；②积极治疗相关的全身性疾病，避免诱发因素，防止复发。

三、后葡萄膜炎患者的护理

情境导入

情境：患者，女，47岁。右眼视物不清伴有眼前闪光感4天，查体：右眼无充血，角膜透明，前房深度正常，房水闪辉（－），瞳孔圆，晶状体透明，眼底：玻璃体腔可见大量炎症细胞，视盘边界清，视网膜散在小出血点，可见血管闭塞，血管白鞘，黄斑区水肿。初步诊断为：右眼后葡萄膜炎。

思考：1. 请列出该患者的主要护理问题。

2. 请列出该患者的主要护理措施。

答案要点

后葡萄膜炎（posterior uveitis）是一组累及脉络膜、视网膜、视网膜血管和玻璃体的炎症性疾病。临床上包括脉络膜炎、视网膜炎、脉络膜视网膜炎和视网膜血管炎等。

【病因及发病机制】

病因复杂，与感染、免疫、氧化损伤等因素有关。

【护理评估】

（一）健康史

了解是否有相关的全身性疾病，如强直性脊柱炎、病毒性、结节性、结核、梅毒等，了解发病的时间、诱因及诊治经过等。

（二）身体状况

1. 症状 主要取决于炎症的类型、受累部位及严重程度，可有眼前黑影或暗点，闪光感，视物模糊或不同程度的视力下降。

2. 体征 眼前段无充血及炎性改变，后部玻璃体内可见炎症细胞或混浊。可见大小不一的局灶性脉络膜视网膜浸润病灶；视网膜血管炎出现血管鞘、血管闭塞和出血等；视网膜水肿和黄斑水肿；晚期视网膜有色素围绕萎缩斑。此外，还可出现渗出性视网膜脱离、增生性玻璃体视网膜病变、视网膜新生血管、视网膜下新生血管或玻璃体积血等改变。

3. 辅助检查 眼底荧光血管造影检查（FFA）、吲哚菁绿血管造影检查（ICGA）、眼B超、OCT、CT、MRI、血清学检查等，病原体培养、抗体测定等。

（三）心理社会状况

由于疾病严重影响视力，使患者的工作、学习和社会活动均受到不同程度的影响而产生焦虑和悲观等心理障碍。

【护理问题】

1. 现存护理问题 感知受损：与病变累及黄斑等有关，表现为不同程度的视力障碍。

2. 潜在护理问题

（1）有感知进一步受损的危险　与房水的性质改变、葡萄膜炎症，产生渗出性视网膜脱离、增生性玻璃体视网膜病变、视网膜新生血管等并发症有关，表现为视力下降。

（2）有外伤的危险　与房水混浊导致视力低下有关。

【护理措施】

1. 一般护理

（1）饮食清淡，避免辛辣等刺激性食物。

（2）做好视力下降患者的生活护理，注意患者安全。

2. 用药护理　遵医嘱正确用药，先向患者解释用药目的及药物的副作用，同时注意观察药物疗效及使用过程中出现的副作用。

（1）由感染因素引起的，应给予相应的抗感染治疗。

（2）由免疫因素引起的，主要应用免疫抑制剂治疗。

（3）单侧受累者可给予糖皮质激素后 Tenon 囊下注射治疗。

（4）双侧受累或单侧受累不宜行后 Tenon 囊下注射者，可口服糖皮质激素及其他免疫抑制剂等药物。由于一些类型的后葡萄膜炎较为顽固，免疫抑制剂应用时间应足够长，联合用药常能降低药物的用量和副作用，增强疗效。在治疗过程中需注意药物的毒副作用。

3. 心理护理　耐心向患者解释病情及预后情况，使患者积极配合治疗，帮助患者树立战胜疾病的信心。

4. 病情观察　观察视力、眼压的变化，及时发现并发症；观察使用糖皮质激素、免疫抑制剂后有无不良反应。

5. 健康指导

（1）注意劳逸结合、生活规律、戒烟酒，锻炼身体，增强体质，提高抵抗力。

（2）定期复查，按医嘱用药。应用激素和免疫抑制剂者，注意观察用药的不良反应。

【护理评价】

1. 患者在近期内是否达到　①视力逐步提高至发病前状况；②焦虑感减轻。

2. 患者在远期内是否达到　①了解后葡萄膜炎的防治知识；②积极治疗相关性的全身性疾病，避免诱发因素，防止复发。

目标检测

答案解析

1. 简述急性虹膜睫状体炎局部应用散瞳剂的目的。
2. 简述急性虹膜睫状体炎患者的护理问题。
3. 简述中间葡萄膜炎患者的护理评估。
4. 简述后葡萄膜炎患者的护理评估。

书网融合……

重点小结　　　微课　　　习题

第八节　视网膜病患者的护理 🔲 微课

PPT

视网膜为眼球壁的最内层，其前界为锯齿缘，后界止于视盘，视网膜是一层对光敏感、精细的膜样结构。视网膜由神经感觉层与色素上皮层组成。神经感觉层有三级神经元：视网膜光感受器、双极细胞和神经节细胞，神经节细胞的轴突构成神经纤维层，汇集组成视神经，是形成各种视功能的基础。神经感觉层除神经元和神经胶质细胞外，还包含视网膜血管系统。视网膜易受自身血管疾病的影响。

视网膜的结构和功能特点与其病理改变和疾病的关系密切。常见的视网膜病变表现出以下特点：①视网膜血管改变，包括管径变化、视网膜动脉硬化呈"铜丝"甚至"银丝"样改变、血管白鞘和白线状、异常血管等；②血-视网膜屏障破坏的表现，包括视网膜水肿、视网膜渗出、视网膜出血、渗出性视网膜脱离；③视网膜色素改变；④视网膜增生性病变，包括视网膜新生血管膜、视网膜增生膜；⑤视网膜变性，包括视网膜色素变性、周边视网膜变性。

一、视网膜中央动脉阻塞患者的护理

▶▶ 情境导入 ///

情境：患者，男，60 岁。右眼突然视物不见 5 小时，视力：右眼光感，矫正无提高，左眼 1.0，双眼无充血，角膜透明，右眼瞳孔约 4mm，左眼瞳孔约 3mm，右眼直接对光反射极迟钝，间接对光反射存在，晶状体轻度混浊，眼底检查：右眼视乳头边界欠清，视网膜血管变细，后极部视网膜呈灰白色水肿，黄斑区可见一樱桃红斑点，左眼视乳头边界清，视网膜血管细，黄斑区中心凹反光可见。初步诊断为：右眼视网膜中央动脉阻塞。

答案要点

思考：1. 请列出该患者的主要护理问题。

2. 请列出该患者的主要护理措施。

视网膜动脉阻塞（retinal artery occlusion，RAO）是指视网膜中央动脉或其分支阻塞。临床上根据阻塞部位的不同，分为视网膜中央动脉阻塞（central retinal artery occlusion，CRAO）和视网膜分支动脉阻塞（branch retinal artery occlusion，BRAO）。视网膜中央血管为终末血管，动脉阻塞后，该血管供应的视网膜营养中断，视网膜发生急性缺血，导致视功能急剧损害或丧失。如果处理不及时将致盲。

【病因及发病机制】

常见原因主要为血管栓塞、血管痉挛，以及血管外部的压迫等；筛板水平的视网膜中央动脉粥样硬化栓塞所致的栓塞大约占 20% 的病例。

【护理评估】

（一）健康史

了解患者的年龄，是否有高血压、高血脂、糖尿病、心内膜炎、动脉粥样硬化、外伤等病史；血液黏稠度和血液动力学检查是否异常；有无劳累、情绪激动、嗜酒等发病诱因；评估视力下降时间、严重程度及诊治经过等。

（二）身体状况

1. 症状　患眼视力突发无痛性急剧下降至手动或光感，甚至丧失光感，有的患者在发作前有阵发性黑矇的先兆症状。

2. 体征　检查见瞳孔散大，直接对光反射消失，间接对光反射存在。眼底可见视网膜混浊、水肿，呈灰白色，在中心凹处可透见其深面的脉络膜橘红色反光，与周围灰白水肿的视网膜形成鲜明对比，称为樱桃红斑。视网膜动脉变细，少见视网膜出血；数周后，视网膜水肿消退，视网膜萎缩，血管变细呈白线状。

3. 辅助检查　眼底荧光血管造影、视野、血沉、血脂、血糖等。

（三）心理社会状况

由于发病急，严重影响视功能，使患者的生活、工作、学习受到不同程度的影响而产生焦虑、恐惧、紧张心理。

【护理问题】

1. 现存护理问题　感知受损：与视网膜中央动脉阻塞有关，表现为突发无痛性视力急剧下降。

2. 潜在护理问题

（1）有疼痛的危险　与视网膜缺血、缺氧发生新生血管性青光眼等有关，表现为眼痛。

（2）有外伤的危险　与视网膜中央动脉阻塞、视神经损伤，导致视力低下有关。

【护理措施】

1. 一般护理

（1）嘱患者清淡饮食，忌烟酒；多休息、保持环境安静。

（2）视力恢复期间，要协助患者做好生活护理。

2. 用药护理　本病是眼科急症，视网膜完全缺血超过 90 分钟后即出现不可逆损害。一旦确诊视网膜动脉阻塞应立即配合医生进行抢救性治疗。

（1）血管扩张剂　遵医嘱立即应用速效药物，如吸入亚硝酸异戊酯 0.2ml 或舌下含服硝酸甘油 0.5mg；妥拉唑啉球后注射或全身应用血管扩张剂。

（2）吸氧　吸入 95% 氧及 5% 二氧化碳混合气体，每小时吸入 10 分钟。

（3）降低眼压　如按摩眼球、前房穿刺术、球后麻醉或口服乙酰唑胺等。

（4）其他　营养视神经治疗、全身溶栓治疗、全身应用抗凝治疗；如疑有巨细胞动脉炎，应给予类固醇皮质激素治疗，对预防另一只眼发病有效；同时应积极寻找全身病因，对因治疗等。

3. 心理护理　视力突然完全丧失，患者在短时间内很难接受这一现实，应主动安慰患者，帮助患者树立战胜疾病的自信心，密切配合治疗。

4. 病情观察　观察患者视力的恢复情况和药物的副作用，应及时报告医生并协助护理。

5. 健康指导

（1）如患者有动脉硬化、高血压、高血脂、糖尿病等慢性疾病，应定期检查，及时治疗，以消除发病的潜在因素。

（2）教会患者预防和自救的方法。视网膜中央动脉阻塞发病后 1 小时内阻塞得到缓解，视力多可恢复，超过 4 小时则很难恢复。因此，一旦出现相关症状，应立即就诊。在院前可通过按摩自救，方法：闭眼后用示指和中指的指腹压迫患者眼球数秒钟、然后立即松开数秒钟，重复数次以改善视网膜血管的灌注。

（3）生活规律，保证睡眠充足，锻炼身体，增强体质，避免劳累。

【护理评价】

1. 患者在近期内是否达到 ①视力有改善；②焦虑消除，情绪稳定。

2. 患者在远期内是否达到 ①了解视网膜中央动脉阻塞的防治知识；②积极治疗相关的全身性疾病，避免诱发因素，防止复发。

二、视网膜中央静脉阻塞患者的护理

▶ 情境导入 ◀

情境：患者，女，62岁。左眼视物不清2个月，视力：右眼0.6，矫正无提高，左眼0.1，矫正0.2，双眼无充血，角膜透明，前房深度正常，眼底检查：右眼视乳头边界清，视网膜在位，左眼视乳头边界欠清，视网膜静脉迂曲扩张，视网膜火焰状出血、水肿及棉絮斑。初步诊断为：左眼视网膜中央静脉阻塞。

答案要点

思考：1. 请列出该患者的主要护理问题。

2. 请列出该患者的主要护理措施。

视网膜静脉阻塞（retinal vein occlusion，RVO）是临床上比较常见的眼底血管病，是一种以伴有大片火焰状浅层出血和渗出为主要临床特征的视网膜血液循环障碍性疾病。临床上根据阻塞部位的不同，分为视网膜中央静脉阻塞和视网膜分支静脉阻塞两种。本病比视网膜中央动脉阻塞更多见，常为单眼发病，是致盲性眼病之一。

【病因及发病机制】

病因较复杂，多与血栓形成有关，或视网膜中央动脉粥样硬化的压迫有关，好发于筛板附近或动静脉交叉处；相关的血管性疾病有高血压、动脉硬化、血管炎症等。

【护理评估】

（一）健康史

了解有无高血压、高血脂、动脉粥样硬化、血管炎、肾炎等病史，有无情绪激动、过度疲劳等诱发因素，了解发病的时间及诊治经过。

（二）身体状况

1. 症状 视力突然下降，视力受损程度不等。

2. 体征 视网膜水肿，视网膜静脉迂曲扩张，视网膜内出血呈火焰状，沿视网膜静脉分布。根据临床表现和预后可分为非缺血型和缺血型。缺血型多伴有黄斑囊样水肿，易发生虹膜新生血管和新生血管性青光眼等并发症，预后不良。

3. 辅助检查 眼底荧光血管造影、视野、视网膜电图检查、血液检查等。

（三）心理社会状况

由于发病急、病程长，严重影响视功能，患者易产生焦虑、紧张等心理。

【护理问题】

1. 现存护理问题 感知受损：与视网膜出血、渗出有关，表现为视力下降。

2. 潜在护理问题

（1）有感知进一步受损的危险 与视网膜缺血、缺氧，发生玻璃体积血、增殖性玻璃体视网膜病变、视网膜脱离等并发症有关，表现为视力下降、视野缩小。

（2）有疼痛的危险 与视网膜缺血、缺氧，发生新生血管性青光眼等有关，表现为眼痛。

（3）有外伤的危险 与视神经损伤，导致视力低下有关。

【护理措施】

1. 一般护理

（1）嘱患者饮食清淡，低盐、低脂饮食，忌辛辣刺激食物，保持大便通畅。

（2）视力恢复期间要协助患者做好生活护理，注意安全。

2. 用药护理

（1）积极治疗原发病如高血压、糖尿病、动脉硬化等。

（2）溶栓抗凝治疗如使用尿激酶、链激酶等，不宜用止血剂、抗凝剂及血管扩张剂。

（3）对于黄斑水肿，存在血管炎时，可应用糖皮质激素治疗；玻璃体腔内注射曲安奈德治疗黄斑水肿疗效明显。

（4）给予营养神经药物，如维生素 B_1、B_{12} 等。

3. 激光护理 对存在毛细血管无灌注区或已产生新生血管者，应采用视网膜激光光凝。对于需要激光治疗患者，治疗前向患者及家属解释光凝的目的、过程和注意事项。

4. 手术护理 玻璃体积血者可考虑行玻璃体切割术，按照内眼手术常规进行护理。

5. 心理护理 嘱患者保持心情舒畅，解释疾病的发展及转归，增强患者战胜疾病的自信心。

6. 病情观察 观察患者视力的恢复情况和药物的副作用，如有视力突然严重下降、部分视野缺损等异常情况，应及时报告医生并协助护理；严密观察虹膜新生血管的发生和眼压的变化，积极预防并发症。

7. 健康指导

（1）如有高血压、高血脂、糖尿病、动脉粥样硬化等全身性疾病应积极治疗。

（2）生活规律、稳定情绪、避免劳累，睡眠充足，适当活动，遵医嘱用药，定期复诊，发现并发症及时就诊。

（3）饮食注意低脂肪、低胆固醇、清淡易消化，多食蔬菜、水果，保持大便通畅。

【护理评价】

1. 患者在近期内是否达到 ①视力有改善；②焦虑感减轻或消失，情绪稳定；③无玻璃体积血、增殖性玻璃体视网膜病变、视网膜脱离、新生血管性青光眼等并发症发生。

2. 患者在远期内是否达到 ①了解视网膜中央静脉阻塞的防治知识；②积极治疗相关的全身性疾病，避免诱发因素，防止复发。

三、糖尿病性视网膜病变患者的护理

情境导入

情境：患者，男，58岁。双眼视物不清2年，视力：右眼0.4，矫正无提高，左眼0.3，矫正无提高，双眼无充血，角膜透明，前房深度正常，晶状体后囊下混浊，眼底检查：双眼视乳头边界清，视网膜血管变细，视网膜散在点、片状出血及渗出，黄斑区水肿。初步诊断为：双眼糖尿病性视网膜病变，双眼糖尿病性白内障。

思考：1. 请列出该患者的主要护理问题。

2. 请列出该患者的主要护理措施。

答案要点

糖尿病性视网膜病变（diabetic retinopathy，DR）是最常见的视网膜疾病，是糖尿病的并发症之一。与糖尿病的病程、发病年龄、遗传因素和血糖控制程度有关。可造成严重的视功能损害，是当前主要的致盲性眼病之一。

【病因及发病机制】

确切发病机制尚不明了，视网膜微血管病变是糖尿病视网膜病变的基本病理改变。目前认为长期的高血糖对视网膜微循环造成损害，使视网膜毛细血管闭塞，导致视网膜缺血，由此引起视网膜水肿和新生血管的形成。

【护理评估】

（一）健康史

了解患者糖尿病病史及诊治经过，了解血糖的控制情况及其他全身病史。

（二）身体状况

1. **症状**　多数患者有多饮、多食、多尿和体重下降等全身症状。眼部症状主要表现为早期无自觉症状。病变发展到黄斑后，可出现不同程度的视力减退。

2. **体征**　视网膜毛细血管的病变表现为微动脉瘤、出血斑点、硬性渗出、棉绒斑、静脉串珠状、视网膜内微循环异常（IRMA），以及黄斑水肿等。广泛缺血会引起视网膜或视盘的新生血管、视网膜前出血、玻璃体积血及牵拉性视网膜脱离。

2002年国际眼科学术会议上拟定DR临床分级标准（表2-1），该标准以散瞳检眼镜检查所见为基础。

表2-1　糖尿病性视网膜病变的国际临床分期标准（2002年）

病变严重程度	散瞳眼底检查所见
无明显视网膜病变 非增生型DR	无异常
轻度	仅有微动脉瘤
中度	微动脉瘤，存在轻于重度非增生型DR
重度	出现下列任一改变，但尚无增生型DR： 1. 任一象限中有多于20处视网膜内出血 2. 在2个以上象限有静脉串珠样改变 3. 在1个以上象限有显著的视网膜内微血管异常
增生型DR	出现以下1种或多种改变： 新生血管形成、玻璃体积血或视网膜前出血

3. **辅助检查**　眼底荧光素血管造影，血糖检查、肾功能。

（三）心理社会状况

糖尿病为终身性疾病，糖尿病性视网膜病变病程长，严重影响视功能，影响生活、工作，使患者易产生焦虑、悲观心理。

【护理问题】

1. **现存护理问题**　感知觉受损：与视网膜出血及渗出等因素有关，表现为视力减退。

2. **潜在护理问题**

（1）有感知进一步受损的危险　与病程长、病情加重，发生玻璃体积血、牵拉性视网膜脱离等并发症有关，表现为视力下降。

（2）有疼痛的危险　与视网膜缺血、缺氧，发生新生血管性青光眼等有关，表现为眼痛。

（3）有外伤的危险　与视神经损伤，导致视力低下有关。

【护理措施】

1. 一般护理

（1）嘱患者合理饮食，告知患者控制血糖的重要性。

（2）定期散瞳检查眼底，以便能早期发现糖尿病视网膜病变，早期治疗。

2. 激光护理　目前无特殊有效的治疗药物。激光光凝是目前治疗本病的有效措施，常用全视网膜光凝治疗；如有黄斑水肿，可行黄斑格栅样光凝。对于需要激光治疗患者，治疗前向患者及家属解释光凝的目的、过程和注意事项。

3. 手术护理　对已发生玻璃体积血长时间不吸收、牵拉性视网膜脱离，特别是黄斑受累时，应行玻璃体切割术，术中同时光凝治疗。按照内眼手术常规进行护理。

4. 心理护理　解释控制血糖的意义，解释疾病发展及转归，使患者增强信心，配合治疗。

5. 病情观察　密切观察眼压、视力变化，定期散瞳查眼底，预防新生血管增殖、新生血管性青光眼、牵拉性视网膜脱离等并发症的发生。

6. 健康指导

（1）为防止视力的进一步下降，告知患者控制血糖和减少糖尿病并发症的重要性。

（2）向患者讲解糖尿病和糖尿病视网膜病变的预防和治疗知识，强调控制血糖的意义，定期检查眼底情况。

【护理评价】

1. 患者在近期内是否达到　①视力保持稳定或有所提高；②焦虑感减轻或消失，情绪稳定；③无新生血管性青光眼、玻璃体积血、牵拉性视网膜脱离等并发症。

2. 患者在远期内是否达　①了解糖尿病性视网膜病变的防治知识；②积极治疗糖尿病，控制血糖平稳。

四、高血压性视网膜病变患者的护理

> **情境导入**

情境：患者，女，65岁。双眼反复一过性视物不清2年，查体：双眼无充血，角膜透明，前房深度正常，瞳孔圆，对光反射存在，晶状体轻度混浊，散瞳查眼底：视盘边界清，视网膜动脉呈银丝状改变，A/V = 1/2，可见动静脉交叉征，黄斑中心凹无反射。初步诊断为：双眼高血压性视网膜病变。

答案要点

思考：1. 请列出该患者的主要护理问题。

　　　2. 请列出该患者的主要护理措施。

高血压性视网膜病变（hypertensive retinopathy，HRP）是指由于高血压导致视网膜血管内壁损害的总称，可以发生于原发性或继发性高血压。有高血压性视网膜病变者易并发 BRVO、RAO、视网膜大动脉瘤及前部缺血性视神经病变。

【病因及发病机制】

视网膜动脉对高血压的反应是血管痉挛、变窄，血管壁增厚，严重时出现水肿、渗出、出血和棉絮斑。

【护理评估】

（一）健康史

了解患者高血压病史及诊治经过，了解血压的控制情况、高血压并发症和全身病史。

（二）身体状况

1. 症状 不同程度的视力下降。

2. 体征 临床上根据病变进展和严重程度，将高血压性视网膜病变分为四级。Ⅰ级：主要为血管收缩、变窄。视网膜动脉普通轻度变窄，小分支尤为明显，动脉反光带增宽，可出现静脉隐蔽现象，即在动静脉交叉处透过动脉看不到其下的静脉血管。Ⅱ级：主要为动脉硬化。视网膜动脉普遍性缩窄，呈局限性，铜丝或银丝状，反光增强，动静脉交叉处表现为：隐匿合并偏移，远端膨胀或被压呈梭形，并可呈直角偏离。Ⅲ级：主要为渗出，可见棉絮斑、硬性渗出、出血及广泛微血管改变。Ⅳ级：在Ⅲ级改变的基础上，伴有视盘水肿和动脉硬化的各种并发症。

3. 辅助检查 眼底荧光素血管造影、血压检查。

（三）心理社会状况

高血压性视网膜病变病程长，严重影响视功能，影响生活、工作，使患者易产生焦虑、悲观心理。

【护理问题】

1. 现存护理问题 感知受损：与视网膜及视神经损害有关，表现为不同程度的视力下降。

2. 潜在护理问题

（1）有感知进一步受损的危险 与病程长、病情加重，发生玻璃体积血等有关，表现为视力下降。

（2）有外伤的危险 与视神经损伤，导致视力低下有关。

【护理措施】

1. 一般护理

（1）嘱患者低盐、低脂、低胆固醇饮食，告知患者控制血压的重要性。

（2）定期散瞳检查眼底，以便能早期发现高血压性视网膜病变，早期治疗。

2. 用药护理 指导患者按医嘱服用降血压药物控制血压，如视网膜渗出或出血可应用维生素C、芦丁、碘剂及血管扩张剂等药物治疗。

3. 心理护理 解释控制血压的意义，解释疾病发展及转归，使患者增强信心，配合治疗。

4. 病情观察 密切观察血压、视力变化，定期散瞳查眼底。

5. 健康指导

（1）为防止视力进一步下降，告知患者控制血压的重要意义。

（2）向患者讲解高血压和高血压性视网膜病变的预防和治疗知识，强调控制血压的意义，遵医嘱服用降压药，监测血压、检查眼底情况，注意药物不良反应，定时复诊。

【护理评价】

1. 患者在近期内是否达到 ①视力保持稳定；②焦虑感减轻或消失，情绪稳定。

2. 患者在远期内是否达到 ①了解高血压性视网膜病变的防治知识；②积极治疗高血压，控制血压平稳。

五、视网膜脱离患者的护理

情境导入

情境：患者，女，39岁。左眼下方视物遮挡1周，视力：右眼0.2，矫正1.0，左眼0.1，矫正不提高，双眼无充血，角膜透明，前房深度正常，晶状体透明，眼底检查：右眼视乳头边界清，视网膜在位，黄斑区反射未见，左眼视乳头边界清，视网膜颞上方可见1PD小大撕裂孔，视网膜上方可见青灰色隆起，累及黄斑区。初步诊断为：左眼孔源性视网膜脱离。

答案要点

思考：1. 请列出该患者的主要护理问题。
　　　2. 请列出该患者的主要护理措施。

视网膜脱离（retinal detachment，RD）是指视网膜的神经上皮层和色素上皮层之间的分离。根据发病原因可分为孔源性、牵拉性和渗出性三类。孔源性视网膜脱离发生在视网膜裂孔形成的基础上，液化的玻璃体经视网膜裂孔进入视网膜神经感觉层与视网膜色素上皮层之间；牵拉性视网膜脱离是指因增生性膜牵拉引起的视网膜脱离；渗出性视网膜脱离有两种类型，即浆液性视网膜脱离和出血性视网膜脱离，均无视网膜裂孔。

【病因及发病机制】

1. 孔源性视网膜脱离　多见于老年人、高度近视眼和眼外伤，无晶状体眼和人工晶状体眼、一眼有视网膜脱离或有家族史，也是高危因素。

2. 牵拉性视网膜脱离　多见于增殖性糖尿病视网膜病变、早产儿视网膜病变、视网膜血管病变并发玻璃体积血及眼外伤等。

3. 渗出性视网膜脱离　多见于原田病、葡萄膜炎、后巩膜炎、恶性高血压、Coats病、特发性葡萄膜渗漏综合征、视网膜血管瘤、脉络膜肿瘤等。

【护理评估】

（一）健康史

了解患者是否为高度近视眼、白内障摘除术后的无晶状体眼、老年人和眼外伤患者；有无高血压、糖尿病、肾炎病史，眼部有无葡萄膜炎、后巩膜炎、玻璃体积血、糖尿病视网膜病变以及特发性葡萄膜渗漏综合征等病史。

（二）身体状况

1. 症状　发病初期有眼前漂浮物、闪光感及黑影遮挡感，与视网膜脱离区相对应，并逐渐扩大。视网膜脱离累及黄斑时视力明显减退。

2. 体征　眼底检查见脱离的视网膜呈灰白色隆起，脱离范围可由局限性脱离至全脱离，大范围的视网膜脱离区呈波浪状起伏不平。严重者，视网膜表面增殖，可见固定皱褶。裂孔最多见于颞上象限，裂孔在脱离视网膜灰白色背景下呈红色。

3. 辅助检查　三面镜检查，眼B超、OCT检查，眼底荧光素血管造影检查。

（三）心理社会状况

视网膜脱离患者眼前有黑影遮挡感，视力下降，患者担心视力及视网膜恢复情况，易产生焦虑心理。

【护理问题】

1. 现存护理问题 感知受损：与黄斑裂孔及视网膜脱离有关，表现为视物遮挡感、视力下降等。

2. 潜在护理问题

（1）有感知进一步受损的危险 与病程长、病情加重，导致眼球萎缩有关，表现为视力进一步下降、视野缩小。

（2）有外伤的危险 与视神经损伤，导致视力低下有关。

【护理措施】

1. 一般护理

（1）安静卧床，限制眼球运动，术前卧床体位使裂孔区处于最低位。

（2）做好散瞳患者的生活护理。

2. 用药护理 遵医嘱给药，治疗原发性疾病。

3. 手术护理

（1）术前护理 充分散瞳，协助医生详细检查视网膜，查找所有的裂孔是关键。按照内眼手术术前常规护理。

（2）手术方式 常用的手术方法有巩膜外垫压、巩膜环扎术，复杂病例选择玻璃体切除手术。裂孔封闭方法可采用激光光凝、电凝、冷凝裂孔周围。手术成功率达90%以上，视力预后取决于黄斑是否脱离及脱离的时间长短。

（3）术后护理 安静卧床休息，指导患者正确的卧位方法，并告知患者保持正确体位的重要性，保证治疗效果。行巩膜外垫压、巩膜环扎术患者卧床体位使裂孔区位于最低位；行玻璃体切除手术患者卧床体位使裂孔区处于最高位。术后观察患者眼部疼痛性质、程度及伴随症状，监测眼压、视力恢复等情况。

4. 心理护理 耐心解释病情及治疗情况，使患者积极配合治疗。

5. 病情观察 观察和记录患者视力的恢复情况，术后全身及术眼情况，如有异常变化及时报告医生，并配合医生采取及时有效的措施，以防发生严重并发症。

6. 健康指导

（1）术后恢复期遵医嘱继续坚持适当体位；按时用药，定期复查。

（2）出院后嘱患者半年内勿剧烈运动或从事重体力劳动，避免低头持重物，避免眼压升高因素等，以防视网膜再次脱离。

【护理评价】

1. 患者在近期内是否达到 ①视力提高或稳定；②焦虑感减轻或消失，情绪稳定。

2. 患者在远期内是否达到 ①了解视网膜脱离的防治知识；②积极治疗相关性疾病，避免诱发因素，防止视网膜再次脱离。

目标检测

答案解析

1. 简述视网膜中央动脉阻塞的急救措施。

2. 简述视网膜中央静脉阻塞的主要护理问题。

3. 简述糖尿病性视网膜病变患者的护理评估。

4. 简述视网膜脱离患者的护理评估。

5. 简述视网膜脱离患者的护理措施。

书网融合……

重点小结　　　　微课　　　　习题

第九节　屈光不正、斜视及弱视患者的护理 　微课

PPT

　　眼是一个复合光学系统，眼球光学系统的主要成分由外向里依次为：角膜、房水、晶状体和玻璃体。当来自外界物体的光线在眼的光学系统各界面发生偏折时，称为屈光。光线在界面的偏折程度可用屈光力来表示。单眼获得视觉信息取决于两个因素：一是眼球光学系统能否将外部入射光线清晰聚焦，二是否能聚集在视网膜上。前者与眼各方向的曲率是否一致有关，后者与眼的屈光力与眼轴长度是否匹配有关。

　　为了看清近距离目标，需增加晶状体的曲率，使近距离物体在视网膜上成清晰像，这种为看清近物而改变眼屈光力的功能称为调节。眼所能产生的最大调节力称为调节幅度。调节幅度与年龄密切相关，儿童和青少年调节幅度大，随着年龄增长，调节幅度将逐渐减少而出现老视。产生调节的同时会引起双眼内转，该现象称为集合。调节和集合是一个联动过程，两者保持协同关系，调节越大集合也越大。调节时还将引起瞳孔缩小，因此，调节、集合和瞳孔缩小为眼的三联动现象，又称近反应。

　　当眼调节放松状态时，外界的平行光线（一般认为来自5m以外）经眼的屈光系统后恰好在视网膜黄斑中心凹聚焦，这种屈光状态称为正视，正视眼的远点为无穷远。若不能在视网膜黄斑中心凹聚焦，将不能产生清晰物像，称为非正视。如果是病理状态的非正视，称屈光不正，包括近视、远视和散光。老视是一种生理现象，不是病理状态，不属于屈光不正。

一、近视患者的护理

> **情境导入**

　　情境： 患者，男，12岁。右视力0.3，试镜 −2.00DS，矫正视力1.0；左视力0.05，试镜 −8.00DS，矫正视力1.0；余眼部检查均正常。初步诊断为：双眼近视。

　　思考： 1. 请列出该患者的主要护理问题。

　　　　　2. 请列出该患者的主要护理措施。

答案要点

　　近视（myopia）是指在调节放松状态时，平行光线经眼的屈光系统后聚焦在视网膜之前的屈光状态。根据发病机制可分为屈光性近视和轴性近视；根据病程进展和病理变化分类可分为单纯性近视、病理性近视；根据近视度数分类可分为轻度近视（−0.50D ~ −3.00D）、中度近视（−3.00D ~ −6.00D）和高度近视（高于 −6.00D）。根据公共卫生防控策略分期可分为：近视前驱期（近视前驱状态）、近视发展期、高度近视期和病理性近视期。

【病因及发病机制】

近视眼的确切病因尚未完全清楚，一般认为与遗传、发育和环境等因素有关。

1. 遗传因素 近视多是由环境与基因共同作用的结果。对于高度近视，尤其是早发性高度近视及病理性近视者，遗传因素的作用更为明显。父母高度近视或携带高度近视致病基因的儿童，更应当注意减少近视的危险环境因素暴露。

2. 发育因素 新生儿眼球为远视眼，屈光度为 +2.50 ~ +3.00D，这种生理性远视称为远视储备，随着生长发育逐渐降低，一般到 12~15 岁发育为正视（屈光度为 -0.50 ~ +0.50D），这个过程称为正视化。如果过早过多近距离用眼，如在 6 岁前已消耗完远视储备，则在小学阶段极易发展为近视。

3. 环境因素 近距离用眼被公认为是影响近视发生发展的重要危险因素，与近视的发展呈正相关。户外活动时间与近视的发病率和进展量呈负相关，是近视的一种重要保护因素。近视发生发展的其他环境因素还包括不良读写习惯、采光照明不足、过多和不科学使用电子产品、睡眠时间不足、昼夜节律紊乱、营养不均衡等。

【护理评估】

（一）健康史

了解患者用眼卫生情况，是否有视疲劳及家族史；了解发现近视的时间及诊治经过等。

（二）身体状况

1. 症状 轻、中度近视者视近清楚，视远较模糊。高度近视者远、近视力均差，常伴有闪光感、飞蚊症等症状；长时间近距离阅读可出现眼胀、眼痛、头痛、头晕、恶心、呕吐等视疲劳症状。

2. 体征 看近时不用或少用调节，所以集合功能相应减弱，眼位偏斜，表现为外隐斜或外斜视；低、中度近视一般无眼底变化；若为高度近视者，眼轴延长而出现眼球突出，玻璃体混浊、液化和后脱离；眼底表现为豹纹状眼底，视盘周围脉络膜萎缩斑形成，或出现色素沉着呈黑色斑块，称为Fuchs 斑，甚至巩膜后葡萄肿、黄斑部病变等变化，周边部视网膜可出现格子样变性等，产生视网膜裂孔，增加视网膜脱离的危险。

3. 辅助检查 验光检查、眼轴长度检查、角膜曲率计、眼底照相。

（三）心理社会状况

患者担心戴镜会影响个人形象，担心屈光手术的效果等，易产生焦虑心理。

【护理问题】

1. 现存护理问题 感知受损：与屈光力过强有关，表现为视远相对模糊。

2. 潜在护理问题

（1）有感知进一步受损的危险 与眼轴加长，视网膜脱离有关，表现为视力进一步损伤。
（2）有自我形象紊乱的危险 与调节和集合失衡有关，表现为外斜视。
（3）有外伤的危险 与近视导致视力低下有关。

【护理措施】

1. 一般护理

（1）嘱患者多食用富含蛋白质、维生素等食物，如蔬菜、水果、鱼、蛋、动物肝脏等。
（2）学习工作环境的照明要适宜，注意用眼卫生，控制连续近距离用眼时间，用眼 20 分钟后，需远眺 20 秒的护眼法则。

2. 药物护理 近视应以预防为主，尤其是青少年假性近视，要加强用眼卫生的健康指导。必要时结合松弛调节的疗法，如睫状肌麻痹剂等松弛睫状肌。目前，低浓度阿托品滴眼液是经过循证医学验证能够有效延缓近视进展的药物，与各种特殊设计的眼镜及接触镜联合应用能增强近视控制的效果。指导患者规范使用低浓度阿托品滴眼液，遵医嘱定期随访。

3. 框架眼镜矫正护理 首先要精准验光确定屈光度；选择合适的凹透镜矫正。框架眼镜是最简单、安全的矫正器具，对于近视儿童，应至少每半年进行一次复查。目前比较公认的是，过矫会导致调节过度，加重近视发展，应当避免。单焦镜为临床常见框架眼镜的类型，近年来特殊光学设计的框架眼镜也成为临床可供选择的近视矫正措施，特殊光学设计的框架眼镜对于近视进展较快的儿童有一定的控制效果。

4. 角膜接触镜护理 角膜接触镜是一种贴附于角膜表面的隐形眼镜，与框架眼镜相比，可以增加视野，减少两眼像差，而且不影响眼的外观，但应严格按照佩戴规则，注意个人卫生，按时取出消毒，严防感染等并发症的发生。嘱患者一旦出现眼痛、流泪、畏光等刺激症状时，应立即停用角膜接触镜，及时到医院就诊或遵医嘱更换镜片。

（1）软性角膜接触镜 由透气性软性材料制成。通常白天佩戴，晚上取出，适合大多数需要视力矫正的人群。

（2）硬性透氧性角膜接触镜（RGP） 由透气性硬质材料制成。通常白天佩戴，晚上取出，主要用于近视、远视、散光、屈光参差者，尤其是圆锥角膜及角膜瘢痕等所致的不规则散光。

（3）角膜塑形镜（OK镜） 由透气性硬质材料制成。是通过夜间佩戴来暂时改变角膜形态，白天无需佩戴眼镜或隐形眼镜即可保持清晰视力，适合不愿意或不能进行激光矫正手术的屈光不正患者。

5. 手术护理

（1）术前准备 按内眼手术护理常规进行术前准备，按医嘱滴用抗生素滴眼液；排除眼部活动性疾病及严重全身疾病；对手术效果期望值过高者应谨慎手术；术前进行全面的眼部检查，包括远近视力、屈光度、角膜地形图、角膜厚度及眼底检查等；术前停戴软性角膜接触镜2周以上，停戴硬性透氧性角膜接触镜（RGP）1个月以上。

（2）手术方法 近视的手术矫正是通过手术方式改变眼的屈光度，目前在临床上主要方法有激光角膜屈光手术和有晶状体眼人工晶状体植入术。

1）激光角膜屈光手术 18岁以上、屈光度稳定2年以上（每年屈光度变化不超过50度）、符合相应规定的角膜厚度、屈光度及预设切削深度等条件的患者可选择激光角膜屈光手术。激光角膜屈光手术主要包括机械刀或飞秒激光辅助制作角膜瓣的准分子激光原位磨镶术（LASIK/FS－LASIK）、以飞秒激光完成微小切口角膜基质透镜取出的术式（SMILE）、准分子激光屈光性角膜切削术（PRK）等。

2）有晶状体眼人工晶状体植入术 一般适用于近视度数较高、不愿意戴眼镜但又不适合激光角膜屈光手术，并满足相应手术适应证者。有晶状体眼人工晶状体植入术是在保留自然晶状体的情况下，在后房植入负度数人工晶状体来矫正近视。术前要向患者讲解手术相关知识使患者情绪稳定，配合手术。

（3）术后护理 遵医嘱正确用药：抗生素滴眼液、非甾体消炎药滴眼液、糖皮质激素滴眼液等，定期复查，监测眼压变化；注意用药的时间和方法等。如出现眼部充血、分泌物增多、黑影飘动、视力下降等情况，应及时就诊。避免剧烈活动及碰撞眼部，外出时佩戴太阳镜，避免眼疲劳。

6. 心理护理 耐心解释近视眼的治疗和眼睛保健的相关知识，使患者积极配合治疗。

7. 病情观察 观察患者视力和屈光度的变化，戴镜后有无眼胀、眼痛等视疲劳症状。观察佩戴角膜接触镜者有无结膜炎、角膜炎等并发症；角膜屈光手术后患者眼球有无外斜视、角膜感染、视网膜脱离等并发症，发现问题及时报告医生并协助护理。

8. 健康指导

（1）嘱患者要注意用眼卫生、读写环境，注重户外活动和眼保健操等护眼措施，同时要建立完整的视力健康档案，包括屈光度、眼轴。

（2）向患者讲解角膜接触镜的保健知识，预防并发症。嘱屈光手术患者应遵医嘱用药，不要揉眼，外出时可戴太阳镜以减少强光刺激，定期随访。

【护理评价】

1. 患者在近期内是否达到　①视疲劳症状减轻和视力提高；②焦虑感减轻或消失，情绪稳定；③无外斜视、视网膜脱离、术后感染等并发症。

2. 患者在远期内是否达到　①了解近视防治知识；②避免诱发因素，防止近视发展。

二、远视患者的护理

▶▶ **情境导入** ///

情境：患者，女，50岁。双眼视物不清2年，双眼远视力检查均为0.6，双眼试镜戴+2.00DS后视力为1.0，近视力检查0.4，双眼试镜戴+3.50DS后视力为1.0。初步诊断为：双眼远视。

思考：1. 请列出该患者的主要护理问题。
　　　　2. 请列出该患者的主要护理措施。

答案要点

远视（hyperopia）是指在调节放松状态时，平行光线经眼的屈光系统后聚焦在视网膜之后的屈光状态。远视眼的远点在眼后，为虚焦点。远视根据发病机制可分为屈光性远视和轴性远视；根据度数可分为轻度远视（低于+3.00D）、中度远视（+3.00D～+5.00D）和高度远视（高于+5.00D）。

【病因及发病机制】

1. 轴性远视　眼球前后径较正常眼短，常见于小儿发育期或小眼球患者。初生婴儿眼轴短，几乎都是生理性远视，随着发育眼轴变长，为正视眼或接近正视。如因发育原因，眼轴不能达到正常长度，称为轴性远视。

2. 屈光性远视　眼球前后径正常，而眼的屈光力减弱。多见于角膜的弯曲度变小、扁平角膜或屈光间质的屈光指数降低，术后无晶状体眼或晶状体全脱位所致。

【护理评估】

（一）健康史

了解患者有无视疲劳、内斜视及遗传史，了解发现的时间及诊治过程。

（二）身体状况

1. 症状　轻度远视，通过眼的调节代偿，远、近视力均正常；中度远视，远视力可正常，近视力下降；高度远视，远、近视力均下降；视疲劳常表现为眼胀、眼痛、头痛头晕、视物模糊、恶心呕吐等；近距离工作后加重，休息后症状缓解。

2. 体征　过度使用调节，伴过度集合，常出现内隐斜或共同性内斜视。眼底表现为视盘小、颜色红、边缘模糊、稍隆起，类似视乳头炎或水肿，但矫正视力正常，或与以往相比无变化，视野正常，长期观察无变化，称为假性视神经乳头炎。远视眼常伴有小眼球、浅前房，散瞳前要检查前房角情况。

3. 辅助检查 综合验光、角膜曲率计、检眼镜检查或眼底照相、同视机检查等。

（三）心理社会状况

因视力下降和视疲劳症状明显，对工作、生活等造成影响，患者易产生悲观、焦虑心理。

【护理问题】

1. 现存护理问题 感知受损：与远视眼有关，表现为眼视近能力下降、视疲劳等症状。

2. 潜在护理问题

（1）有发生弱视的危险 与视力发育期视觉细胞受光的刺激不足，表现为视力发育不良。

（2）有自我形象紊乱的危险 与调节和集合失衡有关，表现为内斜视。

（3）有外伤的危险 与近视导致视力低下有关。

【护理措施】

1. 一般护理 嘱患者多食用富含蛋白质、维生素等食物，如蔬菜、水果、鱼、蛋、动物肝脏等。

2. 镜片矫正护理

（1）在睫状肌麻痹状态下进行准确验光，确定屈光度，镜片选择以获得最佳视力的最高度数的凸透镜为宜。指导患者正确使用框架眼镜和角膜接触镜。

（2）学龄前儿童生理性远视一般无需配镜；儿童如有斜视应及早矫正；成人轻度远视无症状，可不矫正；如有视疲劳和内斜视，必须戴镜；中度远视或中年以上远视患者应戴镜提高视力，防止视疲劳和内斜视的发生。

3. 手术护理 可行屈光性手术治疗，向患者讲解说明手术相关知识及注意事项，使患者情绪稳定，配合手术。

4. 心理护理 耐心解释远视眼的治疗和眼保健的相关知识，使患者积极配合治疗。

5. 病情观察 观察视力和屈光度的改变，有无眼位的变化，戴镜后有无眼胀、眼痛等视疲劳症状；观察佩戴角膜接触镜者有无结膜炎、角膜炎等并发症；角膜屈光手术后患者有无角膜感染、视网膜脱离等并发症，发现问题及时报告医生并协助护理。

6. 健康指导

（1）多食富含蛋白质和维生素的食物，做到均衡营养膳食，锻炼身体，增强体质。

（2）生活有规律，保证睡眠充足，养成良好的用眼习惯，定期检查视力，避免用眼过度导致视疲劳。

（3）戴镜矫正者，应坚持戴镜，定期验光，及时调整镜片度数。原则上青少年远视应坚持每半年验光一次，避免戴过度矫正的眼镜。

【护理评价】

1. 患者在近期内是否达到 ①视力提高、视疲劳减轻；②无内斜视、弱视等并发症。
2. 患者在远期内是否达到 ①了解远视防治知识；②养成良好用眼习惯，防止远视发展。

知识链接

老 视

老视又称老花，是一种生理现象，无论屈光状态如何，每个人均会发生老视。老视的原因是随着年龄增长，晶状体逐渐硬化，弹性减弱，睫状肌的功能逐渐减低，从而引起眼的调节功能逐渐下降。老视一般从40~45岁开始，出现阅读等视近物困难；易出现眼胀、眼痛、头痛、单眼复视、视物模糊、视近不能持久等视疲劳症状；阅读需要更强的照明。随着年龄的增加，上述症状逐渐加重。治疗方法是佩戴获得最佳视力的最高度数的凸透镜帮助看近处物体。此外，还可使用双焦点或渐进镜片以减少频繁更换眼镜的困扰、调整生活方式，如增加阅读灯亮度、使用大字体书籍或电子设备、保持适当阅读距离，也能帮助缓解疲劳症状。

三、散光患者的护理

情境导入

情境：患者，男，10岁。双眼视物不清1年，视力双眼0.5，双眼试镜+2.00DC×90°，矫正视力双眼1.0。初步诊断为：双眼散光。

思考：1. 请列出该患者的主要护理问题。

2. 请列出该患者的主要护理措施。

答案要点

散光（astigmatism）是由于眼球在不同子午线上屈光力不同，平行光线经过该眼球屈光系统后不能形成一个焦点的屈光状态。散光根据两条主子午线的相互位置关系可分为规则散光和不规则散光。最大屈光力和最小屈光力主子午线相互垂直者为规则散光；不相互垂直者为不规则散光。规则散光又分为顺规散光、逆规散光和斜向散光。根据两条主子午线聚集点与视网膜的位置关系又可分为以下五种：单纯近视散光、单纯远视散光、复合近视散光、复合远视散光和混合散光。

【病因及发病机制】

散光可为先天性，也可为后天获得性，并可随年龄增长而发生改变。规则散光主要是由角膜的曲率半径大小不等所致，由晶状体引起者少见；不规则散光常由角膜疾病导致角膜凹凸不平所致。

【护理评估】

（一）健康史

了解有无视疲劳、重影、视物模糊、视物变形等情况，有无视物时头部偏斜等习惯，有无家族病史。

（二）身体状况

1. 症状 散光对视力的影响程度取决于散光的度数和轴向。低度散光者的视力可正常，视疲劳明显，头痛、眼胀、流泪、看近物不能持久，单眼复视，看书错行等。高度散光者的远、近视力均下降，视物模糊，视物似有重影。高度散光由于主观努力无法提高视力，视神经疲劳症状反而不明显。

2. 体征

（1）高度不对称或斜向散光者可有头位倾斜和斜颈。

（2）眼底检查可见视乳头呈垂直椭圆形，边缘模糊。

3. 辅助检查 验光、角膜曲率计和角膜地形图等检查。

（三）心理社会状况

因影响视功能，视疲劳症状明显，患者易产生紧张、焦虑心理。

【护理问题】

1. 现存护理问题　感知觉受损：与光线不能聚焦有关，表现为视力下降、视疲劳等症状。

2. 潜在护理问题

（1）发生弱视的危险　与散光度数高，造成视力发育不良有关。

（2）有外伤的危险　与近视导致视力低下有关。

【护理措施】

1. 一般护理　嘱患者养成良好的用眼习惯，工作环境照明亮度适宜，学习姿势正确。

2. 镜片矫正护理　向患者讲解散光的矫正原则，指导患者佩戴合适的柱镜，不规则散光不能用柱镜矫正，可试用硬性角膜接触镜矫正。

3. 手术护理　可行屈光性手术治疗，向患者讲解手术相关知识和注意事项，使患者情绪稳定，积极配合手术。

4. 心理护理　耐心解释散光的相关知识，使患者积极配合治疗。

5. 病情观察　观察戴镜后视力有无提高，有无眼胀、眼痛等视疲劳症状；佩戴角膜接触镜者，应观察有无结膜炎、角膜炎等并发症；角膜屈光手术后有无并发症发生，发现问题及时报告医生并协助护理。

6. 健康指导

（1）重视眼的卫生保健，积极防治角膜疾病，避免因角膜疾病导致的不规则散光。

（2）教会患者掌握正确佩戴和保养眼镜的方法，应坚持戴镜，定期检查。

【护理评价】

1. 患者在近期内是否达到　①视力提高，视疲劳缓解或消失；②焦虑感减轻或消失，情绪稳定。

2. 患者在远期内是否达到　①了解散光的防治知识；②重视眼的卫生保健，坚持戴镜，定期复查。

四、斜视患者的护理

情境导入

情境：患者，女，8岁。家长发现右眼外斜1年，双眼瞳距较宽，视力双眼1.0，角膜映光法检查：右眼外斜30°。初步诊断为：右眼外斜视。

思考：1. 请列出该患者的主要护理问题。

　　　2. 请列出该患者的主要护理措施。

答案要点

斜视（strabismus）是指双眼不协调，在双眼注视状态下出现的眼位偏斜。能被双眼融合机制控制的眼位偏斜称为隐斜视（phoria），即当一眼被遮盖时，被遮盖眼将移至休息的斜视位置，遮盖被去除，双眼立即协同一致。临床上斜视的分类方法很多，根据眼球偏斜的方向分为内斜视、外斜视及垂直斜视；根据病因可分为共同性斜视和麻痹性斜视两大类，以共同性斜视多见。共同性斜视是眼外肌及其支配神经均无器质性病变而发生的眼位偏斜；麻痹性斜视是由于支配眼外肌的运动神经核、神经或眼外肌本身器质性病变所引起的眼位偏斜，又称为非共同性斜视。

【病因及发病机制】

1. 共同性斜视　病因较复杂，目前认为由于调节与集合不协调，远视眼过度使用调节，伴随过度集合，导致共同性内斜视。近视眼一般不用调节，集合也不足，导致共同性外斜视。另外在视觉形成过程中各种眼病造成单眼视力明显下降甚至丧失、融合功能障碍、中枢神经控制失调，先天性眼外肌解剖发育异常，遗传因素等均可导致斜视的发生。

2. 麻痹性斜视　可能发病因素有先天发育异常，如炎症、肿瘤、外伤、感染、代谢性、血管性、退行性病变等因素，使眼外肌或支配眼外肌运动的神经分支或神经核遭受损害，引起眼外肌麻痹而发生的眼位偏斜。

【护理评估】

（一）健康史

了解有无外伤、感染、肿瘤等病史，有无家族性疾病史，了解发病时间，伴随症状，斜视发展情况及诊治经过。

（二）身体状况

1. 共同性斜视

（1）症状　眼位偏斜，无复视和代偿头位。

（2）体征　眼球运动正常。双眼向各个方向注视斜视角均相等，即第一斜视角（健眼视角固视时斜视眼的偏斜角度）与第二斜视角（斜视眼固视时健眼的偏斜角度）相等。常伴有屈光不正和弱视；部分患者伴有视网膜异常。

2. 麻痹性斜视

（1）症状　复视，常突然发生，可伴有头晕、恶心、呕吐、步态不稳等症状，遮盖一眼，症状可消失，有代偿头位。

（2）体征　眼球偏斜，眼球斜向麻痹肌作用相反方向；眼球运动受限；第二斜视角大于第一斜视角。

3. 辅助检查

（1）共同性斜视常用检查有遮盖试验、角膜映光法、同视机、三棱镜等。

（2）麻痹性斜视常用检查有眼球运动检查、红镜片试验、Hess屏方法和Parks三步法等。

（三）心理社会状况

眼位偏斜影响外观，常导致自我形象受损，患者易产生自卑心理。

【护理问题】

1. 现存护理问题

（1）感知觉受损　与眼位偏斜和代偿头位有关，表现为视野异常。

（2）自我形象紊乱　与担心眼位偏斜影响外观，表现为不爱社交。

2. 潜在护理问题

（1）有发生弱视的危险　与斜视影响视网膜受刺激不足，造成视力发育不良有关。

（2）有外伤的危险　与眼位偏斜和代偿头位，导致视野异常有关。

【护理措施】

1. 一般护理　嘱患者注意用眼卫生，养成良好的用眼习惯。

2. 保守治疗护理

（1）共同性斜视　指导患儿及家属配合训练。力争早日建立正常的双眼视功能。矫正屈光不正，应用睫状肌麻痹验光，并佩戴合适的矫正眼镜，纠正眼位；斜视度数小可戴三棱镜矫正，以建立双眼单视功能；伴有弱视者应进行弱视训练，力争双眼视力平衡，恢复融像功能；复视导致全身不适时可遮盖疗法。

（2）麻痹性斜视　给予维生素 B_1、维生素 B_{12} 和三磷酸腺苷、肌苷等药物治疗，以促进麻痹肌的恢复。

3. 手术护理　斜视角稳定、非手术治疗无效者，应及时进行手术治疗。

（1）术前护理　儿童按照全麻手术常规进行护理，成人按照外眼手术常规进行护理，术前向患者讲解手术的目的和注意事项。

（2）术后护理　包扎双眼，密切观察术后有无感染症状，有无头痛、恶心、呕吐、烦躁等症状，根据医嘱，继续进行弱视及正位视训练，以巩固和提高视功能。

4. 心理护理　向患者讲解相关知识、治疗方法和预后情况，增强患者及家属治疗信心，帮助患者积极配合治疗。

5. 病情观察　观察患者视力、复视、眼位、眼球运动和屈光度的变化，预防弱视的发生，如发现异常积极报告医生并协助护理。

6. 健康指导

（1）重视眼的卫生保健，积极防治角膜疾病，避免因角膜疾病导致的不规则散光。

（2）教会患者掌握正确佩戴和保养眼镜的方法，应坚持戴镜，定期检查。

（3）避免用眼过度，养成良好的阅读习惯。

【护理评价】

1. 患者在近期内是否达到　①恢复正常眼位和头位，改善外观；②无弱视并发症。

2. 患者在远期内是否达到　①了解斜视的防治知识；②积极治疗相关原发病，消除病因。

五、弱视患者的护理

情境导入

情境：患者，女，5岁。因幼儿园查体发现视力不佳，视力右眼1.0，左眼0.3，矫正无提高，双眼前后节正常。初步诊断为：左眼弱视。

思考：1. 请列出该患者的主要护理问题。

　　　2. 请列出该患者的主要护理措施。

答案要点

弱视（amblyopia）是视觉发育期间，由于各种因素如单眼斜视、屈光参差、屈光不正及形觉剥夺等造成视觉细胞的有效刺激不足，从而造成最佳矫正视力下降低于同龄儿童。弱视诊断时要参考不同年龄儿童正常视力下限：3~5岁儿童正常视力参考值下限为0.5，6岁及以上为0.7。弱视的患病率为2%~4%，为视觉发育相关性疾病。弱视通常为单眼，也有双眼发生。

【病因及发病机制】

1. 斜视性弱视　发生在单眼性斜视，由于眼位偏斜后引起异常的双眼相互作用，斜视眼的黄斑中心凹接受的不同物象（混淆视）受到抑制，导致斜视眼最佳矫正视力下降。

2. 屈光参差性弱视　屈光参差指双眼屈光度数相差超过2.50D以上的现象。由于两眼的屈光参差较大，黄斑形成的物像大小及清晰度不等，屈光度较高的一眼存在形觉被剥夺，导致发生屈光参差弱视。矫正屈光参差时，需考虑矫正方法的视网膜像放大率，如单眼为无晶状体者，佩戴框架眼镜后，双眼视网膜像大小差异约为25%，将因无法融像而产生许多症状；若佩戴角膜接触镜，放大率差异约为6%，可减少因融像困难带来的视觉症状。

3. 屈光不正性弱视 较高度数的屈光不正未能及时矫正，使所成的像不能清晰聚焦于黄斑中心凹，造成视觉发育的抑制，从而形成弱视。

4. 形觉剥夺性弱视 由于眼屈光间质混浊（如白内障、角膜瘢痕等）或眼被遮盖过久（如完全性上睑下垂、不恰当的眼罩遮盖眼等）引起形觉刺激不足，剥夺了黄斑形成清晰物像的机会而形成弱视。婴幼儿即便短暂地遮挡单眼也可能引起形觉剥夺性弱视。

【护理评估】

（一）健康史

了解患者出生时的情况，是否有先天性白内障、屈光不正、斜视、屈光参差，或不当遮眼史；了解发病时间及诊治经过。

（二）身体状况

1. 症状 视物模糊。

2. 体征

（1）视力低下 最佳矫正视力成人低于0.8，儿童低于同年龄儿童的正常视力下降。按弱视程度分为：①轻度弱视，矫正视力0.6~0.8（4.8~4.9）；②中度弱视，矫正视力0.2~0.5（4.5~4.7）；③重度弱视，矫正视力小于0.1（4.0）。

（2）拥挤现象 对单个视标的识别能力比分辨排列成行视标的能力强。

（3）旁中心注视 部分程度较重的弱视由于视力下降显著，导致中心凹失去注视能力，形成旁中心注视。

3. 辅助检查 散瞳检查眼底、散瞳验光、斜视检查、同视机检查、视觉诱发电位。

（三）心理社会状况

因患儿年幼出现弱视，容易产生心理问题；其家属常担心预后，易产生焦虑心理。

【护理问题】

1. 现存护理问题 感知受损：与未能建立双眼立体视觉，造成视力低下有关。

2. 潜在护理问题 有外伤的危险：与弱视导致视力低下有关。

【护理措施】

1. 一般护理 嘱患者多食营养丰富、易消化、富含维生素的食物，注意休息，注意用眼卫生。

2. 治疗护理

（1）消除病因 及时矫正屈光不正，早期治疗先天性白内障或先天性完全性上睑下垂等。

（2）遮盖治疗 是目前常用的治疗方法，通过对优势眼的遮盖，强迫弱视眼注视，可以获得较好的效果；治疗效果取决于患者的年龄、弱视程度和对治疗的依从性。年龄越小，治疗效果越好。遮盖治疗时，鼓励患儿做精细目力的动作，遵医嘱严格执行遮盖的时间，观察被遮盖眼的情况，避免发生遮盖引起的形觉剥夺性弱视。

（3）光学药物疗法 又称压抑疗法，分近距离压抑疗法和远距离压抑疗法。适用于中、低度单眼弱视及对遮盖疗法依从性不好的儿童。

（4）其他治疗 后像疗法、红色滤光片法、海丁格刷等方法适用于旁中心注视者；视刺激疗法对中心凹注视、屈光不正性弱视效果较好。

3. 心理护理 向患者及家属讲解弱视的相关知识、治疗方法和预后情况，增强患者及家属治疗信心，使患者积极配合治疗。

4. 病情观察　向患者及家属解释遮盖疗法的注意事项，如果过度遮盖健眼会引起形觉剥夺性弱视。嘱患者定期随访，每次复诊要查健眼视力及注视性质，以便及早发现形觉剥夺性弱视，并及时纠正。

5. 健康指导

（1）弱视的治疗比较困难，要达到预期的治疗效果，需要家长持之以恒地配合；督促患儿坚持戴镜，在治疗过程中定期复查，根据屈光度的变化及弱视矫正的情况，决定是否需要更换眼镜。

（2）为巩固疗效，防止弱视复发，所有治愈者均应随访观察，连续随访 3 年。

（3）向患者及家属详细解释弱视的危害性、可逆性、治疗方法及注意事项等，使患者积极配合治疗。

（4）宣传眼保健知识，定期检查视力，早发现弱视，早治疗。

【护理评价】

1. 患者在近期内是否达到　①患眼视力是否稳定或提高；②健眼无形觉剥夺性弱视等并发症发生。

2. 患者在远期内是否达到　①了解弱视的防治知识；②坚持弱视治疗，巩固疗效，防止弱视复发。

目标检测

答案解析

1. 简述近视患者的护理方法、健康指导及矫治方法。
2. 简述远视患者的矫治方法。
3. 简述斜视患者的护理措施。
4. 简述散光患者的主要矫治方法。
5. 简述弱视患者的主要护理措施。

书网融合……

重点小结　　微课　　习题

第十节　眼外伤患者的护理　微课

PPT

眼外伤（ocular trauma）是指机械性、物理性和化学性等因素直接作用于眼部，引起眼结构和功能的损害，是单眼失明的首要原因。患者多为男性、儿童或青壮年人。眼外伤可分为机械性和非机械性眼外伤两大类。前者包括钝挫伤、穿通伤和异物伤等，后者包括热烧伤、化学伤和辐射伤等。

一、角膜、结膜异物患者的护理

情境导入

情境： 患者，男，27 岁。右眼异物感 1 天，有电焊工作史。查体：右眼结膜充血，角膜中央可见铁屑附着。初步诊断为：右眼角膜异物。

思考： 1. 请列出该患者的主要护理问题。
2. 请列出该患者的主要护理措施。

答案要点

角膜、结膜异物（corneal foreign bodies and conjunctival foreign bodies）是指异物黏附或嵌顿于角膜、结膜表层。若异物位于角膜深层或处理不当或处理不及时，容易继发感染，并发角膜溃疡、虹膜睫状体炎或角膜遗留瘢痕等，影响视力。

【病因及发病机制】

多由于防护不慎或回避不及时，沙尘、铁屑、谷物、木屑等细小颗粒黏附或嵌顿于上眼睑睑板下沟或穹窿部结膜以及角膜上皮。植物性异物容易引起感染。

【护理评估】

（一）健康史

了解患者是否有异物溅入眼部病史；了解受伤的时间和过程、受伤时的环境及诊治过程等。

（二）身体状况

1. 症状 眼部异物感、疼痛、畏光、流泪、眼睑痉挛、视物模糊等。

2. 体征 结膜或角膜见异物黏附或嵌顿。结膜异物常黏附在上眼睑睑板下沟或穹窿部结膜以及角膜缘。角膜异物周围可见灰白色组织浸润，角膜上皮多有被异物划伤的痕迹，严重者伴视力下降，房水混浊，铁质异物可形成锈斑。

（三）心理社会状况

因眼部不适、异物不能被及时发现和取出，患者易感到烦躁和焦虑。

【护理问题】

1. 现存护理问题 感知受损：与异物存留引起刺激有关，表现为异物感、疼痛、畏光、流泪等。

2. 潜在护理问题

（1）有感染的危险 与异物性质、处理是否及时等有关，表现为角膜炎、结膜炎等。

（2）有外伤的危险 与异物存留引起角膜炎症，视力下降有关。

【护理措施】

1. 一般护理 嘱患者注意休息，多食富含维生素的食物，勿揉眼。

2. 治疗护理 遵医嘱剔除结膜、角膜异物。结膜异物可在表面麻醉剂滴眼后，用无菌湿棉签拭出异物，然后滴抗生素滴眼液。角膜浅层异物可在表面麻醉下，应用湿棉签拭除；较深的异物可用无菌注射针头剔除。如有锈斑，尽量一次刮除干净。对多个异物可分期取出，即先取出暴露的浅层异物，对深层的异物暂不处理。若异物较大，已部分穿透角膜进入前房，应行显微手术摘除异物。异物取出后，使用抗生素滴眼液或眼药膏。

3. 心理护理 嘱患者放松心情，解释疾病的发展及转归，促使患者积极配合治疗。

4. 病情观察　观察患者局部病灶的变化，有无异物存留、视力及眼痛的变化、伤口愈合情况等，有问题及时报告医生并协助护理。

5. 健康指导

（1）加强宣传教育，眼外伤重在预防。应积极做好安全防护，必要时佩戴防护眼镜。

（2）眼部溅入异物，切忌用力揉眼或自行剔除异物，应及时到医院处理，次日复诊。

【护理评价】

1. 患者在近期内是否达到　①眼部疼痛感、畏光、流泪症状减轻或消失；②异物取出；③无炎症发生。

2. 患者在远期内是否达到　①了解角膜、结膜异物的防治知识；②做好安全防护，预防角膜、结膜异物的发生。

二、眼钝挫伤患者的护理

情境导入

情境：患者，男，51岁。右眼被他人打伤后视物不清2小时，右眼视力0.1，右眼睑肿胀，结膜充血，角膜水肿，前房大量积血，余视不见。初步诊断为：右眼钝挫伤，右眼前房积血。

思考：1. 请列出该该患者的主要护理问题。

2. 请列出该患者的主要护理措施。

答案要点

眼钝挫伤（ocular blunt trauma）是指由钝力撞击眼球及其附属器所造成的眼部组织损伤，除在打击部位产生直接损伤外，由于眼球是个不易压缩的球体，钝力在眼内和球壁传递，也会引起多处间接损伤。眼钝挫伤占眼外伤的1/3以上，严重危害视功能。

【病因及发病机制】

砖石、拳头、球类、跌撞、交通事故以及爆炸的冲击波，是钝挫伤的常见原因。

【护理评估】

（一）健康史

了解患者有无眼部钝力外伤史，了解受伤的时间、过程和受伤环境及诊治的经过等。

（二）身体状况

1. 症状　有视物模糊、眼部肿痛、淤血、出血等。

2. 体征　根据损伤部位的不同，可出现下列不同的表现。

（1）眼睑损伤　眼睑水肿、裂伤、皮下淤血、泪小管断裂，眶壁骨折，眼睑皮下气肿。

（2）泪器损伤　泪小点移位、泪小管断裂、泪囊破裂和泪囊炎症。

（3）结膜损伤　结膜水肿、裂伤及结膜下出血。

（4）巩膜损伤　裂口多见于角巩膜缘或赤道部，其表面结膜可保持完整。多伴低眼压，前房及玻璃体积血。

（5）角膜损伤　角膜上皮擦伤、裂伤甚至破裂，基质层水肿、增厚及混浊，后弹力层皱褶。

（6）前房损伤　前房积血，前房角后退。

（7）虹膜睫状体损伤　外伤性瞳孔散大、虹膜根部断离呈"D"形瞳孔、前房积血、外伤性虹膜睫状体炎、继发性青光眼等。

（8）晶状体损伤　晶状体脱位或半脱位、晶状体混浊。

（9）玻璃体损伤　玻璃体脱出、液化、混浊、积血，玻璃体后脱离及玻璃体疝形成。

（10）脉络膜损伤　脉络膜破裂、出血。

（11）视网膜损伤　视网膜水肿、出血、血管栓塞，视网膜震荡，视网膜脱离和裂孔，视网膜坏死或萎缩，黄斑囊样变性与裂孔。

（12）视神经损伤　视神经萎缩、视神经断裂和裂开。早期眼底检查呈正常，或有视盘出血、水肿，晚期视盘苍白。

3. 辅助检查　X 线或 CT 扫描、眼 B 超、视觉诱发电位、视野检查等。

（三）心理社会状况

眼部意外受损，严重影响患者视功能和外观，患者担心预后，较为悲观、焦虑。

【护理问题】

1. 现存护理问题

（1）疼痛　与眼内积血、眼压升高及眼组织损伤等因素有关，表现为眼痛。

（2）感知受损　与角膜伤口、眼内积血和眼内组织损伤等因素有关，表现为视功能下降。

2. 潜在护理问题

（1）有感知觉进一步受损的危险　与病情加重有关，表现为前房积血、视网膜脱离等。

（2）有外伤的危险　与眼挫伤引起眼损伤，造成视力下降有关。

【护理措施】

1. 一般护理

（1）嘱患者选择富含维生素、易消化食物，禁烟酒，保持大便通畅，避免用力排便、咳嗽及打喷嚏。

（2）保持环境安静，限制活动。眼外伤较重的患者需绝对卧床休息。

2. 用药及手术护理

（1）眼睑挫伤、水肿、皮下淤血患者，24 小时内冷敷，24 小时后热敷。以减轻水肿反应，促进淤血吸收。眼睑皮下气肿者，禁止用力擤鼻涕。泪小管断裂应行泪小管断裂吻合术。

（2）单纯结膜水肿、出血患者，用抗生素滴眼液滴眼，裂伤大于 5mm 者，应予以缝合。

（3）角膜上皮擦伤者可涂抗生素眼药膏后包扎，促进上皮愈合，混浊水肿者可点糖皮质激素滴眼液，必要时用散瞳剂。角巩膜裂伤者，应在显微镜下全层缝合。

（4）前房积血者，应取半卧位，按医嘱适当应用镇静剂和止血剂，如眼压升高，应用降眼压药物，密切注意眼压变化和每日积血吸收情况，如经药物治疗眼压仍不能控制者，应做前房穿刺放出积血；如有较大血凝块时，需手术切开取出血块，避免角膜血染。

（5）外伤性虹膜睫状体炎者局部应用散瞳剂、糖皮质激素；严重虹膜根部离断者，可行虹膜根部修复术。

（6）晶状体半脱位者，可试用眼镜矫正散光，但效果较差；晶状体嵌顿于瞳孔或脱入前房，需急诊手术摘除；晶状体损伤、全脱位或半脱位严重影响视力者，可行白内障手术。

（7）玻璃体积血者，若保守治疗 2 周后积血仍未明显吸收者，可行玻璃体切割术。

（8）脉络膜挫伤者，一般无特殊治疗，多予抗感染、止血、促进出血吸收等治疗。

（9）视网膜震荡与挫伤，应用糖皮质激素、血管扩张剂、营养神经药物、维生素类及止血药物；视网膜脱离者，行视网膜复位术。

（10）视神经挫伤者，用大量糖皮质激素冲击治疗，辅以营养神经药物、血管扩张剂、高压氧等治疗。

3. 心理护理　眼外伤多为意外损伤，直接影响视功能和眼部外观，患者一时难以接受，多有焦虑及悲观心理，应给予心理疏导，稳定患者情绪，使患者积极配合治疗。

4. 病情观察　观察患者视力和眼压的变化，房水有无混浊，视网膜有无裂孔、脱离，伤口有无感染、出血等，如发现异常及时报告医生并协助护理。

5. 健康指导

（1）加强劳动保护宣传教育，做好安全防护，改善劳动条件和环境，避免眼外伤的发生。

（2）注意休息，指导患者正确用药，观察药物的不良反应，定期复诊。

【护理评价】

1. 患者在近期内是否达到　①视力稳定或提高；②自诉疼痛感减轻；③焦虑心情减轻或消失；④无继发性青光眼、前房积血、视网膜脱离等并发症发生。

2. 患者在远期内是否达到　①了解眼钝挫伤的防治知识；②做好安全防护，避免眼外伤的发生。

三、眼球穿通伤患者的护理

情境导入

情境：患者，男，51岁。2小时前右眼被弹起的铁丝扎伤，当时右眼疼痛视物不清。视力右眼0.1，左眼1.0，右眼结膜充血，角膜可见穿通伤口，前房积血，晶状体混浊，余视不见。初步诊断为：右眼球穿通伤。

思考：1. 请列出该患者的主要护理问题。

　　　2. 请列出该患者的主要护理措施。

答案要点

眼球穿通伤（perforating injury of eyeball）是指锐器的刺入、切割造成眼球壁全层裂开，伴或不伴有眼内损伤或组织脱出的眼外伤。其预后取决于伤口部位、范围和损伤程度，有无感染等并发症，以及治疗措施是否及时适当。眼球穿通伤按其损伤部位分为角膜穿通伤、角巩膜穿通伤和巩膜穿通伤三类。当异物碎片击穿眼球并存留于眼内，称为眼内异物。

【病因及发病机制】

刀、针、剪、树枝等锐器或敲击金属飞溅出的碎片等为常见致伤物。

【护理评估】

（一）健康史

了解患者是否有明确的外伤史，并详细了解患者致伤的过程、致伤物的性质等，询问受伤后诊治的过程。

（二）身体状况

1. 症状　因致伤物的大小、形态、性质、受伤部位、污染程度及有无眼内异物存留，可有不同程度的眼痛、视力下降、畏光、流泪等症状。

2. 体征

（1）角膜穿通伤　较常见。角膜伤口较小且规则，常自行闭合，无眼内容物脱出；伤口大且不规则者，常伴有虹膜损伤、脱出和嵌顿，前房变浅，可伴有晶状体破裂及混浊，或眼后段损伤。

（2）角巩膜穿通伤　伤口累及角膜和巩膜，可引起虹膜、睫状体、晶状体和玻璃体的损伤、脱出及眼内出血。

（3）巩膜穿通伤　较小的巩膜伤口可被结膜下出血遮盖；大的伤口可伴有脉络膜、玻璃体和视网膜损伤及出血，预后差。

3. 辅助检查　裂隙灯检查，B超、X线、CT等检查。

（三）心理社会状况

眼球穿通伤发病突然，患者难以接受外伤所致的视功能损害或面部形象受损，常有悲观、焦虑心理。

【护理问题】

1. 现存护理问题

（1）疼痛　与眼内组织受损及眼压升高等因素有关，表现为眼部疼痛等。

（2）感知受损　与角膜损伤、眼内积血及眼内组织损伤有关，表现为视功能下降。

2. 潜在护理问题

（1）感知进一步受损的危险　与一眼穿通伤或内眼手术后发生的双侧肉芽肿性葡萄膜炎有关，表现为于外伤或手术后2周至2个月内发生交感性眼炎。

（2）组织完整性进一步受损的危险　与损伤程度重、病情加重、继发感染有关，表现为外伤性虹膜睫状体炎、继发性青光眼、外伤性白内障、视网膜脱离、感染性眼内炎、外伤性增殖性玻璃体视网膜病变等。

【护理措施】

1. 一般护理

（1）嘱患者饮食营养丰富，多食新鲜水果、蔬菜，保持大小便通畅。

（2）较重眼外伤患者须卧床休息，保持环境舒适，温度适宜，光线柔和。

2. 用药护理　给予抗生素、糖皮质激素、止血剂、破伤风抗毒素等，并观察药物疗效及不良反应。如果发生感染性眼内炎，应充分散瞳，局部和全身应用大剂量抗生素或皮质类固醇。玻璃体腔内注药可以提供有效的药物浓度，必要时可先抽取房水及玻璃体液做细菌培养和药敏试验，同时做好玻璃体切除手术的准备。

3. 手术护理　对大于3mm以上闭合不全或对合欠佳的角膜伤口、有虹膜嵌顿的角膜伤口、角巩膜伤口和巩膜伤口均需手术缝合；对复杂病例，多采用二步手术，即初期缝合伤口，在1～2周内再行内眼或玻璃体手术，处理外伤性白内障、玻璃体积血或视网膜脱离等。

（1）术前协助患者清洗血迹或污物，切忌冲洗结膜囊、挤压眼球，以免增加眼球压力和感染机会。

（2）术后遵医嘱应用抗生素、糖皮质激素等药物，预防眼内感染等并发症。

4. 心理护理　耐心向患者解释病情及治疗情况，消除患者的恐惧、悲观等心理障碍，使患者积极配合治疗。

5. 病情观察　观察伤口、视力、眼压等变化，观察有无感染性眼内炎、交感性眼炎、外伤性增殖性玻璃体视网膜病变等并发症发生。

6. 健康指导

（1）加强安全防护措施的宣讲，必要时佩戴防护面罩和眼镜，可减少眼外伤的发生率。

（2）向患者介绍交感性眼炎的相关知识。健眼发生不明原因的视力下降、疼痛、眼部充血等应及时就诊，做到早发现早治疗。

【护理评价】

1. 患者在近期内是否达到　①视力稳定或提高；②疼痛减轻；③无外伤性虹膜睫状体炎、继发性青光眼、外伤性白内障、视网膜脱离、感染性眼内炎、交感性眼炎、外伤性增生性玻璃体视网膜病变等并发症的发生。

2. 患者在远期内是否达到　①了解眼球穿通伤的防治知识；②做好安全防护，避免眼外伤的发生。

四、眼化学伤患者的护理

情境导入

情境：患者，男，29岁。1小时前水泥浆溅入左眼，当时用大量水冲洗，急来医院就诊，查体发现左眼结膜囊少许水泥异物，结膜混合性充血，角膜上皮大片剥脱，前房正常，眼底窥不清。初步诊断为：左眼化学伤。

思考：1. 请列出该患者的主要护理问题。

　　　2. 请列出该患者的主要护理措施。

答案要点

眼化学伤（ocular chemical injury）是由化学物品的溶液、粉尘或气体接触眼部所致。多发生在化工厂、实验室或施工场所等。常见的化学伤有酸、碱烧伤，均需急诊处理。

【病因及发病机制】

1. 酸烧伤　多为硫酸、盐酸、硝酸等物质所致。因强酸使组织蛋白质凝固坏死，能阻止酸性物质继续向深层渗透，组织损伤较轻。

2. 碱烧伤　多为氢氧化钠、石灰、氨水等物质所致。碱能溶解组织蛋白质和脂肪，并能很快渗透到深层组织和眼内，引起严重的后果。

【护理评估】

（一）健康史

了解是否有化学物质进入眼部的病史，了解致伤物进入眼部的时间、致伤物的量以及性质，了解诊治经过等。

（二）身体状况

1. 症状　眼痛、畏光、流泪、视力下降和眼睑痉挛等，甚至失明。

2. 体征

（1）轻度　多由弱酸或稀释的弱碱引起。眼睑皮肤潮红、肿胀，结膜轻度充血水肿，角膜点状脱落或水肿，预后不留瘢痕。无明显并发症，视力多不受影响。

（2）中度　可由强酸或较稀的碱性物质引起。眼睑皮肤肿胀明显，可起水疱或糜烂；结膜水肿，出现小片缺血坏死；角膜有明显混浊水肿，上皮层完全脱落或形成白色凝固层。愈后遗留角膜云翳或斑翳，影响视力。

（3）重度　多为强碱引起。结膜出现广泛的缺血性坏死，呈灰白色混浊；角膜全层混浊甚至呈瓷白色。角膜基质层溶解，造成角膜溃疡或穿孔。碱性物质可渗入前房，引起葡萄膜炎、继发性青光眼和白内障等。愈合后会形成睑球粘连、假性翼状胬肉、角膜白斑、粘连性角膜白斑、角膜葡萄肿或眼球萎缩等。

此外，眼睑、泪道的烧伤可引起眼睑畸形、睑外翻、睑内翻及泪溢等并发症。

3. 辅助检查　结膜囊 pH 测定明确致伤物酸碱性、眼 B 超等。

（三）心理社会状况

化学伤发病突然且严重，眼部疼痛剧烈，形象受损，患者容易出现悲观、焦虑、紧张、恐惧心理。

【护理问题】

1. 现存护理问题

（1）急性疼痛　与化学物质刺激眼部组织有关，表现为眼痛、畏光、流泪等。

（2）感知受损　与化学物质引起的眼内损伤有关，表现为视力下降，甚至失明。

2. 潜在护理问题　组织完整性破坏：与病情加重有关，表现为睑球粘连、眼睑外翻或内翻、结膜干燥症、角膜溃疡、虹膜睫状体炎、继发性青光眼、并发性白内障、眼球萎缩等。

【护理措施】

1. 一般护理

（1）嘱患者清淡饮食，多食新鲜水果、蔬菜，禁烟酒，避免辛辣刺激的食物。

（2）保持环境安静，注意卧床休息，室内光线适宜等。

2. 急救护理　争分夺秒地就地现场彻底眼部冲洗，迅速清除化学物质，能将烧伤造成的损伤减低到最小程度。冲洗时，应翻转患者眼睑，转动眼球，暴露穹窿部，反复冲洗 30 分钟以上。患者到医院后，注意观察结膜囊内是否还有异物存留，继续冲洗，将化学物质彻底洗出。

3. 用药护理

（1）尽量在致伤后 1 小时内处理，遵医嘱给予中和药物，酸性眼化学伤可用 2% 碳酸氢钠溶液冲洗，碱性眼化学伤可用 3% 硼砂溶液冲洗。

（2）遵医嘱局部和全身治疗，抗生素药物控制感染；局部和全身使用糖皮质激素，以抑制炎症反应和新生血管形成，但在伤后 2~3 周，角膜有溶解倾向应停用；1% 阿托品每日散瞳，及时预防并发症；可滴用自家血清和含细胞生长因子的药物，以促进愈合；维生素 C 结膜下注射；0.5% EDTA 可用于石灰烧伤病例；应用胶原酶抑制剂可防止角膜穿孔，局部用半胱氨酸滴眼液。

4. 手术护理　切除坏死组织，预防睑球粘连。对睑球粘连者，用玻璃棒分离睑球粘连区或安放隔膜，并涂大量抗生素眼药膏。出现角膜溶解者行全角膜板层移植术。针对并发症进行治疗，如矫正睑外翻、睑球粘连等。按眼科手术护理常规进行护理。

5. 心理护理　嘱患者保持心情舒畅，解释疾病发展、转归，消除悲观、焦虑、紧张、恐惧情绪，使患者积极配合治疗。

6. 病情观察　严密观察视力的变化，观察眼睑、结膜、角膜及眼内组织结构的变化，预防并发症，发现问题及时报告医生并协助护理。

7. 健康指导

（1）进行安全生产教育，配备防护眼镜，加强安全防护，预防化学伤。

（2）讲解眼化学伤的院前急救知识，一旦发生眼化学伤，应争分夺秒，就地取材大量清水充分冲洗眼部至少30分钟后再到医院进一步治疗。

【护理评价】

1. 患者在近期内是否达到 ①视力有所提高；②疼痛减轻；③无睑球粘连、眼睑外翻或内翻、结膜干燥症、角膜溃疡、虹膜睫状体炎、继发性眼青光、并发性白内障、眼球萎缩等并发症发生。

2. 患者在远期内是否达到 ①了解眼化学伤的防治知识；②做好安全防护，避免眼外伤的发生。

五、电光性眼炎患者的护理

情境导入

情境：患者，男，25岁。电焊工，8小时前未戴防护眼罩进行工作，3小时前出现双眼眼睑红肿，疼痛，伴畏光、流泪，不能睁眼。检查：双眼混合性充血，角膜上皮细胞呈弥漫性点状脱落。初步诊断为：双眼电光性眼炎。

思考：1. 请列出该患者的主要护理问题。

2. 请列出该患者的主要护理措施。

答案要点

电光性眼炎（electric ophthalmia）又称雪盲，是一种由紫外线对眼角膜和结膜上皮造成损害而引起的急性炎症。

【病因及发病机制】

常见原因有长时间在电焊、紫外线灯、冰川雪地及水面反光等环境中未佩戴护目镜作业。紫外线对组织有光化学作用，使蛋白质凝固变性，角膜、结膜上皮坏死脱落。紫外线照射引起的组织损伤取决于组织吸收紫外线的总量，即辐射的强度和持续时间。

【护理评估】

（一）健康史

了解是否有紫外线接触病史，了解接触紫外线的时间及诊治经过等。

（二）身体状况

1. 症状 一般在照射后3~8小时发作，可出现双眼剧烈疼痛、畏光、流泪及眼睑痉挛等眼部刺激症状。如无并发症，24小时后症状减轻或痊愈。

2. 体征 双眼混合性充血，角膜上皮细胞呈弥漫性点状脱落。

3. 辅助检查 荧光素钠染色检查。

（三）心理社会状况

发病突然、眼部疼痛剧烈，患者容易出现焦虑、紧张、恐惧心理。

【护理问题】

1. 现存护理问题 急性疼痛：与紫外线损伤角膜上皮有关，表现为剧烈眼部疼痛、畏光、流泪。

2. 潜在护理问题 潜在并发症：与继发角膜感染有关，表现为角膜炎症等。

【护理措施】

1. 一般护理

（1）嘱患者清淡饮食，多食新鲜水果、蔬菜。

（2）保持环境安静，注意卧床休息，室内光线适宜等。

2. 用药护理

（1）止痛　眼部刺激症状明显者，遵医嘱局部给予0.5%丁卡因，但应注意用药浓度及用药次数，以免影响角膜上皮再生。

（2）预防感染　遵医嘱眼部涂抗生素眼药膏，包扎患眼。

3. 心理护理　嘱患者保持心情舒畅，解释疾病发展、转归，消除焦虑、紧张、恐惧情绪，使患者积极配合治疗。

4. 病情观察　严密观察视力的变化，观察结膜、角膜的变化，预防并发症，发现问题及时报告医生并协助护理。

5. 健康指导

（1）宣传电光性眼炎的危害，加强安全防护，电焊、紫外灯、野外强太阳光下作业时注意戴防护眼罩或眼镜。

（2）发病后患者勿用手揉眼，防止角膜上皮进一步损伤，继发角膜感染。

【护理评价】

1. 患者在近期内是否达到　①疼痛减轻；②无角膜感染并发症。

2. 患者在远期内是否达到　①了解电光性眼炎的防治知识；②做好安全防护，避免眼外伤的发生。

•••• 目标检测

答案解析

1. 简述角膜、结膜异物患者的护理措施。
2. 简述眼球钝挫伤患者的护理措施。
3. 简述眼球破裂伤患者的护理措施。
4. 简述眼酸碱化学伤患者的急救护理措施。
5. 简述电光性眼炎患者的护理措施。

书网融合……

重点小结　　　微课　　　习题

第三章 耳鼻咽喉科患者的护理概述

PPT

>> 学习目标

知识目标

1. 掌握 耳鼻咽喉科患者的护理评估要点。

2. 熟悉 耳鼻咽喉科手术前后的常规护理要点；耳鼻咽喉科护理管理的基本要求；儿童听力保健流程。

3. 了解 耳鼻咽喉科患者的心理特点。

技能目标

1. 能正确对耳鼻咽喉科患者实施护理评估和做出护理诊断。

2. 学会耳鼻咽喉科常用的护理技术操作。

素质目标

1. 能理解耳鼻咽喉科患者的心理特点，护理过程中尊重和爱护患者。

2. 能将预防耳鼻咽喉科疾病、祛除耳鼻咽喉科患者的病痛视为职业责任。

第一节　耳鼻咽喉科患者的特征

耳鼻咽喉承担着听觉、平衡、呼吸、发声、吞咽等重要功能。在病变时，耳鼻咽喉患者通常表现出以下特点。

1. 症状呈现复杂性　耳鼻咽喉科患者常常是多器官同时遭受病变侵袭，或某一主要器官的病变波及其他器官，导致出现多样主诉。因此，耳鼻咽喉科护理人员在执行护理评估时，必须关注耳鼻咽喉各器官之间的相互联系，并考虑到耳鼻咽喉局部与全身其他系统之间的关联性。

2. 疾病呈现反复性　耳鼻咽喉是直接接触外界环境的器官，极易遭受尘埃、细菌、病毒等外界因素的侵害。加之，该区域富含淋巴细胞，使得其对各类刺激的反应尤为敏感，易引起疾病的反复。在治疗过程中，护理人员应适时施行健康指导，让患者能够掌握与疾病相关的自我保健知识，以降低疾病复发的可能。

3. 常伴随心理症状　耳鼻咽喉器官承担听觉、平衡、呼吸和发声等重要功能，长期患病可能对患者的心理健康和社会生活造成严重的影响。在治疗过程中，护理人员应重视对心理症状的关注和干预，帮助患者的全面康复。

4. 面临急重症风险　由于耳鼻咽喉的解剖位置特殊且结构精细，易发生紧急状况，有时甚至可能危及生命安全，比如喉异物引起喉阻塞，小儿喉炎引起喉阻塞。因此，护理人员必须具备扎实的专业技能，才能及时辨识病情的演变，并采取有效的护理措施。

第二节 耳鼻咽喉科患者的评估

一、评估健康史

（一）现病史

询问患者患病的原因、诱因、发病的起始情况和时间、主要症状和体征，包括部位、性质、程度、症状出现和缓解的规律及治疗情况。

（二）既往史

了解患者既往的健康状况，注意耳鼻咽喉疾病与全身性疾病之间的关系。全身性疾病可成为耳鼻咽喉科疾病的发病原因，如一些血液系统、心血管系统疾病可引起鼻出血；多种急性传染病可致感音神经性耳聋等。而耳鼻咽喉科疾病亦可成为全身性疾病之病灶，如扁桃体炎可并发风湿热、肾炎等。还有耳鼻咽喉诸器官之间及其相邻组织病变均可相互影响，如鼻炎、鼻窦炎可成为中耳炎、咽喉炎发病的因素。

（三）生活史

了解患者出生地、生活地、年龄、文化层次、职业、饮食习惯，尤其是可引发耳鼻咽喉疾病的不良生活习惯，如嗜好烟酒者易患咽喉炎；不正确的擤鼻方法可引起鼻窦炎、中耳炎；不正确的哺乳姿势可致中耳炎等。

（四）家族史

了解患者家庭成员是否有类似病史，如询问变应性鼻炎患者可有支气管哮喘、荨麻疹等家族史。

二、评估心理社会状况

（一）疾病知识

评估患者对疾病的性质、过程、预防、治疗、预后和自我护理等的知信行情况。

（二）心理状态

评估患者面对疾病的情绪变化，识别是否存在抑郁、焦虑等情绪障碍的迹象。

（三）社会支持系统

评估社会支持系统，包括患者的经济状况、文化背景等社会因素对疾病的理解以及支持程度。

三、评估身体状况

（一）耳病患者的身体状况

1. 症状收集

（1）耳痛（arache） 可分为原发性和继发性两类。原发性耳痛又称耳源性耳痛，常由耳郭、外耳道、中耳等疾病引起；继发性耳痛一般发生于邻近器官的疾病，如咽喉部、颞下颌关节及颈部疾病，由神经反射和牵涉所致的耳痛。耳痛有刺痛、钝痛、抽痛等表现。

（2）耳聋（hearing loss） 临床上将不同程度的听力下降称为耳聋。耳聋分为器质性耳聋和功能性耳聋两类。功能性耳聋无明显器质性病变，亦称癔症性耳聋；器质性耳聋可分传导性耳聋、感音神经性耳聋和混合性耳聋。传导性耳聋由外耳、中耳病变所致，常见疾病如中耳炎、耵聍栓塞、外耳道异物等。感音神经性耳聋由内耳、听神经及听觉中枢病变引起，常见疾病如老年性耳聋、药物性耳聋、噪音性耳聋、听神经瘤等。混合性聋指耳的传音结构（外耳和中耳）及感音或神经结构（内耳及听神经）都受到损害而引起的耳聋。混合性聋两部分结构的病变可为同一疾病所致，也可为两种互不相关的疾病所致。同一疾病所致如在化脓性中耳炎有传导性耳聋，当其毒素物质经圆窗膜渗入迷路引起感音神经性耳聋时，即出现混合性聋。根据发病时间分类，耳聋可划分为先天性耳聋和后天性耳聋，先天性耳聋按病因可分为遗传性耳聋和非遗传性耳聋两类。耳聋按语言功能发育程度划分为语前聋和语后聋。

（3）耳鸣（tinnitus）　是指患者主观感觉耳内或头内有声音，但体外环境中并无相应声源，是听觉功能紊乱所致的常见症状。传导性耳聋的耳鸣一般如同机器轰鸣的低音调声音，感音神经性耳聋的耳鸣多如蝉鸣的高音调声音。

（4）耳漏（otorrhea）　是指经外耳道流出或在外耳道积聚的异常分泌物。浆液性耳漏多见于外耳道湿疹或过敏性中耳炎；脓性或黏液性耳漏多见于化脓性中耳炎；血性耳漏可能与中耳癌、中耳颈静脉球体瘤、中耳胆脂瘤伴肉芽等有关；水样性耳漏则多见于脑脊液耳漏，可能出现在颞骨外伤、中耳或内耳的术后。

（5）眩晕（vertigo）　是指自身与周围物体的位置关系发生改变，出现主观上的错觉，大多由外周前庭病变引起，表现为睁眼时周围物体旋转，闭眼时自身旋转，多伴有耳鸣、听力减退、眼震以及恶心、呕吐、出冷汗等自主神经功能紊乱现象。常见疾病有耳毒性药物中毒、梅尼埃病、迷路炎、脑干或小脑肿瘤等。

2. 功能评估

（1）听觉功能检查　听力检查法分为主观测听法和客观测听法两大类。主观测听法有耳语测试、音叉试验等；客观测听法有纯音听阈测试、声导抗测试等。

1）耳语测试　用于评估安静但无隔音环境中，被检者能够听到的最远距离。选择一个安静且长度超过 6m 的房间作为测试场地。被检者站在 6m 的标记处，身体与墙壁保持一定距离，避免声音反射对测试结果产生干扰。受检耳朝向检查者，用棉球堵住非测试耳的外耳道口，同时闭上眼睛，以防看到检查者的口型动作。检查者站在距离被检者 6m 处以简单字句词汇发出耳语声，要求被检者复述。如果被检者无法复述，检查者可以重复一次或两次，但不得提高音量。如果被检者仍然听不到，检查者应逐步靠近被检者，直到被检者能够清晰地听到并正确复述为止，并记录此时受检耳的听力距离。检查者站在距离被检者 5～6m 处能听到耳语声，为正常听力。

2）音叉试验　用来初步辨析耳聋病变的部位。每套音叉由 5 个不同频率的音叉组成，即 C128、C256、C512、C1024、C2048，常选用 C256 或 C512 的音叉进行检查。林纳试验和韦伯试验是常用的音叉试验方法，两个音叉试验结果分析见表 3 − 1。

①林纳试验（Rinne test，RT）：即骨气导比较试验。将振动的音叉柄端置于受检侧乳突部相当于鼓窦处测试骨导听力，待受试耳听不到音叉声时立即将叉臂置于距受试耳外耳道 1cm 处测试气导听力，此时若又能听及，说明气导＞骨导，记作 RT（＋），若不能听及，则先测气导，再测骨导，再次比较骨导与气导的时间，若骨导＞气导，记作 RT（−），气导与骨导相等记作（±）。

②韦伯试验（Weber test，WT）：可比较被检者两耳骨导听力。将振动的音叉柄端紧压颅面中线任何一点，请受试者辨别音叉声偏于何侧。记录时以"→"示所偏向的侧别，"＝"示两侧相等。

表 3-1 音叉试验结果分析

实验方法	正常	传导性耳聋	感音神经性耳聋
RT	（+）	（-）	（+）
WT	=	→患耳	→健耳

知识链接

声音的传导

声音的传递分为气传导和骨传导两种途径，它们在人类的听觉系统中各司其职。气传导是以空气作为介质，当声源激发声波时，这些声波穿越空气，依次通过外耳、中耳，最终抵达内耳，刺激听觉神经，从而产生听觉感知。骨传导则直接利用头骨、颌骨等硬质组织作为介质，将声波传递至内耳，同样通过听觉神经引发听觉反应。在我们日常生活中，大多数声音的接收都是通过气传导实现的。

3）纯音听阈测试　听阈指引起耳听觉的最小声强值。纯音听阈测试是利用纯音听力计产生倍频纯音进行检测，它用于准确判断耳聋程度以及初步辨析耳聋病变的部位。纯音听阈测试一般先检查气导听阈，后检查骨导听阈，并把检查结果记录在测听表，绘成折线图。听力损失分级与听力体验情况见表 3-2。

表 3-2　2021 年 WHO 听力损失分级标准

分级	听力阈值（dB）	多数成年人在安静环境下的听力体验	多数成年人在噪声环境下的听力体验
正常听力	<20	听声音没问题	听声音没有或几乎没有问题
轻度听力损失	20 至 <35	谈话没有问题	可能听不清谈话声
中度听力损失	35 至 <50	可能听不清谈话声	在谈话中有困难
中重度听力损失	50 至 <65	在谈话中困难，提高音量后可以正常交流	大部分谈话都很困难
重度听力损失	65 至 <80	谈话大部分内容都听不到，即便提高音量也不能改善	参与谈话非常困难
极重度听力损失	80 至 <95	听到声音极度困难	听不到谈话声
完全听力损失/全聋	≥95	听不到言语声和大部分环境声	听不到言语声和大部分环境声

注：听力阈值是指听力较好耳在 500Hz、1000Hz、2000Hz、4000Hz 的平均听阈。

4）鼓室声导抗测试　是通过改变外耳道的压力，测试声音进入中耳腔的难易程度，进而了解中耳系统的功能状态和相关病变的关系。在测试过程中，通过从正压至负压持续改变外耳道的压力，测量鼓膜在受压到拉出的声顺动态变化。这一变化以函数曲线的形式记录下来所形成的图形，被称为鼓室导抗图。中耳功能正常者多呈现 A 型曲线，B 型曲线多见于鼓室积液等，C 型曲线多见于鼓管功能障碍等。

（2）前庭功能检查

1）平衡功能检查　用于评价前庭脊髓反射、本体感觉及小脑平衡和协调功能的检查。常用方法有闭目直立试验、闭目步行试验等。

①闭目直立试验：用于检查静平衡。嘱被检者双足并立，双手手指互扣于胸前并向两侧拉紧，观察被检者睁眼及闭眼时躯干有无倾倒。有倾倒者为阳性，提示平衡功能障碍。

②闭目步行试验：用于检查动平衡。嘱被检者闭眼，然后向正前方连续行走五步，紧接着后退五

步，重复这个过程共五次。在测试期间，观察被检者的步态，并计算起点与终点之间的偏差角，偏差角大于90°者，提示被检者两侧前庭功能有显著差异。

2）眼震检查　用于评价前庭眼反射功能，常用方法有旋转试验、温度试验等。

①旋转试验：是通过让受试者的头部或身体在一个特定的速度和方向上旋转，来检测前庭系统的反应，常有主观旋转试验和客观旋转试验两种形式。在主观旋转试验中，受试者坐在旋转椅上、闭眼、头部固定，身体随椅子旋转，检查者通过肉眼观察受试者的眼球运动及受试者报告的旋转感和方向感，来评估前庭系统功能。在客观旋转试验中，受试者按要求进行一系列头部旋转，检查者利用加速度传感器测量受试者头部旋转时眼球运动。客观旋转试验的评估比主观旋转试验更精确。

②温度试验：亦称冷热试验，用于评估内耳半规管功能。测试时，嘱受试者坐在特制椅子上，眼注视固定目标，头部向后倾斜30～45°，确保水平半规管与地面平行；接着检查者将约44°C的温水或约30°C的冷水注入受试者的外耳道，并记录眼震的持续时间、方向和强度。正常情况下，约44°C的温水或约30°C的冷水会引起内耳淋巴液的流动，刺激毛细胞，产生前庭反应，表现出同侧眼球震颤。

3. 体征评估

（1）检查前准备　耳鼻咽喉位于头面部深处，腔体狭小且弯曲复杂。在体征评估中，通常需要借助光源、额镜以及专科器械协助检查。

1）光源设置及使用方法　耳鼻咽喉检查采用冷光源型的人工照明设备。若无人工光源，可用自然光替代。使用自然光线时，应避免阳光直射，以避免额镜聚光灼伤被检者。光源应置于检查者所戴额镜的同侧、受检耳后上方约15cm处，与受检耳距离10～20cm，见图3－1。

2）额镜的使用　额镜为一圆形凹面可聚光的反射镜，中央有一小孔。检查前，检查者把额镜戴于头部，调节额带圈使其适合头围，调节额镜双球状关节使镜面与额面平行；检查时，检查者调整额镜，将光线聚焦到检查部位，同时通过额镜中央的小孔观察检查部位，见图3－2。

3）检查者和被检者的位置　被检者与检查者距离25～30cm为宜，见图3－1。检查鼻咽喉，被检者与检查者相对而坐；检查耳，被检者侧坐，受检耳面向检查者。对于检查不合作的患儿，需助手协助；助手右手将患儿头固定，左手环抱其两上臂，以协助完成检查，见图3－3。

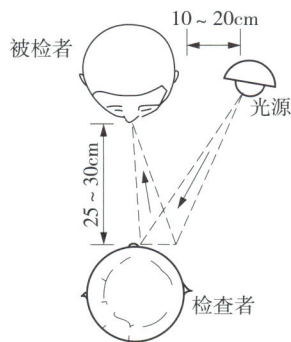

图3－1　光源与额镜的位置　　图3－2　额镜使用方法　　图3－3　检查者和小儿患者的位置

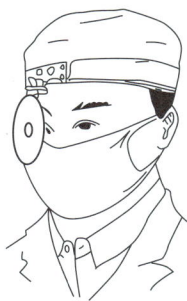

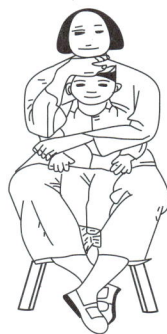

（2）耳检查

1）耳郭及耳周检查　观察耳郭有无畸形、局限性隆起、增厚，耳郭皮肤有无红肿或皲裂，耳周有无红肿、瘘口、瘢痕等。检查耳郭有无牵拉痛，耳屏、乳突区有无压痛，若有耳后肿胀应注意有无波动感。

2）外耳道及鼓膜检查　观察外耳道有无耵聍、异物，外耳道皮肤是否红肿、疖肿，骨性外耳道后上壁有无塌陷，外耳道内有无分泌物及其性状与气味。观察鼓膜正常解剖标志是否存在，注意鼓膜的色泽、活动度、有无穿孔及穿孔的部位和大小。常见检查方法如下。

①徒手检查法：由于外耳道并非一直线，而是略呈 S 形弯曲，在徒手检查时应先将耳郭向后外上（儿童应向后外下）牵拉。双手徒手检查法，是检查者用一手的拇指和中指或示指牵拉耳郭，另一手的示指或拇指将耳屏向前推移（图 3 - 4）。单手徒手检查法，在检查左耳时，检查者用左手拇指和中指从下方将耳郭牵拉，示指将耳屏向前推开；检查右耳时，检查者用左手拇指和中指从上方将耳郭牵拉，示指将耳屏向前推开（图 3 - 5）。

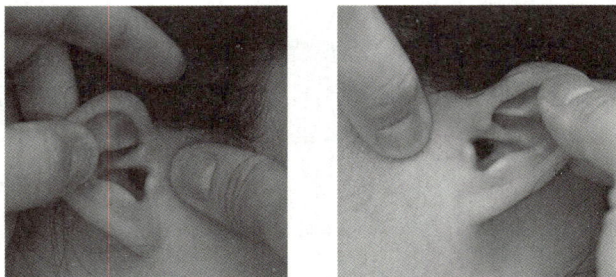

图 3 - 4　双手徒手检查法

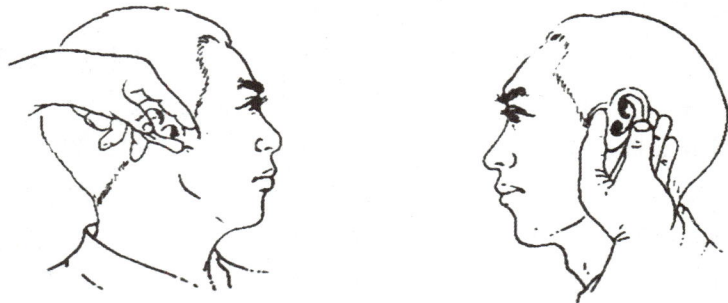

图 3 - 5　单手徒手检查法

②窥耳器检查法：窥耳器通过细长的管子将光源和放大镜片相连接，主要用于观察鼓膜及其邻近的外耳道区域，尤其适合那些狭小、毛发丰富或极度弯曲的外耳道。在使用窥耳器时，应注意前端不超过软骨部分，以避免引起不适或疼痛。对于外耳道炎或外耳道疖的患者，由于窥耳器的插入可能会引发剧烈疼痛，因此不宜使用。

③耳内镜检查法：耳内镜一端装有高清摄像头，另一端连接到显示屏幕或记录设备。使用时将耳内镜插入外耳道，摄像头捕捉图像，然后通过屏幕显示外耳道情况。耳内镜适用于观察耳道内的细微病变，或者在窥耳器无法提供足够信息时使用，因为耳内镜相对窥耳器可以提供更大的视野和更好的照明，使得检查者可以更清楚地看到外耳道的深处和细节。

3）咽鼓管检查　主要检查咽鼓管的通气功能。常用检查方法有以下四种。以下检查方法不适用于上呼吸道感染者。

①捏鼻吞咽法：被检者捏住两侧鼻翼，闭口，吞咽唾液。如咽鼓管功能正常，被检者耳内自觉轰响及闷胀感。

②捏鼻鼓气法：嘱被检者捏住两侧鼻翼，闭口，用力呼气。如咽鼓管功能正常，被检者耳内自觉轰响及闷胀感。

③导管吹张法：检查前，先指导患者清除鼻腔分泌物，并用麻黄碱和丁卡因麻醉鼻腔黏膜。然后，将听诊器两端橄榄头置于患者和检查者外耳道内。将咽鼓管导管沿鼻底伸入鼻咽部，弯头朝下，

再将导管向受检侧旋转90°进入咽鼓管咽口。检查者以左手固定导管，右手吹气，通过听诊器判断咽鼓管是否通畅，如通畅，可听到吹风声和鼓膜振动声。

④波利策法：嘱被检者含水一口，检查者将波氏球端的橄榄头塞于被检者一侧前鼻孔，捏紧另一侧前鼻孔，于被检者吞咽之际，迅速挤压皮球，同时经听诊管倾听鼓膜振动声。正常者耳内有轰响及闷胀感。

知识链接

咽鼓管

咽鼓管是连接鼓室与鼻咽部的重要生理通道，长度为3.0～3.5cm。咽鼓管的近鼓室端通常保持开放，而近鼻咽端则处于关闭状态。咽鼓管的主要功能是维持鼓室内部与外界的气压平衡，保证鼓膜两侧压力的一致性。咽鼓管的开放依赖于特定肌肉的收缩，尤其是腭帆张肌等。这些肌肉的收缩通常在我们吞咽、打哈欠、唱歌或用力擤鼻涕等生理动作时被触发。咽鼓管两侧存在15～25mm的高度差，这一独特结构可有效地防止鼻咽部液体进入鼓室。

4. 影像学检查　耳部疾病的影像学检查主要包括超声检查、普通X线平片、CT、MRI等。超声检查适用于孕妇和儿童，能够观察中耳的液体积聚、胆脂瘤等。普通X线平片可以观察颅骨、颞骨的骨质情况，但对软组织分辨率较低，对于中耳和内耳的病变显示有限。CT能提供比普通X线更详细的图像，对于评估中耳、内耳结构以及颞骨病变如肿瘤、骨折等有很好的效果。MRI主要用于查看内耳结构、评估听神经瘤等占位性病变。

（二）鼻病患者的身体状况

1. 症状收集

（1）鼻塞（rhinobyon）　是鼻部疾病常见症状之一，由于病因、病变部位和程度的不同，可表现为单侧或双侧鼻塞，持续性、间歇性、交替性或进行性加重。鼻塞主要是由于鼻黏膜充血、水肿、增生肥厚或息肉样变、鼻中隔偏曲及鼻腔内有新生物等所致。

（2）鼻漏（rhinorrhea）　指鼻内分泌物外溢。由于不同原因，鼻漏性状各异，可有水样鼻漏、黏液性鼻漏、脓性鼻漏、血性鼻漏及脑脊液鼻漏等。

（3）鼻出血（nose bleed）　详见第四章 鼻科患者的护理。

（4）嗅觉障碍（dysosmia）　按临床表现可为嗅觉完全丧失、嗅觉部分丧失、嗅觉减退、嗅觉倒错、嗅觉过敏和幻嗅。按疾病原因分为：①呼吸性嗅觉障碍，如因慢性肥厚性鼻炎、鼻息肉、鼻腔肿瘤等，呼吸气流不能到达鼻腔嗅区的黏膜；②感觉性嗅觉障碍，如因嗅黏膜、嗅神经病变而不能感到嗅素存在；③嗅觉官能症，多见于癔症、神经衰弱、精神病的患者产生嗅觉过敏、嗅觉倒错、幻嗅。

2. 功能评估　鼻功能包括呼吸功能和嗅觉功能。这里重点介绍嗅觉功能的评估。

嗅瓶实验是嗅觉功能检查的常用方法。把不同嗅剂，如香精、醋、水，分别装于同一颜色的小瓶中，嘱被检者选取其中任一瓶，手指堵住一侧鼻孔，以另一侧鼻孔嗅之，并说明气味的性质，依次检查。能嗅出所有气味者为嗅觉正常，只能辨出2种及以下者为嗅觉减退。检查时应注意避免出现嗅适应及嗅疲劳，影响检查的准确性。

3. 体征评估

（1）检查前准备　参见本节耳病患者的体征评估。

（2）鼻检查

1）外鼻检查　观察外鼻有无畸形，皮肤有无肿胀、缺损，色泽是否正常，触诊皮肤有无压痛、增厚、变硬，鼻骨有无骨折、移位及骨摩擦音。

2）鼻腔检查

①鼻前庭检查：嘱被检者头稍后仰，检查者用拇指将其鼻尖上抬，左右推动，借额镜对光，观察鼻前庭皮肤有无充血、肿胀、皲裂、溃疡、疖肿、隆起及结痂，有无鼻毛脱落等。

②固有鼻腔检查：检查者左手持前鼻镜，先将前鼻镜的两叶合拢，与鼻底平行伸入鼻前庭，不可越过鼻阈；右手扶持被检者头部，随检查需要变动头位。检查者左手缓缓张开镜叶，依次检查鼻腔各部，先让被检者头位稍低（第一位置），由下至上顺序观察鼻底、下鼻道、下鼻甲、鼻中隔前部；再让被检者头后仰30°（第二位置），检查中鼻道、中鼻甲及嗅裂和鼻中隔中部；最后让被检者头后仰至60°（第三位置），观察鼻中隔上部、中鼻甲前端等。检查时，应注意鼻甲有无充血、贫血、肿胀、肥厚、萎缩，中鼻甲有无息肉样变，各鼻道及鼻底有无分泌物及分泌物的性状，鼻中隔有无偏曲、穿孔、出血、血管曲张、溃疡糜烂或黏膜肥厚，鼻腔内有无新生物、异物等。如下鼻甲肥大妨碍检查时，可用1%麻黄碱收缩后再进行检查。检查完毕取出前鼻镜，注意不要将前鼻镜的镜叶完全闭合，以防止夹住鼻毛造成不适。

3）各鼻窦区检查 检查尖牙窝、内眦及眶内上角的皮肤有无红肿、隆起，局部有无压痛、叩痛等。

4. 影像学检查 鼻部疾病的影像学检查主要包括 X 线检查、CT、MRI 等。X 线检查是一种传统的检查方法，可以显示鼻窦和鼻腔的基本结构，对一些简单的鼻骨骨折或者肿瘤等疾病有一定的诊断价值。CT 可以提供比 X 线更为详细和精确的图像，对于鼻窦炎、鼻腔鼻窦肿瘤、鼻骨骨折等疾病的诊断具有较高的敏感性和特异性。MRI 在显示软组织方面比 CT 更为敏感，对于诊断鼻腔鼻窦肿瘤、炎症以及某些神经病变等有很好的效果。

（三）咽病患者的身体状况

1. 症状收集

（1）咽痛（pharyngalgia） 为最常见的咽部症状之一，患者常因咽痛而不愿进食，疼痛在空咽时更为明显。多由咽部炎症、异物或邻近器官疾病引起。

（2）咽部异常感觉（pharyngeal paraesthesia） 是指患者自觉咽部有堵塞、黏附、瘙痒、干燥等异常感觉，患者常用力"吭、吭"或频频吞咽以消除症状。常见原因有咽部及其周围组织的器质性病变，如慢性咽炎、咽角化症、扁桃体肥大等，也可为神经官能症的一种表现。可间歇性或持续性存在，多与恐惧、焦虑等精神因素有关，也可与内分泌功能紊乱有关。

（3）吞咽障碍（dysphagia） 是一种复杂的症状，按病因可分为以下 4 种。①精神性吞咽障碍：见于精神或心理疾病患者，如癔症、焦虑症和抑郁症。这些患者通常没有器质性病变，吞咽困难主要是由于精神或心理因素引起的。在积极的精神和心理治疗后，吞咽功能可以得到缓解。②功能性吞咽障碍：见于咽喉部的炎症性疾病，如急性咽喉炎、急性扁桃体炎等。这种障碍通常表现为吞咽时伴有疼痛，导致患者不敢下咽，从而出现吞咽障碍。③梗阻性吞咽障碍：见于吞咽通道狭窄引起的，如扁桃体肥大、会厌巨大囊肿、食管癌等。这些病变妨碍食物下行，导致吞咽困难。④麻痹性吞咽障碍：见于中枢性病变或周围性神经炎引起的咽肌麻痹，导致患者不能协调吞咽神经功能的正常活动。

（4）打鼾（snore） 是指睡眠时因软腭、腭垂、舌根等处软组织随呼吸气流颤动而产生节律性声音。引起打鼾的相关因素包括口腔和鼻腔的结构问题、饮酒、过敏、感冒和超重等。从浅睡眠进入深睡眠，软腭、舌头和喉咙的肌肉松弛，软组织向后塌陷，打鼾更为明显。打鼾患者常有注意力不集中、记忆力减退等症状，还因鼾声影响人际交往。尽管打鼾不被视为疾病，但它是阻塞性睡眠呼吸暂停低通气综合征（OSAHS）的一个警示信号。

知识链接

阻塞性睡眠呼吸暂停低通气综合征

阻塞性睡眠呼吸暂停低通气综合征（OSAHS）是由于局部气道狭窄造成睡眠中发生呼吸暂停的疾病，如每晚7小时的睡眠中，出现30次以上呼吸暂停（低通气）或每小时的呼吸暂停（低通气）超过5次/小时。常因上呼吸道狭窄或堵塞、肥胖、内分泌紊乱及老年期组织松弛引起。短期表现为晨起头痛、注意力不集中等，长期可并发心律失常、心肺功能衰竭等。临床上，通常采用多导睡眠描记仪进行睡眠监测，以协助诊断。其治疗手段包括调整睡眠姿势、药物治疗、减肥、鼻腔持续正压通气等非手术方式以及悬雍垂腭咽成形术、腭咽成形术等手术方式。

2. 功能评估　咽部功能主要包括吞咽和呼吸功能，其健康状况常通过视诊、触诊、吞咽特定食物测试以及多导睡眠监测等方法来评估。

3. 体征评估

（1）检查前准备　参见本节耳病患者的体征评估。

（2）咽检查

1）口咽部检查　嘱被检者端坐，张口平静呼吸。检查者先用额镜对光，观察口腔情况，再用压舌板压在舌前2/3处，嘱患者发"啊"音，观察软腭运动情况和检查两侧腭扁桃体。注意咽黏膜有无充血、肿胀、溃疡、假膜、脓苔、干燥和隆起等，注意两侧腭扁桃体的大小、形态、隐窝口有无分泌物、异物或新生物等。部分患者咽反射较敏感，可先以1%丁卡因喷雾咽部行表面麻醉后再检查。

2）鼻咽部检查

①间接鼻咽镜检查：嘱被检者端坐，张口平静呼吸。检查者先用额镜对光，再一手持压舌板轻压舌部，另一手持加温而不烫的鼻咽镜，从口角插入并置于软腭与咽后壁之间，镜面向上并转动，勿触及咽壁，以免引起被检者恶心。通过镜面可观察到各鼻甲后端、咽鼓管咽口、圆枕、咽隐窝、腺样体等。检查时应注意鼻咽黏膜有无充血、肿胀、溃疡及新生物等。对咽反射敏感者，可用1%丁卡因溶液喷雾麻醉黏膜3～5分钟后再做检查。

②鼻咽指诊检查：用于不能用以上方法检查的儿童。用右手示指迅速探入被检者的鼻咽部进行触诊，以明确有无腺样体肥大或鼻咽部肿物。

③鼻咽纤维镜检查：鼻咽纤维镜是一种软性内镜，其光导纤维可弯曲，从鼻腔导入后，可随意变换角度，全面观察鼻咽部，同时还具有吸引、活检及摄影的功能。

3）喉咽部检查

①间接喉咽镜检查：嘱被检者端坐，张口伸舌。检查者先额镜对光，再以消毒的纱布包裹被检者舌前部，左手的示指支于上唇，拇指及中指将舌往外轻拉，右手持加温后的间接咽喉镜，镜面向下置于软腭部，并将腭垂推向后上方。通过间接咽喉镜观察舌根、会厌、会厌谷、梨状窝，注意观察黏膜有无红肿、溃疡、异物等。对于咽反射敏感的患者，检查前用1%丁卡因溶液喷咽部麻醉黏膜后再行检查。在间接咽喉镜中所见影像上部为喉咽的前部，下部为喉咽的后部，但左右并不颠倒。

②直接喉镜检查：嘱受检者仰卧位，确保口腔与喉腔处于一条直线。检查者通过带有光源的电子纤维喉镜软管经鼻腔或者硬管喉镜经口腔进入，抵达咽部或喉部，从而清晰地观察到咽部或喉部的情况。该检查常引起受检者出现恶心、呕吐等不适反应，因此在检查前4～6小时停止进食和饮水。对于咽反射敏感的患者，检查前还需用1%丁卡因溶液喷咽部麻醉黏膜后再行检查。

4. 影像学检查　咽部疾病的影像学检查主要包括X线检查、CT、MRI等。常用的X线检查是鼻咽侧位片，主要用于腺样体肥大的检查，根据鼻咽顶后壁黏膜增厚的程度及气道的宽窄，判断有无腺样体的肥大。CT 及 MRI 检查适合于鼻咽部的占位性病变，可提示病变范围及与周围结构的关系。

（四）喉病患者的身体状况

1. 症状收集

（1）声音嘶哑（hoarseness） 是喉部疾病最常见的症状，提示病变累及声带。引起嘶哑的常见原因是声带病变，如声带炎症、息肉、肿瘤以及支配声带运动的神经受损等。

（2）喉痛（laryngalgia） 常由喉部急（慢）性炎症、恶性肿瘤、喉部结核、外伤等引起。

（3）吸气性喉喘鸣（laryngeal stridor） 是一种由于喉部或气管部分阻塞而导致的症状。在用力吸气时，气流通过狭窄的气道形成涡流而产生的尖锐而刺耳的呼吸音。常见于喉部炎症、喉外伤、异物梗阻、喉部肿瘤、双侧喉返神经麻痹、喉肌痉挛、喉部畸形等疾病。先天性喉喘鸣是一种特殊类型的吸气性喉喘鸣，常见于新生儿喉软骨发育不全，如会厌软骨软弱，导致吸气时两侧杓会厌皱襞互相靠拢，使喉腔变窄，从而产生喉喘鸣。随着年龄的增长和喉软骨的逐渐发育，喉喘鸣通常会逐渐消失。

（4）吸气性呼吸困难（inspiratory dyspnea） 属呼吸困难的一种，表现为吸气费力，吸气过程延长，重者常因吸气肌极度用力、胸腔负压增大，在吸气时出现"三凹征"，常伴有吸气性喉喘鸣。

2. 功能评估
喉部功能主要包括发音和呼吸功能，其健康状况常通过视诊、听诊来评估。

3. 体征评估

（1）检查前准备 参见本节耳病患者的体征评估。

（2）喉检查

1）喉外部检查 观察喉体大小、位置以及是否对称，触诊喉体有无肿胀、触痛、畸形，颈部有无肿大的淋巴结或皮下气肿等。将喉体向两侧推移，可扪及喉关节摩擦和移动的感觉；晚期喉癌的患者，喉关节受累，此种感觉可以消失。

2）喉腔检查

①间接喉镜检查：被检者端坐，张口伸舌。检查者先额镜对光，再以消毒的纱布包裹舌前部，左手的示指支于上唇，拇指及中指将舌往外轻拉，右手持加温后的间接咽喉镜，镜面向下置于软腭部，并将腭垂推向后上方。嘱患者间断发"依、依……"音，使会厌上举。检查者借助间接咽喉镜，观察到会厌喉面、室带、声带、杓间区及杓状会厌襞等，注意观察黏膜有无红肿、溃疡、新生物，声带有无增厚、息肉、结节及运动是否对称等，观察声带及杓状软骨、杓会厌襞活动情况。对于咽反射敏感的患者，检查前用 1% 丁卡因溶液喷咽部麻醉黏膜后再行检查。在间接咽喉镜中所见影像的上部为喉的前部，下部为喉的后部，但左右并不颠倒。

②直接喉镜检查：同本节咽喉部检查。

4. 影像学检查
喉影像学检查利用 X 线、CT 和 MRI 技术评估喉部结构和病变。X 线用于观察喉部基本结构和病变，如骨骼、软组织厚度及钙化、骨折。CT 提供详细横断面和三维图像，有助于检测喉部肿瘤、外伤等。MRI 专注于高质量软组织成像，适用于评估喉部软组织病变以及观察声带和杓状软骨等细微结构等。

第三节 耳鼻咽喉科手术常规护理

一、术前常规护理

（一）术耳准备

1. 消炎
对于慢性化脓性中耳炎耳内有脓液的患者，入院后根据医嘱予 3% 过氧化氢溶液清洗外耳道，并滴入抗生素滴耳液，每日 3~4 次。

2. 备皮　为便于手术，备皮需剔除患侧耳郭周围头发，一般为距发际 5~6cm；若患者行颅底或前颅底手术，则备皮范围更大；若患者行耳前瘘管切除术，则备皮范围可适当缩小。清洁耳郭及周围皮肤；女性患者应梳理头发，若为长发，术侧头发成贴皮三股辫；若为短发，可用凡士林将其黏于旁边，或用皮筋扎起，以免污染手术野。

（二）术鼻准备

1. 消炎　检查患者有无上呼吸道感染，如有应待炎症消退后手术。

2. 备皮　剪去患侧鼻毛，男性患者剔净胡须。若息肉或肿块过大，已长至鼻前庭，则不宜剪鼻毛。

（三）咽部准备

1. 消炎　咽喉部或口腔有炎症者，应先控制炎症，再行手术。术前 3 天给予含漱液漱口，每天 4~6 次。

2. 禁食　术前禁食 6 小时。

（四）喉部准备

1. 消炎　咽喉部、口腔或鼻腔有炎症者，应先控制炎症，再行手术。

2. 禁食　术前至少禁食 6 小时。

3. 备皮　喉切除或颈淋巴结清扫的患者根据手术范围备皮。

二、术后常规护理

（一）耳病术后常规护理

1. 体位护理　全麻未清醒者应取去枕平卧位，头偏向一侧。全麻清醒后，可根据患者状况选择平卧位、侧卧位或半卧位。若无发热、头痛、眩晕等症状，次日可进行轻微活动。人工听骨手术后需头部制动 48~72 小时。

2. 饮食护理　术后若无恶心、呕吐，全麻清醒 3 小时后，可进食流质或半流质饮食。3~5 天后，根据病情逐步改为普食。饮食应以高蛋白、高热量、高维生素、清淡为宜，避免辛辣刺激及过硬食物。患侧应尽量避免咀嚼运动，以免影响手术部位。

3. 用药护理　遵医嘱使用抗生素，预防感染，促进伤口愈合。

4. 伤口护理　密切观察出血情况及敷料是否松脱。若渗血较多，应及时报告医生处理。告知患者及家属不可自行取耳内填塞的纱条。术后 6~7 天拆线，2 周内逐渐抽出耳内纱条。拆线后，外耳道内应放置挤干的酒精棉球，保持耳内清洁并吸收耳内渗出液。嘱患者在洗头、洗澡时以干棉球塞住外耳道口，防止污水进入术腔引起感染。

5. 听力护理　耳部手术患者多有不同程度的听力损害，护理人员应采取有效沟通方式，如大声说话、减慢语速，必要时辅助以图片、书写或简单手语。

6. 病情观察　注意观察是否有面瘫、恶心、呕吐、眩晕、平衡失调等并发症。开颅手术后，注意患者是否有高热、嗜睡、神志不清、瞳孔异常变化、脑脊液漏等并发症。一旦发现异常，应及时通知医生并协助处理。

7. 健康指导　指导患者注意保暖，教授正确擤鼻方法。按需使用呋麻滴鼻液，保持咽鼓管通畅。患者出院后，应定期随访，按医嘱用药，正确清洁外耳道。

（二）鼻病术后常规护理

1. 体位护理 局麻患者术后应采取半卧位，有助于鼻腔分泌物和渗出物的引流，同时还能减轻头部充血。全麻患者在清醒后，也应改为半卧位，并根据全麻护理常规进行照护。

2. 饮食护理 局麻患者术后2小时，全麻清醒后3小时，可以开始进温凉的流质或半流质饮食。应少食多餐，确保营养摄入，同时避免辛辣刺激性食物。

3. 用药护理 遵医嘱使用抗生素，预防感染，促进伤口愈合。

4. 伤口护理

（1）鼻腔出血的护理 指导患者把流入咽部的血液时吐入痰杯，以免引起胃部不适，并方便观察出血量。注意监测患者的生命体征、切口渗血情况，以及是否有频繁的吞咽动作。术后24小时内，可以使用冰袋冷敷鼻部，必要时遵医嘱使用止血药。若出血较多，应及时通知医生并协助处理。

（2）鼻腔填塞的护理 告知患者不要用力咳嗽或打喷嚏，以免鼻腔内纱条松动或脱出引起出血。教导患者如何遏制喷嚏，例如用手指按人中、做深呼吸或用舌尖抵住硬腭等方法。从第二天开始，可以滴石蜡油润滑纱条，以便于抽取。填塞物一般在24~48小时分次取出，纱条抽尽后根据医嘱改用呋麻滴鼻液滴鼻，防止出血并利于通气。

5. 口腔护理 患者鼻腔填塞期间，需张口呼吸，应做好口腔护理。嘱患者多次少量饮水，保持口腔湿润。唇部涂液体石蜡，防止口唇干燥。餐后用含漱液漱口，保持口腔清洁。

6. 健康指导 嘱患者注意保护鼻部，避免外力碰撞，特别是对于鼻部整形手术患者，以防止出血影响手术效果。

（三）咽病术后常规护理

1. 体位护理 全麻患者在未清醒前取侧俯卧位，头部偏向一侧，以便于口中分泌物排出，同时方便术后观察是否有出血。局麻和全麻清醒后，患者应采取半卧位。

2. 饮食护理 局麻或表面麻醉患者术后2小时，全麻患者术后3小时，可以开始进冷流质或冷半流质饮食。

3. 用药护理 按照医嘱使用抗生素，预防感染，促进伤口愈合。

4. 伤口护理 密切观察切口渗血情况，并指导患者及时将口中分泌物吐入痰杯，以免引起胃部不适，同时也便于观察出血量。注意监测患者的生命体征、切口渗血情况，以及是否有频繁的吞咽动作。必要时，根据医嘱使用止血药。如果出血较多，应立即通知医生并协助处理。

5. 健康指导 嘱患者注意口腔卫生，术后第二天开始漱口，防止口腔感染。嘱患者禁烟酒，避免辛辣刺激性和质硬粗糙的食物。嘱患者术后15天内不要用力咳嗽，尽量减少说话，以避免引起伤口出血。

（四）喉病术后常规护理

1. 体位护理 全麻患者应按照全麻常规护理直至清醒，清醒后取半卧位，并鼓励患者尽早下床活动。

2. 饮食护理 一般喉部手术后，全麻清醒3小时后可以开始进温冷流质或半流质饮食。对于鼻饲患者，应保证均衡或充足的营养，以预防并发症，促进康复。同时，嘱患者禁烟酒，避免辛辣刺激性食物。

3. 用药护理 遵医嘱使用抗生素，预防感染，促进伤口愈合。

4. 伤口护理 密切观察切口渗血情况，如发现活动性出血，应及时报告医生并协助处理。对于气管切开或喉切除患者，应做好气管套管和气道护理，保持呼吸道通畅。

5. 心理护理 对于行喉切除的患者，应加强非语言交流和沟通，使其保持情绪稳定，积极配合治疗。

6. 健康指导　嘱患者在喉镜术后减少讲话，注意声带休息。

第四节　耳鼻咽喉科护理管理

一、门诊管理

为确保门诊的高效运转和患者的舒适体验，耳鼻咽喉科门诊管理常规如下。

（一）环境与物品管理

1. 环境准备　保持诊室的清洁卫生，做好开诊前的准备工作。

2. 物品管理　备齐耳鼻咽喉常用的检查器械，如光源、额镜、前鼻镜、鼻咽镜、间接咽喉镜、酒精灯、音叉等。

（二）工作内容

1. 就诊管理　合理安排就诊顺序，保护患者隐私不被侵犯。对于老弱、幼小患者，应优先安排就诊。对于急重症患者，如外伤、鼻出血、呼吸困难、耳源性颅内并发症等，应立即安排就诊。

2. 协助检查　指导或帮助患者填写病历首页的各项内容，对于婴幼儿患者，检查时协助医师固定其头部。对于耳聋患者，应适当采用笔谈方式沟通，避免喧哗。在诊疗过程中，做好消毒隔离工作，防止交叉感染。

3. 健康指导　通过宣传栏普及耳鼻咽喉科专科常见病的起因、预后及预防保健方法等知识，帮助患者或家属了解相关知识，以便他们积极配合治疗和护理。根据患者的具体状况，提供生活、用药、预防等方面的护理指导，并在必要时预约登记复诊时间。

二、隔音室管理

隔音室作为听功能检测的重要场所，应由专人负责管理。

（1）隔音室内的环境噪音声压级必须符合国家 GB/T 7583—1987 的标准要求，以确保测试的准确性和可靠性。

（2）保持室内干净整洁，空气流通清新，同时注重防潮措施，以营造一个适宜的测试环境。

（3）检查所需的器具和用品，如音叉、纯音听力计、声导抗仪和结果记录单等，应准备齐全。仪器应定期进行校准，并注意耳塞的消毒。

（4）在测试开始前，向受试者详细解释测试的目的、过程以及如何配合进行测试。对于婴幼儿被检者，应根据年龄和检查目的选择适当的测试方法。在操作前，去除受试者的眼镜、头饰、耳环及助听器等，并清洁外耳道，调整耳机位置，确保外耳道通畅。

（5）测试过程中，应确保受试者坐姿舒适，避免说话、吞咽及清鼻等动作，不随意移动身体，保持安静的环境。

（6）测试结束后，及时记录和整理检查结果，并将其送交医生进行后续分析和处理。

三、病房管理

1. 抢救物品　耳鼻咽喉科病房的治疗室，除了备有各种耳鼻咽喉科专科检查器械、敷料、药品以及各类无菌包等，还应准备好氧气、吸引器等抢救物品，确保随时可用。

2. 卫生管理　保持病房的清洁和卫生，定期进行消毒、通风，以防止交叉感染。

知识链接

耳鼻咽喉科患者分级护理

耳鼻咽喉科患者的护理基于病情、自我照顾能力、治疗需求和生活状况，分为三级。

一级护理 适用于病情稳定但仍严重患者，如急性喉炎、气管异物、急性会厌炎、气管切开等，以及全麻手术后需卧床患者、生活不能自理或病情不稳定者、生活部分自理但病情变化者。

二级护理 适用于病情稳定、需卧床患者，如鼻出血、鼻窦炎、鼻息肉、鼻中隔偏曲、声带息肉、中耳炎、扁桃体炎等，生活部分自理，离床活动需帮助。

三级护理 适用于生活完全自理、病情稳定、康复期患者。

第五节　儿童耳及听力保健

根据世界卫生组织网站公开的数据，耳聋和听力损失在每个地区和国家都很普遍。截至 2019 年，致残性听力损失的患病率达到全球总人口的 5%；预计到 2050 年，这一数字将上升到 9 亿。现大约有 3400 万儿童患有耳聋或听力损失，其中 60% 的病例是由于可预防的原因引起的。

一、保健时间

新生儿期听力筛查后，进入 0~6 岁儿童保健系统管理，在健康检查的同时进行耳及听力保健，其中 6、12、24 和 36 月龄为听力筛查的重点年龄。

二、检查内容

1. 耳外观检查 检查是否存在外耳畸形、外耳道异常分泌物、外耳湿疹等。

2. 听力筛查 采用听觉行为观察法（表 3-3）或便携式听觉评估仪（表 3-4）进行听力筛查。具备条件的社区卫生服务中心和乡镇卫生院可使用耳声发射测试或听觉脑干反应测试进行听力筛查。

表 3-3　0~3 岁儿童听觉观察法听力筛查阳性指标

年龄	听觉行为反应
6 月龄	不会寻找声源
12 月龄	对近旁的呼唤无反应 不能发单字词音
24 月龄	不能按照成人的指令完成相关动作 不能模仿成人说话（不看口型）或说话别人听不懂
36 月龄	吐字不清或不会说话 总要求别人重复讲话 经常用手势表达主观愿望

表 3-4　0~6 岁儿童听觉评估仪听力筛查阳性指标

年龄	测试音强度（dB SPL，声场）	测试音频率	筛查阳性结果
12 月龄	60	2kHz（纯音）	无听觉反应
24 月龄	55	2、4kHz（纯音）	任一频率无听觉反应

续表

年龄	测试音强度（dB SPL，声场）	测试音频率	筛查阳性结果
3~6 岁	45	1、2、4kHz（纯音）	任一频率无听觉反应

注：筛查房屋应当安静，远离电梯、超声等辐射干扰，室内本底噪声≤45dB（A）。

三、耳及听力保健知识指导

（1）正确哺乳和喂奶，防止婴儿呛奶。婴儿溢奶时应及时、轻柔地清理。

（2）不要自行清洁外耳道，避免造成损伤。

（3）洗澡或游泳时防止呛水和耳朵进水。

（4）避免长时间暴露在强声或持续的噪音环境中，减少耳机使用。

（5）有耳毒性药物致聋家族史者，应主动告知医生。

（6）避免头部外伤和外耳道异物。

（7）注意儿童在患有腮腺炎、脑膜炎等疾病时的听力变化。

（8）一旦出现以下异常，应及时就诊。儿童耳部及耳周皮肤异常；外耳道有分泌物或异常气味；有拍打或抓耳部的动作；有耳痒、耳痛、耳胀等症状；对声音反应迟钝；出现语言发育迟缓的表现。

四、转诊

出现以下情况之一者，应及时转诊至儿童听力检测机构进行进一步诊断。

（1）听觉行为观察法筛查中任一项结果为阳性。

（2）听觉评估仪筛查中任一项结果为阳性。

（3）耳声发射筛查未通过。

第六节　耳鼻咽喉科常用护理技术

一、外耳道滴药法

（一）目的

用于治疗外耳道及中耳疾病，或软化耵聍，以便更容易清除。

（二）用物准备

额镜、光源、滴耳液、消毒干棉球、棉签、耵聍钩、膝状镊。

（三）操作步骤

1. 检查药物信息　在滴药前，确保药物包装完整，检查药名、浓度、性状、有效期等信息，避免使用过期或不符合要求的药物。

2. 准备和沟通　着装整齐，核对患者信息，确认耳别。与患者沟通，说明操作的目的和过程，以减轻患者的不安情绪，获得其合作。

3. 准备患者体位　指导患者采取侧卧或坐位，头部侧向健侧，患耳向上。

4. 正确滴入药物

（1）滴药前，洗手。用额镜和光源，将光线聚焦到外耳道，再轻轻向外后上方牵拉耳郭（对于儿童，则向外后下方牵拉）。

（2）滴药时，在牵拉耳郭后用棉签、耵聍钩或膝状镊清除外耳道的分泌物；再将药物滴入外耳道后壁，一般滴入 2~3 滴。

（3）滴药后，用手指轻轻按压耳屏数次，并让患者保持头位 2~3 分钟，帮助药液进入外耳道。

5. 结束操作　整理用物，做好健康宣教，洗手、记录操作情况。

（四）注意事项

（1）滴药时，药瓶口应避免接触耳部，以防污染。

（2）滴药前，应确保外耳道内的分泌物已经被清洗干净。

（3）药液的温度应与体温相近，以免患者出现眩晕、恶心呕吐等不适反应。

（4）若用于软化耵聍，应提前告知患者可能需要多滴一些药液，滴药后可能会有一段时间的耳塞或闷胀感。

二、外耳道冲洗法

（一）目的
清除外耳道内的干硬分泌物或细小异物，保持耳道通畅。

（二）用物准备
弯盘、治疗碗、带有塑料管的橡皮球、生理盐水、纱布、棉签、光源、额镜。

（三）操作步骤

1. 检查药物信息　在冲洗前，确保药物包装完整，检查药名、浓度、性状、有效期等信息，避免使用过期或不符合要求的药物。

2. 准备和沟通　着装整齐，核对患者信息，确认耳别。与患者沟通，说明操作的目的和过程，以减轻患者的不安情绪，获得其合作。

3. 准备患者体位　嘱患者取舒适的坐位。

4. 外耳道冲洗

（1）冲洗前，将弯盘置于患耳耳垂下方，紧贴皮肤，并让患者头部轻微向患侧倾斜。

（2）冲洗时，左手轻轻向外后上的方向牵拉患者耳郭（对于儿童，则向外后下的方向牵拉），右手持已吸满生理盐水的橡皮球，对准外耳道后上壁方向轻柔冲洗。这样可以使水流顺着外耳道的后上壁进入耳道深处，利用回流的力量冲出干硬分泌物或异物。

（3）冲洗后，用纱布轻轻擦拭患者的耳郭，并使用棉签清理耳道内残留的水分。使用光源和额镜检查外耳道是否已清洁。如有需要，可重复冲洗，直至彻底清洁。

5. 结束操作　整理用物，做好健康宣教，洗手、记录操作情况。

（四）注意事项

（1）操作过程中应轻柔细致，防止损伤外耳道皮肤和鼓膜。

（2）外耳道冲洗不适用于坚硬且大的耵聍、尖锐的外耳道异物、中耳炎伴有鼓膜穿孔、急性中耳炎或急性外耳道炎的患者。

（3）使用的冲洗液温度应接近患者体温，避免过热或过冷，防止引起内耳迷路刺激症状。

（4）冲洗时应避免直接对准鼓膜和耵聍或异物，以防损伤或推动异物更深入耳道。

（5）如果耵聍已经软化，可以使用耵聍钩小心钩出，或者指导患者在接下来的 2~3 天内滴入 3% 的碳酸氢钠溶液后再行冲洗。

（6）若在冲洗过程中患者出现头晕、恶心呕吐或耳部突然疼痛等症状，应立即停止操作，并仔细检查外耳道。如有必要，应请医生共同处理。

三、鼻腔滴药法

（一）目的
用于治疗鼻腔、鼻窦和中耳的疾病，或保持鼻腔润滑，防止干燥结痂。

（二）用物准备
额镜、光源、滴鼻液、消毒干棉球、棉签、膝状镊。

（三）操作步骤

1. 检查药物信息　在滴药前，确保药物包装完整，检查药名、浓度、性状、有效期等信息，避免使用过期或不符合要求的药物。

2. 准备和沟通　着装整齐，核对患者信息，确认前鼻孔右侧或左侧。与患者沟通，说明操作的目的和过程，以减轻患者的不安情绪，获得其合作。

3. 准备患者体位　嘱患者擤净鼻涕；指导患者采取仰卧垂头位，肩下垫枕头或头悬于床沿，使头部与身体成直角，头低肩高。或指导患者坐在有靠背的椅子，头后仰。

4. 正确滴入药物
（1）滴药前，洗手。用额镜和光源，将光线聚焦到鼻腔。
（2）滴药时，将药物沿着鼻腔内侧壁滴入，每侧鼻腔滴入 2~3 滴药液。
（3）滴药后，交替按压鼻翼，保持体位 2~3 分钟，帮助药液进入鼻腔。

5. 结束操作　整理用物，做好健康宣教，洗手、记录操作情况。

（四）注意事项
（1）在滴药时，滴管口或瓶口应避免接触鼻孔，以防污染。
（2）患者在滴药时不要吞咽，以避免药液进入咽部引起不适。
（3）对于鼻侧切开的患者，滴鼻后应指导患者向患侧卧，帮助药液进入术腔。

四、鼻腔冲洗术

（一）目的
用于清除鼻腔内分泌物、干痂，鼻腔或鼻窦手术前的准备。

（二）用物准备
洗鼻器、洗鼻剂、纱布、额镜、光源。

（三）操作步骤

1. 检查药物信息　在冲洗前，确保药物包装完整，检查药名、浓度、性状、有效期等信息，避免使用过期或不符合要求的药物。

2. 准备和沟通　着装整齐，核对患者信息，确认前鼻孔右侧或左侧。与患者沟通，说明操作的目的和过程，以减轻患者的不安情绪，获得其合作。

3. 准备患者体位　嘱患者取舒适的坐位。

4. 外耳道冲洗

（1）冲洗前，将洗鼻剂倒入洗鼻瓶内，加入适宜温度的温水，盖好瓶盖摇匀。

（2）冲洗时，指导患者身体前倾30°，低头张嘴呼吸，将洗鼻喷头轻轻放入一侧鼻孔，有节奏、适度地挤压瓶身，使液体流过鼻腔、鼻窦，从另一侧鼻孔或口中流出。适应后可以逐渐加大力度，以患者感觉舒适为宜，两侧鼻腔交替进行。

（3）冲洗后，用纱布轻轻擦干患者面部。使用光源和额镜检查鼻腔是否已清洁。如有需要，可重复冲洗，直至彻底清洁。

5. 结束操作 整理用物，做好健康宣教，洗手、记录操作情况。

（四）注意事项

（1）急性鼻腔炎症时，不宜使用本方法，以免炎症扩散。

（2）温度应接近体温，过热或过凉都可能引起不适。

（3）冲洗时压力不可过大，避免吞咽动作，以免引起中耳感染，同时不要说话，以免引起呛咳。

（4）冲洗过程中如出现咳嗽、呕吐、喷嚏等不适现象，应立即停止冲洗，稍等片刻后再继续冲洗。

（5）先冲洗鼻腔堵塞较重的一侧，再冲洗对侧。

五、上颌窦穿刺冲洗术

（一）目的

用于诊断及治疗上颌窦疾病，如慢性上颌窦炎。

（二）用物准备

额镜、光源、前鼻镜、上颌窦穿刺针、20ml或30ml注射器、弯盘、橡皮管接头、1%麻黄碱、1%丁卡因、棉签、棉球、温0.9%氯化钠注射液及治疗用药如庆大霉素、地塞米松、甲硝唑等。

（三）操作步骤

1. 检查药物信息 在冲洗前，确保药物包装完整，检查药名、浓度、性状、有效期等信息，避免使用过期或不符合要求的药物。

2. 准备和沟通 着装整齐，核对患者信息，确认右侧上颌窦或左侧上颌窦。与患者沟通，说明操作的目的和过程，以减轻患者的不安情绪，获得其合作。

3. 准备患者体位 嘱患者擤净鼻涕，指导患者采取舒适的坐位。

4. 上颌窦穿刺冲洗

（1）冲洗前，先用1%麻黄碱棉片置于中鼻道，以收缩鼻甲和窦口黏膜，再使用1%丁卡因及0.1%肾上腺素棉片放入下鼻道穿刺部位，进行黏膜麻醉，等待5~10分钟。

（2）冲洗时，用额镜和光源，将光线聚焦到鼻腔；在前鼻镜窥视下，操作者手持穿刺针伸入下鼻道，针尖斜面朝向鼻中隔，将穿刺针针尖置于距下鼻甲前端1~1.5cm处，靠近下鼻甲附着处的下鼻道外侧壁并固定，然后撤出前鼻镜。操作者一手固定患者的头部，另一手用拇指、示指和中指握住针体，掌心顶住针柄，向同侧外眦方向稍用力旋转，穿刺针即进入窦腔，此时会有落空感。拔出针芯，接上空针回抽，抽出空气或脓液，说明穿刺成功。再指导患者头部稍低，张口呼吸，使用橡皮管连接穿刺针和注射器之间，缓慢注入温生理盐水进行冲洗，直至水清无脓为止（图3-6）。

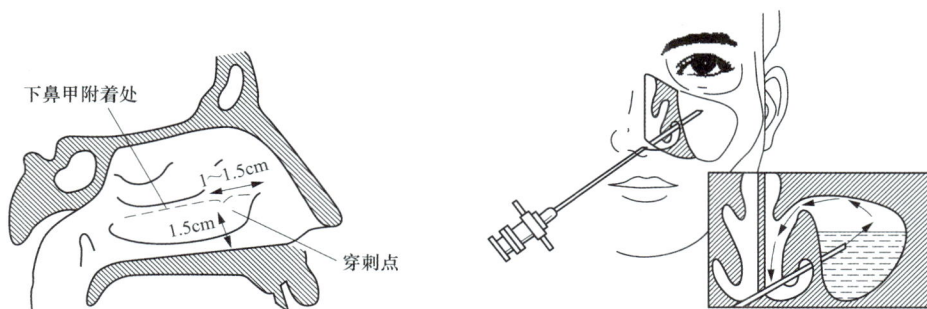

图 3 - 6　上颌窦穿刺冲洗示意图

（3）冲洗后，向窦腔内注入抗感染药物。拔出穿刺针，用 1% 麻黄碱棉球置于穿刺处压迫止血，并告知患者 2 小时后自行取出。

5. 结束操作　整理用物，做好健康宣教，洗手、记录操作情况。

（四）注意事项

（1）高血压、血液病、心脏病、空腹、年老体弱、上呼吸道急性炎症期患者不宜进行穿刺。

（2）穿刺部位及方向应准确，穿刺不可过深，未确认在窦腔内不可进行冲洗，以免引起面颊部或眶内软组织肿胀及感染。

（3）禁止向窦腔内注入空气，以免引起气栓。

（4）穿刺过程中如患者发生晕厥、虚脱应立即停止操作，平卧休息，密切观察并给予处理。

（5）冲洗完毕后，患者应在治疗室休息 15 分钟左右，无不适反应方可离开。

（6）告知患者在 3～5 天内，鼻腔分泌物中带有少量血液为正常现象，若出血较多时应及时就诊。

六、鼻窦负压置换疗法

（一）目的

用于治疗慢性鼻窦炎，通过负压吸引帮助排出鼻窦内的脓液，并促进鼻腔内药液进入窦内。

（二）用物准备

额镜、光源、1% 麻黄碱液、治疗用药、清洁棉球、负压吸引器、橄榄头鼻塞、弯盘。

（三）操作步骤

1. 检查药物信息　在鼻窦负压置换疗前，确保药物包装完整，检查药名、浓度、性状、有效期等信息，避免使用过期或不符合要求的药物。

2. 准备和沟通　着装整齐，核对患者信息，确认右侧上颌窦或左侧上颌窦。与患者沟通，说明操作的目的和过程，以减轻患者的不安情绪，获得其合作。

3. 准备患者体位　嘱患者擤净鼻涕；指导患者采取仰卧垂头位，垫肩。

4. 鼻窦负压置换疗法

（1）置换前，使用 0.5%～1% 麻黄碱收缩鼻黏膜，以利鼻窦口开放。

（2）置换时，在患侧鼻腔滴入治疗用药的混合药液 3～4ml。将连接吸引器的橄榄头塞入治疗侧前鼻孔，用手指压紧另一侧鼻孔，嘱患者连续发"开、开……"音，使软腭上提，鼻咽腔关闭，同时开动吸引器吸引 1～2 秒即停，重复 6～8 次。目的是使鼻腔鼻窦正负压交替，利于窦内脓液的排出和鼻腔内药液进入窦内。用同法进行另一侧鼻腔操作。每日或隔日 1 次。

5. 结束操作 整理用物，做好健康宣教，洗手、记录操作情况。

（四）注意事项

（1）鼻腔、鼻窦有急性炎症，鼻部伤口未愈，鼻出血及高血压者，禁用此法。

（2）吸引时负压不能超过24kPa（180mmHg），时间不宜过长，以免损伤黏膜。

七、咽部涂药法

（一）目的

用于咽喉部疾病的治疗及其黏膜表面麻醉。

（二）用物准备

额镜、光源、压舌板、长棉签及各种治疗用药。

（三）操作步骤

1. 检查药物信息 在涂药前，确保药物包装完整，检查药名、浓度、性状、有效期等信息，避免使用过期或不符合要求的药物。

2. 准备和沟通 着装整齐，核对患者信息。与患者沟通，说明操作的目的和过程，以减轻患者的不安情绪，获得其合作。

3. 准备患者体位 指导患者采取舒适的坐位，张口呼吸直到舌部和腭部完全放松。

4. 咽部涂药

（1）涂药前，先用额镜和光源，将光线聚焦到口咽；左手持压舌板轻轻压低舌背或舌前2/3，充分暴露咽部。

（2）涂药时，右手持长棉签蘸上药液直接涂至咽部病变处，每日2～3次。

（3）涂药后，嘱患者不宜立即进食或漱口。

5. 结束操作 整理用物，做好健康宣教，洗手、记录操作情况。

（四）注意事项

（1）涂药时，棉签上的棉花应缠紧，以免脱落。

（2）所蘸药液不宜过多过湿，以免流入喉部造成黏膜损伤甚至喉痉挛；涂药范围不宜太广，以免伤及正常组织。

八、咽喉部喷雾法

（一）目的

用于咽喉部手术或检查时的黏膜表面麻醉，以及咽喉炎的治疗。

（二）用物准备

额镜、光源、喷粉（雾）器及各种治疗用药。

（三）操作步骤

1. 检查药物信息 在喷药前，确保药物包装完整，检查药名、浓度、性状、有效期等信息，避免使用过期或不符合要求的药物。

2. 准备和沟通 着装整齐，核对患者信息。与患者沟通，说明操作的目的和过程，以减轻患者的不安情绪，获得其合作。

3. 准备患者体位 嘱患者将咽喉部分泌物吐出，指导患者采取舒适的坐位，张口呼吸直到舌部和腭部完全放松。

4. 咽喉部喷雾

（1）喷药前，先用额镜和光源，将光线聚焦到口咽；左手持压舌板轻轻压低舌背或舌前2/3，充分暴露咽部。

（2）喷药时，对准腭垂、软腭、咽后壁、舌根、扁桃体及咽腭弓和舌腭弓，反复喷药，每次3～4喷，反复3～4次。口咽部喷雾后，嘱患者伸舌并用纱布将舌前1/3包裹并将舌拉出口外，口尽量张大并做深呼吸。操作者将喷雾器头弯折向下对准喉部，趁患者深吸气时将药液喷入，每次3～4喷，反复3～4次。

（3）喷药后，嘱患者每次喷入的药液均不能咽下，含服3～4分钟后再吐出。吐出后，不宜立即进食或漱口。

5. 结束操作　整理用物，做好健康宣教，洗手、记录操作情况。

（四）注意事项

患者声带息肉摘除或纤维支气管镜检时酌情增加咽和喉部喷药量。

九、雾化吸入法

（一）目的

用于治疗急、慢性咽炎，喉炎及气管支气管炎。

（二）用物准备

氧气筒或空气压缩泵、雾化器或超声雾化器、清洁纱布或一次性棉片、剪刀、5ml注射器及各种治疗用药等。

（三）操作步骤

1. 检查药物信息　在雾化吸入前，确保药物包装完整，检查药名、浓度、性状、有效期等信息，避免使用过期或不符合要求的药物。

2. 准备和沟通　着装整齐，核对患者信息。与患者沟通，说明操作的目的和过程，以减轻患者的不安情绪，获得其合作。

3. 准备患者体位　指导患者采取舒适的坐位，张口呼吸直到舌部和腭部完全放松。

4. 雾化吸入

（1）雾化吸入前，抽取适量的药物并注入雾化器中，使用清洁纱布或一次性棉片包裹雾化器的开口部分。将雾化器连接好，打开氧气或空气压缩泵的开关，并调整至适宜的压力。

（2）雾化吸入时，嘱患者将喷雾器的开口处放入口腔深部，或使用面罩覆盖口鼻，并缓慢地深呼吸，吸气时间宜长，以确保药物的气雾能够深入喉和气管。

（3）治疗结束后，嘱患者应稍作休息，待身体状况稳定后再外出，以防止受凉或因呼吸过度而感到头晕。

5. 结束操作　整理用物，消毒雾化器；做好健康宣教，洗手、记录操作情况。

（四）注意事项

（1）提醒患者不要过快地吸入药物，以避免引起头晕。

（2）对于气管切开的患者，应确保药物的蒸气通过气管套管口吸入。

（3）使用激素类药物的患者，应在雾化治疗后洗脸、漱口，以防止真菌感染。

目标检测

答案解析

1. 简述外耳道和鼓膜徒手检查方法。
2. 简述鼻科患者术后伤口护理要点。
3. 简述耳鼻咽喉科护理管理工作内容。
4. 简述外耳道滴药时的注意事项。

书网融合······

重点小结　　　习题

第四章 耳鼻咽喉科患者的护理

学习目标

知识目标

1. 掌握 分泌性中耳炎、化脓性中耳炎、鼻咽癌、扁桃体炎、慢性鼻炎、鼻出血、急性会厌炎、喉炎、喉阻塞患者的护理评估、护理诊断及护理措施。

2. 熟悉 外耳道炎或疖、梅尼埃病、咽炎、喉咽异物、鼻骨骨折、鼻窦炎、喉癌患者的护理评估及护理原则。

3. 了解 耳鼻咽喉科常见疾病的病因、发病机制及专科新进展。

技能目标

1. 能运用整体护理程序对耳鼻咽喉科患者进行正确的护理评估及护理诊断，并制定相应的护理措施。

2. 具有结合耳鼻咽喉科患者具体情况实施健康指导的能力。

素质目标

1. 能重视医患沟通，帮助耳鼻咽喉科患者及家属理解并配合诊疗。

2. 培养对耳鼻咽喉科患者的同理心，尊重患者的意愿和需求，提供人性化的护理服务。

第一节 耳科患者的护理

PPT

耳由外耳、中耳和内耳三个部分组成。

1. 外耳 由耳郭和外耳道两部分构成。耳郭位于头部两侧，收集声波。外耳道则是一条长2.5～3.5cm的不规则管道，其前1/3由软骨构成，后2/3为骨质，皮下组织相对较少。软骨部皮肤下含有耵聍腺，分泌耵聍。

2. 中耳 由鼓室、咽鼓管、鼓窦和乳突四部分组成。鼓室位于鼓膜与内耳外侧壁之间，是颞骨内最大的含气空腔。咽鼓管连接鼓室与鼻咽，起到平衡内外气压的作用。鼓窦和乳突则分别是中耳与颅内其他部位相连通的空腔，参与声音的共鸣。

3. 内耳 又称迷路，隐藏在颞骨岩部深处，具有听觉和平衡功能。内耳按解剖位置分为耳蜗、前庭和半规管三部分，耳蜗负责转换声波为神经信号，前庭和半规管则负责感知头部运动和空间定位。按组织学结构，内耳分为骨迷路和膜迷路，骨迷路由坚硬的骨质构成，膜迷路则包裹在骨迷路内，由薄膜构成。

一、外耳道炎或疖患者的护理

情境导入

情境：患者，女，10岁，以"前天用发卡挖耳，不久便出现右耳痛，张口时加重"为主诉前来就诊。检查：体温37.8℃，右耳屏压痛（+），耳郭牵拉痛（+）。软骨部外耳道皮肤弥漫性肿胀、轻度充血、无分泌物，耳道变窄，鼓膜不能窥见，无听力下降。临床诊断：右耳急性外耳道炎。

　　思考： 1. 请列出该患者的主要护理问题。

　　　　　　2. 请列出该患者的主要护理措施。

答案要点

外耳道炎（external otitis）是细菌、真菌感染或变态反应引起的外耳道皮肤、皮下组织的非特异性炎症。外耳道炎根据病变范围分成弥漫性外耳道炎和局限性外耳道炎，后者又称外耳道疖。

【病因及发病机制】

外耳道炎在皮肤受损或免疫系统较弱的情况下易发生。引起外耳道炎的常见不当行为如下。

1. 挖耳损伤　用尖锐物品如织毛衣针、指甲等挖耳，可能会刮伤外耳道皮肤，破坏皮肤的完整性，为细菌侵入提供途径。

2. 不洁水或脓液刺激　游泳、洗澡或淋雨可能会使不洁的水分进入外耳道，或者在中耳炎并发鼓膜穿孔的情况下，脓液流入外耳道。湿润的环境加上致病菌的存在，增加了外耳道感染的风险。

3. 化学物品刺激　耳部清洁剂、洗发水等化学物品进入外耳道，可能引起过敏反应或直接刺激皮肤，导致外耳道炎症。

【护理评估】

（一）健康史

询问患者有无挖耳等不当行为，有无不洁水、化脓性中耳炎脓液以及化学物品进耳的病史，有无其他全身性疾病，如糖尿病、慢性便秘等。

（二）身体状况

1. 弥漫性外耳道炎

（1）症状　急性期表现为耳痛、灼热，可有少量分泌物渗出，耳郭牵拉痛及耳屏痛。慢性者表现为外耳道发痒及少量渗出物。

（2）体征　急性期可见外耳道皮肤红肿，外耳道壁上有分泌物积聚，外耳道腔变窄，耳周淋巴结肿痛。慢性期外耳道皮肤表现为增厚、皲裂、脱屑、渗液等。

2. 外耳道疖

（1）症状　主要表现为剧烈耳痛，张口咀嚼时加重，并放射至同侧头部。常伴全身不适，体温可略升高。疖肿较大时，可堵塞外耳道产生耳鸣、耳闷。

（2）体征　外耳道软骨部皮肤局限性红肿，呈丘状隆起，触痛明显，成熟时在其顶端形成黄白色脓点，疖肿溃破后流出少量脓液。

（三）心理社会状态

患者常因耳痛、发热等症状影响食欲及睡眠，易导致烦躁不安或焦虑心理。

【护理问题】

1. 疼痛　与外耳道炎症刺激及皮肤张力增大有关，表现为耳痛，在牵拉耳郭时加剧等。

2. 体温过高　与外耳道皮肤感染有关，表现为发热、乏力等。

【护理措施】

1. 一般护理　保持外耳道清洁干燥。有渗液者，指导患者每天用3%双氧水清洁外耳道，直至无分泌物渗出。

2. 用药护理

（1）局部用药　指导未化脓者用10%鱼石脂甘油或1%～3%酚甘油滴耳，以消炎止痛。脓肿形成后协助医生切开排脓。

（2）全身用药　急性期遵医嘱给予抗生素控制感染，疼痛剧烈者及发热者遵医嘱使用解热止痛药。

3. 健康指导

（1）纠正非必要的挖耳习惯；及时取出外耳道异物，操作时注意勿伤外耳道。

（2）污水入耳，应及时拭净；外耳道流脓，应及时清理，保持外耳道清洁。

【护理评价】

1. 患者在近期内是否达到　①耳痛减轻或消失；②体温恢复正常。

2. 患者在远期内是否达到　①了解外耳道炎的防治知识；②积极治疗糖尿病、便秘等疾病，以防复发。

知识链接

耵　聍

耵聍俗称耳屎，分布在外耳道中外 1/3 处，是由外耳道皮肤的皮脂腺、汗腺和耵聍腺分泌的油脂、汗液和特殊物质混合而成的。耵聍形态多样，有的薄如蝉翼的片状；有的形态宛如油脂。外耳道中的耵聍不仅能吸附空气中的尘埃粒子，还能有效防止小型昆虫等生物的入侵。正常情况下，耵聍会随着咀嚼、说话等颞下颌关节的运动，以及外耳道自身的纤毛运动，逐渐被推向耳道口，并最终自行排出耳外。然而，在某些情况下，耵聍可能会聚集成块，阻塞外耳道，导致耵聍栓塞的发生。外耳道炎症或解剖结构异常会增加耵聍栓塞的风险。

二、分泌性中耳炎患者的护理

情境导入

情境：患儿，女，5 岁，以"对声音反应迟钝 1 月余"为主诉前来就诊，查体：双耳鼓膜内陷、光锥缩短，锤骨柄向后上移位，锤骨短突明显外突，前后皱襞夹角变小，透过鼓膜可见液平面。听力检查：双耳传导性耳聋。临床诊断：双耳分泌性中耳炎。

思考：1. 请列出该患者的主要护理问题。

　　　　2. 请列出该患者的主要护理措施。

答案要点

分泌性中耳炎（secretory otitis media）是以传导性耳聋和鼓室积液为特征的中耳黏膜非化脓性炎症，是听力下降常见的原因之一。本病分为急性和慢性两类，急性分泌性中耳炎病程迁延 6～8 周未愈者可转化为慢性分泌性中耳炎。

【病因及发病机制】

原因不明，目前认为与咽鼓管功能障碍、中耳局部感染及变态反应有关。

1. 咽鼓管功能障碍　是导致分泌性中耳炎的主要原因。导致咽鼓管功能障碍的因素主要包括：①机械性阻塞，如肥厚性鼻炎、腺样体肥大、鼻咽癌等；②功能障碍，如腭裂、气压改变等。这些情况导致咽鼓管功能失调。当咽鼓管不能正常工作，空气不能进入中耳，中耳腔内原有气体逐渐被黏膜吸收而形成负压，可引起鼓膜内陷、鼓室积液。

2. 中耳局部感染　分泌性中耳炎可能与轻型或低毒性的细菌感染中耳有关。有研究发现鼓室积液中细菌培养阳性者约为40%，然而其与分泌性中耳炎的确切关联仍需进一步研究。

3. 变态反应 分泌性中耳炎是抗感染免疫反应介导的病理过程，其发生可能与Ⅲ型变态反应的机制有关，进而导致中耳黏膜的炎症和积液。

【护理评估】

（一）健康史

询问患者发病前是否有上呼吸道感染、腺样体肥大等病史。

（二）身体状况

1. 症状

（1）耳痛 急性期分泌性中耳炎患者出现耳闷感、轻微耳痛，慢性期分泌性中耳炎患者耳痛不明显。

（2）耳聋 急性期分泌性中耳炎患者出现听力减退，变动头位时，因积液离开蜗窗，听力可暂时好转。慢性期分泌性中耳炎患者以渐进性耳聋为主，因积液黏稠，变动头位，听力无改善。若为单耳发病，可长期不被察觉，体检时才被发现。在临床中，小儿常因对声音反应迟钝，注意力不集中，学习成绩下降而由家长领来就医。

（3）耳鸣 患者常有低调间歇性耳鸣的主诉。打呵欠或擤鼻鼓气时，耳内可出现气过水声。

2. 体征

（1）耳部检查 ①鼓膜色泽变化：在急性期，鼓膜松弛部或紧张部周边有放射状的血管纹，在慢性期，鼓膜增厚、混浊、钙化、萎缩，呈灰白色。②鼓膜内陷：表现为光锥缩短、变形或消失，锤骨柄向后上移位，锤骨短突明显外突。③鼓室积液：表现为鼓膜呈淡黄色或琥珀色，失去正常光泽，有时透过鼓膜可见液平面。

（2）听力检查 音叉试验和纯音听阈测试示传导性耳聋。

3. 辅助检查

（1）影像学检查 小儿可照X线鼻咽侧位片，了解腺样体是否肥大。

（2）电子鼻咽喉镜检查 成人单侧鼓室积液，应注意检查鼻咽部，以排除鼻咽癌。

（三）心理社会状态

分泌性中耳炎患者可因耳鸣、耳闷胀感及听力下降而产生焦虑心理。慢性患者由于病程迁延而出现烦躁、失望，甚至对治疗失去信心。

【护理问题】

1. 感知改变 与中耳负压和积液有关，表现为听力下降等。

2. 舒适改变 与咽鼓管阻塞、鼓室积液有关，表现为耳痛、耳鸣等。

【护理措施】

1. 一般护理 指导患者进食清淡易消化食物，忌酒及辛辣食物。

2. 用药护理

（1）遵医嘱指导患者全身应用抗生素及糖皮质激素，以控制感染，减轻渗出与机化。注意监测药物疗效及毒副作用。

（2）遵医嘱指导患者用1%麻黄碱可的松液及抗生素滴鼻液交替滴鼻，以利于鼻腔及咽鼓管通畅。

3. 手术护理 经治疗鼓室积液未消退者，应行鼓膜穿刺抽液。多次穿刺无效或积液黏稠，或是病情反复发作者，可考虑行鼓膜切开术或鼓室置管术。

4. 健康指导

（1）指导患者掌握正确擤鼻技巧，以减少经咽鼓管感染中耳腔的风险。

（2）注意儿童听力健康，应特别关注6、12、24和36月龄的听力筛查，关键年龄的听力筛查有助于及早发现中耳疾病，从而及时采取相应的干预措施。

（3）积极治疗包括鼻部、鼻咽以及周边器官在内的各类疾病，并加强体育锻炼。

（4）在急性期过后及慢性期，指导患者行捏鼻鼓气法或捏鼻吞咽法，以改善中耳腔的通气。

（5）对于鼓膜置管尚未移除的患者，应避免游泳活动，并采取措施防止污水入耳，以减少中耳感染的风险。

【护理评价】

1. 患者在近期内是否达到 ①耳闷感、耳鸣减轻或消失；②听力好转。

2. 患者在远期内是否达到 ①了解分泌性中耳炎防治知识；②积极治疗鼻及鼻咽病，防止复发。

知识链接

分泌性中耳炎与鼻咽癌

分泌性中耳炎是以传导性耳聋和鼓室积液为特征的中耳黏膜非化脓性炎症，咽鼓管功能障碍或阻塞是本病的基本原因。鼻咽癌好发于咽隐窝，早期可压迫或阻塞咽鼓管咽口，引起分泌性中耳炎，表现与分泌性中耳炎相似，易被误诊。成年患者一侧患有分泌性中耳炎应警惕有鼻咽癌的可能。如果发现早期变化如咽隐窝及鼻咽顶前壁的小结节、表面粗糙不平或黏膜下隆起、充血、咽隐窝饱满等表现，应进一步行血清中 EB 病毒血清学、鼻咽部 CT 或 MRI 检查，以排除鼻咽癌的可能。

三、化脓性中耳炎患者的护理

情境导入

情境：患者，男，32岁，以"耳痛及耳流脓2天"为主诉前来就诊，查体：体温39.8℃，耳镜检查可见左耳外耳道有脓性分泌物，鼓膜穿孔且穿孔处有一跳动亮点。听力检查示左耳传导性耳聋。临床诊断：左耳急性化脓性中耳炎。

思考：1. 请列出该患者的主要护理问题。

2. 请列出该患者的主要护理措施。

答案要点

化脓性中耳炎（suppurative otitis media）是细菌感染引起的中耳黏膜化脓性炎症。根据病程的快慢程度，分为急性化脓性中耳炎与慢性化脓性中耳炎。慢性化脓性中耳炎还可分单纯型、骨疡型和胆脂瘤型三小类。

【病因及发病机制】

化脓性中耳炎的主要致病菌为流感嗜血杆菌、肺炎链球菌、乙型溶血性链球菌等。相对于成人，儿童因抵抗力弱以及咽鼓管短平宽的结构特点更易患本病。

化脓性中耳炎的常见感染途径如下。

1. 咽鼓管途径 咽鼓管是中耳与鼻咽部之间的天然通道，其畅通对于保持中耳内外气压平衡至关重要。然而，在上呼吸道感染时，如果擤鼻方法不当或进行咽鼓管吹张、不慎在不洁水呛水、不正确的哺乳姿势导致婴儿呛奶等，都可能导致鼻咽部的细菌沿着咽鼓管侵入中耳，引发感染。

2. 鼓膜途径 鼓膜作为外耳与中耳之间的屏障，通常坚韧不易破裂。但是，一旦鼓膜因外伤或鼓膜穿刺术等造成损伤，外耳道的细菌就可能穿过鼓膜缺口侵入中耳，引发感染。

3. 血行感染 是一种相对罕见的感染途径，多见于免疫力低下的人群，如白血病、糖尿病等慢性疾病患者，或者正在接受免疫抑制剂治疗的患者。在这种状态下，细菌可通过血液循环至中耳，导致感染。

【护理评估】

（一）健康史

评估患者是否有上呼吸道感染、鼓膜外伤等病史。近期是否进行鼓膜穿刺或置管、咽鼓管吹张等治疗。了解擤鼻习惯、哺乳姿势是否正确等。

（二）身体状况

1. 症状

（1）耳痛 耳深部搏动性跳痛或刺痛，可向同侧头部或牙齿放射；婴幼儿可表现为哭闹不安、用手抓耳；穿孔后耳痛顿减。

（2）听力减退及耳鸣 初期常有耳听力减退，穿孔后耳聋减轻。常伴有低调性耳鸣。

（3）耳漏 鼓膜穿孔后，中耳腔内有液体流出，初为血水样，以后变为黏脓性。骨疡型化脓性中耳炎和胆脂瘤型化脓性中耳炎的分泌物有臭味或恶臭味。

（4）全身症状 急性化脓性中耳炎可有畏寒、发热、食欲减退等，儿童更甚；鼓膜穿孔后，体温逐渐下降，全身症状明显减轻。慢性化脓性中耳炎很少合并有全身症状。

2. 体征

（1）耳部检查 早期鼓膜松弛部、锤骨柄及紧张部周边充血，继之鼓膜弥漫性充血、肿胀，向外膨出，鼓膜标志不清。穿孔时，鼓膜表面可见"灯塔征"，即脓液从穿孔处搏动性流出形成的闪烁亮点。穿孔后，在外耳道可发现血水样、黏脓性分泌物。

（2）听力检查 多呈传导性耳聋。

3. 并发症

（1）鼓膜穿孔后，化脓性中耳炎的脓液流至外耳道，可导致外耳道炎。

（2）小儿鼓室顶壁未闭合的岩鳞缝可能成为化脓性中耳炎感染侵入颅内的途径，引起包括高热、惊厥和嗜睡在内的严重症状。

（3）鼓室后方与乳突窦相连，并通过乳突小房相互沟通，这些通道使得化脓性中耳炎借助脓液使炎症得以蔓延，导致乳突炎。

（4）骨疡型化脓性中耳炎和胆脂瘤型中耳炎常破坏鼓室四周的骨质，引发颅内和颅外的并发症。颅内并发症可能包括乙状窦血栓性静脉炎、耳源性脑膜炎和脑脓肿等，而颅外并发症可能表现为耳后骨膜下脓肿和迷路炎等。

4. 辅助检查 血常规检查白细胞总数及中性粒细胞增加。

（三）心理社会状态

患者常因剧烈耳痛、听力减退、发热等症状及担心穿孔不能治愈而表现出烦躁不安、焦虑心理，小儿则哭闹不止。

【护理问题】

1. 现存护理问题

（1）疼痛 与中耳的急性化脓性炎症有关，表现为耳痛等。

（2）舒适改变　与中耳的急、慢性化脓性炎症有关，表现为耳鸣及耳流脓等。

（3）感知改变　与鼓室压力变化及积液有关，表现为听力下降等。

（4）体温过高　与中耳的急性化脓性炎症有关，表现为发热、头痛、乏力等。

2. 潜在护理问题

（1）有外耳道炎的危险　与穿孔后脓液流到外耳道有关。

（2）有乳突炎的危险　与急性化脓性中耳炎的炎症向邻近器官蔓延有关。

（3）有颅内、颅外炎症的危险　与慢性化脓性中耳炎破坏鼓室骨质有关。

【护理措施】

1. 生命体征监测　观察体温变化，高热者，嘱多饮水，采用物理降温或遵医嘱给予药物降温，使体温下降至正常范围。重症者给予补液支持疗法。

2. 用药护理

（1）鼓膜穿孔前，遵医嘱指导患者用2%酚甘油滴耳，以消炎止痛，鼓膜穿孔后禁用。

（2）鼓膜穿孔后，嘱患者先用3%双氧水清洗外耳道的脓液并拭干，再用抗生素耳液如0.3%氧氟沙星液滴耳，禁止使用粉剂，以免结块影响引流。

（3）遵医嘱指导患者正确使用1%麻黄碱液滴鼻，可减轻咽鼓管咽口肿胀，有利于引流及改善耳鸣、耳痛等症状。

（4）遵医嘱全身给予足量且有效的抗生素，如青霉素类、头孢菌素类药物，注意观察药物疗效及毒副作用。在耳流脓停止后继续用药1周。

3. 手术护理　急性化脓性中耳炎经全身及局部治疗，症状仍较重，鼓膜膨出明显者，或穿孔太小时，应行鼓膜切开术。炎症消退后，小的鼓膜穿孔多能自行愈合，鼓膜长期未愈合者需行鼓膜修补术。骨疡型中耳炎引流不畅及胆脂瘤型中耳炎患者，宜尽早施行乳突根治手术。

4. 病情观察　注意观察脓液量、性质、体温变化，如出现高热持续不退、乳突区红肿、剧烈头痛、呕吐及眩晕等症状时，应警惕耳源性并发症的发生，及时向医生报告并协助处理。

5. 健康指导

（1）积极参加体育锻炼，增强抵抗力，避免上呼吸道感染。

（2）积极治疗鼻部与鼻咽部疾病，及时彻底治疗急性化脓性中耳炎，避免转为慢性。

（3）宣传正确哺乳姿势，喂养后应抱起婴儿，轻拍背部排出吸入胃内的气体，防止发生溢奶导致乳汁进入咽鼓管。

（4）当上呼吸道感染时，应避免不正确的擤鼻以及行咽鼓管吹张术。

【护理评价】

1. 患者在近期内是否达到　①耳痛和不适感减轻或消失；②听力好转、耳鸣消失；③体温恢复正常；④未出现外耳道炎、乳突炎、颅内、颅外炎症等并发症。

2. 患者在远期内是否达到　了解化脓性中耳炎的防治知识。

四、梅尼埃病患者的护理

▶▶ **情境导入** ◀◀

情境： 王某，以"眩晕"为主诉前来就诊。体格检查：一般情况可，神情、精神可；耳郭无畸形，外耳道无红肿，鼓膜标志清楚、完整、无充血及内陷。功能检查：右耳骨导下降，呈低频下降型听力曲线。右侧前庭功能减退，血压130/90mmHg。既往：4年前患者无明显诱因出现"梅尼埃病"，以后每年类似发作一次，听力呈波动性下降。否认有高血压、心脏病、脑血栓、糖尿病史，无药物过敏史。临床诊断为：右耳梅尼埃病。

思考：1. 请列出该患者的主要护理问题。
　　　2. 请列出该患者的主要护理措施。

答案要点

梅尼埃病（Meniere disease）是膜迷路积水所引起的内耳疾病，其临床主要症状是反复发作性眩晕，波动性听力下降，耳鸣伴耳内胀满感。

【病因及发病机制】

梅尼埃病一般为青壮年发病，单耳多见。本病病因尚未完全明确，可能与内耳微循环功能障碍、自主神经功能紊乱、病毒感染、变态反应、内分泌功能异常、内淋巴管阻塞和内淋巴吸收障碍等有关。主要病理改变为膜迷路积水膨大，前庭膜可破裂，裂孔小时可自愈，反复发作可形成永久性瘘管。病程长者可引起神经感受器功能永久性减退。

【护理评估】

（一）健康史

询问患者是否曾患过耳病，家族中有无类似病例，有无反复发作的眩晕、耳鸣和听力障碍等。

（二）身体状况

1. 症状

（1）眩晕　多为突然发作的旋转性眩晕。伴有恶心呕吐、面色苍白、冷汗、血压下降等自主神经反射症状，但无头痛、意识障碍，数十分钟或数小时后症状可缓解，转入间歇期。眩晕发作次数越多，持续时间越长，间歇期越短。

（2）耳鸣　起初为持续性低音调，久之转为高音调。在眩晕发作时加剧，间歇期缓解，久病患者可持续存在。

（3）耳聋　为波动性感音神经性聋，常为单侧性，在眩晕发作期加重，间歇期好转，多次发作后听力明显下降。

（4）其他症状　发作时患耳或头部有胀满感、压迫感。

2. 体征

（1）全身及耳部情况　呈强迫体位，面色苍白，自发性眼震，但未发现鼓膜及咽鼓管功能正常。

（2）听力检查　音叉试验和纯音听阈测试示感音神经性耳聋。

（3）前庭功能检查　发作期见强弱不等水平性或水平旋转性眼震，间歇期可能正常。反复发作者前庭功能减退或消失。

3. 辅助检查

（1）甘油试验　先用纯音听力计测试听力，其听阈作为一个基础数据。嘱患者禁食2小时，一次顿服50%甘油2.4～3.0ml/kg，每隔1小时测听1次，共3次。若听阈提高15dB以上为阳性，提示膜迷路有积水。

（2）影像学检查　颞骨CT可显示前庭水管狭窄，内耳膜迷路磁共振成像可显示内淋巴管变细等。

（三）心理社会状态

患者可因眩晕反复发作而焦虑，或因影响生活和工作而产生悲观情绪。

【护理问题】

1. 现存护理问题

（1）舒适改变　与膜迷路积水有关，表现为眩晕、耳闷、耳鸣等。

（2）感知改变　与膜迷路积水有关，表现为听力下降等。

2. 潜在护理问题　有受伤的危险：与眩晕有关。

【护理措施】

1. 一般护理　指导患者在急性发作期卧床休息，加床栏保护，下床活动时注意搀扶，防止摔倒。清淡低盐饮食，适当限制入水量。提供安静舒适的环境，光线宜稍暗。

2. 用药护理　遵医嘱给予镇静、改善微循环、减轻膜迷路积水等药物，以缓解不适。注意观察药物的疗效及副作用，如长期服用利尿药者，应注意补钾。

3. 手术护理　对发作频繁、症状重、保守治疗无效而选择手术治疗者，告知手术目的及注意事项，做好术前准备，按耳部手术一般护理常规。

4. 心理护理　向患者讲解本病的有关知识，消除其紧张、恐惧心理，使其积极配合治疗和护理。

5. 病情观察　观察患者眩晕发作的次数、持续时间、自我感觉以及神志、面色等情况。

6. 健康指导

（1）指导患者劳逸结合，膳食平衡，可避免或减少疾病复发。

（2）对发作频繁者，告知不要单独外出或骑车，避免从事高空作业、驾驶等职业，眩晕发作时，应就地坐下或躺下，以防摔倒。

（3）避免使用耳毒性药物，以免加重对听力的损害。

【护理评价】

1. 患者近期内是否达到　①眩晕、耳鸣、恶心等不适感减轻；②听力改善，情绪稳定；③无因眩晕而受伤。

2. 患者在远期内是否达到　了解梅尼埃病的防治知识，减少疾病复发的频率。

目标检测

答案解析

1. 简述分泌性中耳炎的临床表现。
2. 简述化脓性中耳炎经咽鼓管途径感染的常见原因。
3. 简述化脓性中耳炎的护理问题。
4. 简述梅尼埃病的临床表现。

书网融合……

重点小结　　习题

第二节　鼻科患者的护理

PPT

鼻由外鼻、鼻腔和鼻窦三部分构成。

1. 外鼻　由皮肤、骨和软骨构成。鼻尖、鼻翼及鼻腔的鼻前庭皮肤较厚，并与其下的脂肪纤维组织及软骨膜连接紧密，是疖的好发部位，炎症时稍有肿胀即压迫神经末梢，痛感明显。临床上将鼻根部与上唇三角形区域称为"危险三角区"。

2. 鼻腔　为顶窄底宽的不规则腔隙，起自前鼻孔，经后鼻孔与鼻咽部相通，鼻腔由鼻中隔分为左右两腔，每侧鼻腔由鼻前庭和固有鼻腔构成。固有鼻腔由4个壁构成。内侧壁即鼻中隔，其前下部的黏膜下血管密集，分别由颈内动脉系统和颈外动脉系统的分支汇集成血管丛，该区即利特尔区（Little area），是鼻出血的高发部位。外侧壁自上而下有3个呈梯形排列的长条骨片，外覆黏膜，依次为上、中、下鼻甲。各鼻甲下方间隙，分别是上、中、下鼻道。鼻腔外侧壁与鼻中隔之间的间隙称总鼻道。以中鼻甲下方游离缘水平为界，其上方鼻甲与鼻中隔之间的间隙为嗅沟或嗅裂，此部位鼻腔黏膜为嗅区黏膜，其余部分鼻腔黏膜为呼吸区黏膜。上、中鼻道有鼻窦开口，下鼻道前方有鼻泪管开口，其外侧壁前段近下鼻甲附着处（上颌窦内侧壁的一部分）骨质较薄，是上颌窦穿刺冲洗的最佳进针位置。中鼻道外侧壁上有两个隆起，前下为钩突，后上为筛泡，两者之间为半月裂孔，半月裂孔向前下和外上逐渐扩大形成筛漏斗，内有前组鼻窦开口。中鼻甲及中鼻道及附近的区域称为窦口鼻道复合体。上鼻甲最小，前鼻镜检查难以窥见，其后上方有蝶筛隐窝，是蝶窦开口所在。下鼻甲最大，后端距咽鼓管咽口仅1.0~1.5cm，故下鼻甲肿胀或肥大时常引起鼻塞，影响咽鼓管通气出现耳鸣和听力下降等耳部症状。鼻腔主要承担呼吸、嗅觉，以及对吸入空气进行加温、湿化和过滤的功能。

3. 鼻窦　为鼻腔周围颅骨内的含气空腔，共有4对，分别是上颌窦、筛窦、额窦和蝶窦。依照其在颅骨的位置和窦口所在部位，分为前后两组，前组鼻窦包括上颌窦、前组筛窦和额窦，均开口于中鼻道，后组鼻窦包括后组筛窦和蝶窦，分别开口于上鼻道和蝶筛隐窝。鼻窦对鼻腔的呼吸、共鸣等功能有辅助作用，并可减轻头颅重量及缓冲外来冲击力，保护颅脑免遭损伤。

一、鼻骨骨折患者的护理

> **情境导入**

情境：患者，男，26岁，以"因撞伤后出现鼻部胀痛，鼻腔出血，伴头晕，无恶心呕吐"为主诉就诊。查体：意识清楚，鼻出血已停止，鼻骨侧位片示鼻骨骨折。

思考：1. 请列出该患者的主要护理问题。

　　　　2. 请列出该患者的主要护理措施。

答案要点

鼻骨骨折（nasal bone fracture）是指鼻骨因外力撞击或暴力打击而发生的断裂。这种外伤通常会导致面部疼痛、肿胀、鼻梁变形或偏斜，还可能影响呼吸和嗅觉功能。

【病因及发病机制】

鼻骨为面部轮廓的最高点，位置突出，易受到外力损伤。鼻骨下段的骨质薄而宽，且缺乏周围骨质的支撑，是鼻骨骨折的易发区域。

【护理评估】

（一）健康史

仔细询问患者的鼻部外伤史，注意询问外力性质、方向、受伤时间及伤后症状等。

（二）身体状况

1. 症状　外鼻畸形、肿胀、鼻出血、局部疼痛等，合并颅底骨折时可出现脑脊液鼻漏、视力下降和复视、头痛、意识丧失等，严重者可发生休克。

2. 体征

（1）视诊　可表现为外鼻皮肤裂伤，外鼻周围组织肿胀、淤斑，鼻梁歪斜、塌陷，鼻背、鼻根塌陷或膨隆；鼻镜及鼻内镜检查鼻腔，可发现鼻腔淤血或活动性出血，鼻中隔膨隆或偏曲，鼻腔内黏膜破损，合并颅底骨折时可发生脑脊液鼻漏，可见鼻腔内有清水样液体流出。

（2）触诊　骨折处触诊明显压痛及骨摩擦感。

3. 辅助检查

（1）影像学检查　可显示骨折部位、性质及骨片有无移位及移位方向等。

（2）脑脊液检查　流出液进行葡萄糖定量分析，其含量在 1.7mmol/L 以上，即可确诊脑脊液鼻漏。

（三）心理社会状态

患者因骨折后所致的外鼻畸形、肿胀、鼻出血等可出现紧张焦虑情绪。当鼻骨骨折合并颅脑损伤时，患者及家属易出现恐惧等情绪，应详细评估患者及家属的心理反应。

【护理问题】

1. 现存护理问题

（1）疼痛　与鼻骨骨折，以及外鼻皮肤较厚，并与其下的脂肪纤维组织及软骨膜连接紧密有关，表现为外鼻疼痛等。

（2）舒适改变　与鼻骨骨折导致鼻黏膜充血、水肿有关，表现为持续性鼻塞等；与张口呼吸有关，表现口唇易干裂等。

（3）感知受损　与鼻骨骨折导致呼吸气流不能到达鼻腔嗅区的黏膜有关，表现为呼吸性嗅觉障碍等。

（4）自我形象紊乱　与骨折后致外鼻畸形、肿胀及术后鼻腔填塞等有关，表现为社交障碍等。

2. 潜在护理问题

（1）有感染的危险　与骨折伤口处病原体的入侵相关。

（2）有出血性休克的危险　与复合性鼻骨骨折造成出血量过多有关。

【护理措施】

1. 一般护理　指导患者减少活动，取半卧位，如鼻部皮肤未破，早期给予冷敷，1~2 天后给予热敷。疼痛剧烈者遵医嘱使用止痛药。

2. 脑脊液鼻漏护理　指导患者取头高卧位，限制水和钠摄入量，保持大便通畅，避免用力咳嗽和擤鼻。注意观察患者生命体征变化，观察有无嗜睡的表现，发现异常及时通知医生。

3. 用药护理　遵医嘱使用抗生素，预防感染。

4. 鼻骨复位术护理

（1）手术时间的选择　①单纯性鼻骨骨折：非错位性骨折，无需整复。如有骨折移位，应在外伤后 2~3 小时内尽早复位；如已有肿胀，应在肿胀消退后 2 周内进行复位，以免发生畸形愈合。

②复合性鼻骨骨折：要把抢救患者的生命放在首位，维持呼吸道通畅，积极抗休克、止血治疗，待病情稳定后再行鼻面部畸形矫正，恢复鼻腔生理功能。

（2）口腔护理　鼻腔填塞期间，嘱患者多次少量饮水保持口腔湿润。唇部涂液体石蜡，防止口唇干燥。餐后用含漱液漱口，保持口腔清洁。

（3）其他护理措施　见第三章"耳鼻咽喉科手术常规护理"。

5. 健康指导

（1）指导患者术后注意防护，避免鼻部碰撞，勿用力擤鼻或揉鼻，以免造成复位失败。

（2）鼻腔填塞物抽取后，嘱患者2周内不可用力挤压鼻部，勿用力擤鼻，避免剧烈运动，注意安全，以免再次损伤。

【护理评价】

1. 患者在近期内是否达到　①疼痛减轻或消失；②外鼻伤口或鼻骨骨折处愈合良好；③呼吸和嗅觉功能恢复；④伤口无继发感染。

2. 患者在远期内是否达到　熟悉鼻骨骨折复位后自我护理知识。

二、慢性鼻炎患者的护理

情境导入

情境：患者，10岁，以"反复出现鼻塞，流黏脓涕1年"为主诉前来就诊。患者在1年前感冒未及时治疗，一直反复鼻塞、流黏脓涕至今。鼻塞初起为交替性，近月余转为持续性，伴头痛、头晕及嗅觉减退，严重影响其学习，心情烦躁。临床诊断：慢性肥厚性鼻炎。

思考：1. 请列出该患者的主要护理问题。

2. 请列出该患者的主要护理措施。

答案要点

慢性鼻炎（chronic rhinitis）是鼻腔黏膜或黏膜下组织的慢性非特异性炎症，无明确的致病微生物感染，以鼻黏膜肿胀、分泌物增多、病程持续数月或反复发作为特点。临床上分为慢性单纯性鼻炎和慢性肥厚性鼻炎两个阶段。

【病因及发病机制】

1. 局部因素

（1）急性鼻炎反复发作或未彻底治愈。

（2）鼻腔或邻近感染灶的影响　如鼻中隔偏曲、鼻腔狭窄、异物及肿瘤等妨碍鼻腔通气引流；慢性鼻窦炎分泌物长期刺激鼻黏膜；慢性扁桃体炎、腺样体肥大等邻近感染灶诱发慢性鼻炎。

（3）鼻腔用药不当　如长期滴用血管收缩剂可引起鼻黏膜舒缩功能障碍，致血管扩张、黏膜肿胀。

2. 全身因素　许多全身性疾病如免疫功能障碍、营养不良、糖尿病、心肝肾疾病、结核、贫血等均可导致机体抵抗力下降而易患本病。

3. 职业及环境因素　长期吸入各种粉尘或有害化学气体，及高温、潮湿、寒冷的环境均易诱发慢性鼻炎。

4. 其他　长期过度疲劳、嗜烟酒等也可诱发慢性鼻炎。

【护理评估】

（一）健康史

了解患者有无引起本病的局部或全身性疾病，有无烟酒嗜好，评估患者工作、生活的环境、职业等。

（二）身体状况

1. 慢性单纯性鼻炎

（1）症状　间歇性、交替性鼻塞，鼻黏液涕增多，继发感染可为脓涕。可有头痛、头昏、咽干、咽痛等症状。

（2）体征　鼻镜检查见鼻黏膜充血，对减充血剂反应敏感。下鼻甲肿胀，呈暗红色，表面光滑，触之柔软而有弹性。

2. 慢性肥厚性鼻炎

（1）症状　单侧或双侧持续性鼻塞，鼻分泌物少，呈黏脓性，难以擤出。常有耳闭塞感、头晕、头痛、咽痛、咽干等症状。

（2）体征　鼻镜检查见下鼻甲黏膜暗红色充血、肥厚，对减充血剂反应不敏感。鼻甲骨肥大，黏膜表面不平，呈桑椹样或结节样，探针触之质地坚硬，弹性差，少数可有嗅觉减退。慢性单纯性鼻炎与慢性肥厚性鼻炎鉴别要点见表 4 - 1。

（三）心理社会状态

因长期慢性疾病困扰，影响患者学习生活，可表现出焦虑、苦闷。

表 4 - 1　慢性单纯性鼻炎与肥厚性鼻炎鉴别要点

临床表现	慢性单纯性鼻炎	慢性肥厚性鼻炎
鼻塞	间歇性、交替性	持续性
嗅觉减退	不明显	可有
下鼻甲检查及探针触压结果	黏膜肿胀呈暗红色，表面光滑弹性好	黏膜肥厚呈暗红色，表面不平，弹性差
对麻黄碱反应	敏感	不敏感

【护理问题】

1. 现存护理问题

（1）舒适改变　与鼻黏膜充血、肿胀、肥厚及分泌物增多有关，表现为鼻塞、流涕等。

（2）感知受损　与鼻黏膜充血、肿胀、肥厚及分泌物增多有关，导致呼吸气流不能到达鼻腔嗅区的黏膜有关，表现为呼吸性嗅觉障碍等。

2. 潜在护理问题　有鼻窦炎、中耳炎、咽炎等的危险：与炎症向邻近组织和器官蔓延有关。

【护理措施】

1. 鼻腔清洁　用生理盐水进行鼻腔冲洗，每日 1～2 次，以清除鼻腔中的黏液、皮肤细胞、水分和灰尘等混合形成的鼻痂，减少鼻痂刺激鼻腔黏膜，引起不适感。

2. 鼻塞护理

（1）对减充血剂敏感的患者，药物治疗是常见的处理方法。先嘱患者擤出鼻腔分泌物，再遵医嘱使用减充血剂滴鼻或喷雾，经 5～10 分钟后清理鼻腔分泌物，并用抗生素滴鼻液滴鼻。同时要告知患者减充血剂连续使用不应超过 7 天，以防诱发药物性鼻炎。

（2）对减充血剂不敏感的患者，手术治疗是常见的处理方法。可选用下鼻甲激光、冷冻、微波等治疗改善鼻塞症状。经上述治疗无效者，行下鼻甲黏膜部分切除术，并按鼻部手术常规施行护理。

3. 口腔护理 嘱患者多次少量饮水保持口腔湿润。唇部涂液体石蜡，防止口唇干燥。餐后用含漱液漱口，保持口腔清洁。

4. 健康指导

（1）锻炼身体，提高机体抵抗力，减少上呼吸道感染。

（2）改善生活和工作环境，避免粉尘和有毒、有害气体刺激。

（3）禁止长期使用血管收缩剂，防止药物性鼻炎。

（4）对于急性鼻炎，应当及时给予治疗，以防病情迁延不愈，转变为慢性鼻炎。同时，对于慢性单纯性鼻炎，也需及时进行治疗，避免病情进一步发展，转变为慢性肥厚性鼻炎。

【护理评价】

1. 患者在近期内是否达到 ①鼻塞、流涕等不适感缓解；②尚未发生并发症。

2. 患者在远期内是否达到 了解慢性鼻炎防治知识。

三、鼻窦炎患者的护理

> **情境导入**

情境：患者，女，18岁，以"鼻塞、流脓涕3天，伴发热、头痛"为主诉前来就诊。患者3天前因受凉后出现双侧鼻塞、打喷嚏和流清涕，无发热、头痛，未接受任何治疗。3天后鼻涕明显增多，转为黄色脓涕，伴发热，体温为39.2℃，左侧面颊部和额部头痛，早上轻，中午重，自行服用"感冒通"1天无效，头痛明显加重，遂来医院就诊。查体：双侧鼻黏膜充血，下鼻甲、中鼻甲红肿，左侧中鼻道及鼻底有大量黄色脓液。临床诊断：急性鼻窦炎。

答案要点

思考：1. 请列出该患者的主要护理问题。

2. 请列出该患者的主要护理措施。

鼻窦炎（acute sinusitis）指鼻窦黏膜的炎症，常继发于鼻炎，也常称鼻－鼻窦炎。鼻窦炎在临床上以上颌窦的发病率最高，因其窦口位置较高，不利引流，且居额窦和筛窦之下，易被其他处炎症累及。其次为筛窦，再次为额窦，蝶窦发病率最低。

【病因及发病机制】

鼻窦炎的致病菌多为化脓性球菌，如肺炎链球菌、溶血型链球菌等。其次为杆菌和厌氧菌，真菌感染的发生率近年来显著上升，临床上绝大多数鼻窦炎为混合感染。其病因及发病机制如下。

1. 局部因素 鼻炎是鼻窦炎的主要病因，同时，变应性鼻炎、中鼻甲肥大、鼻息肉、鼻中隔偏曲、鼻腔肿瘤导致的窦口鼻道复合体阻塞，以及扁桃体炎、咽炎、牙根尖感染等邻近病灶也是鼻窦炎的常见局部因素。

2. 全身因素 疲劳、营养不良、维生素缺乏、过敏性体质、急性传染病、内分泌失调、各种慢性病如贫血、结核、糖尿病、慢性肾炎等均可致机体抵抗力下降而诱发本病。

【护理评估】

（一）健康史

评估患者有无引起鼻窦炎的局部因素及全身因素，有无上呼吸道感染反复发作史。

（二）身体状况

1. 症状

（1）全身症状　慢性鼻窦炎常有精神不振、倦怠、头晕、注意力不集中等。急性鼻窦炎多表现为畏寒、发热、全身不适等。

（2）局部症状　慢性鼻窦炎主要为多脓涕和持续性鼻塞，可有嗅觉减退或消失，头痛多不明显。急性鼻窦炎以多脓涕、持续鼻塞和头痛为主。各组急性鼻窦炎引起的头痛多有特定部位和明显时间规律性：①急性上颌窦炎患者常前额部、同侧面颊部胀痛或上颌磨牙痛，晨起轻，午后重；②急性额窦炎患者常前额部周期性疼痛，即晨起头痛，逐渐加重，午后减轻，晚间消失，次日又重复发作；③急性筛窦炎患者常内眦或鼻根部疼痛，可放射至头顶，前组筛窦炎头痛与急性额窦炎相似，后组筛窦炎头痛与急性蝶窦炎相似；④急性蝶窦炎患者常颅底或眼球深处钝痛，可放射至头顶和耳后，早晨轻，午后重。

2. 体征

（1）视诊　用前鼻镜检查观察鼻道和窦口及其附近黏膜的病变情况，包括窦口形态、黏膜红肿程度、息肉样变以及脓性分泌物来源等。鼻窦炎的鼻腔黏膜充血肿胀，尤以中鼻甲、中鼻道及嗅裂等处为明显。前组鼻窦炎可见中鼻道积脓，后组鼻窦炎可见嗅裂积脓。慢性鼻窦炎患者，还可见中鼻甲肥大、息肉样变。

（2）触诊　急性鼻窦炎相应体表可有压痛点。①前组急性鼻窦炎由于接近头颅表面，故在其窦腔相应部位有压痛。急性上颌窦炎颌面、下睑红肿和压痛，急性额窦炎眼眶上角可有压痛点，急性筛窦炎鼻根和内眦部红肿、压痛。②后组急性鼻窦炎由于位置较深，表面无压痛点。

3. 辅助检查

（1）鼻窦 CT 扫描　可见窦腔黏膜增厚及病变范围。

（2）上颌窦穿刺冲洗　是诊断性穿刺，应在患者无发热或在抗生素控制下进行。如有脓性分泌物可做细菌培养和药物敏感试验，为制定治疗方案提供依据。

（三）心理社会状态

（1）急性鼻窦炎患者由于头痛明显，流大量鼻涕、鼻塞及嗅觉减退，常有焦虑、烦躁等心理变化。

（2）慢性鼻窦炎患者因长期注意力不集中，鼻塞、流脓涕等导致学习成绩下降，工作效率减低，社交不活跃，易产生焦虑心理。并因长期治疗，效果不佳时，对治疗缺乏信心。

【护理问题】

1. 现存护理问题

（1）疼痛　与鼻窦炎症引起黏膜肿胀和分泌物、细菌毒素压迫和刺激神经末梢有关，表现为头痛等。

（2）体温过高　与急性炎症引起全身反应有关，表现为发热、乏力等。

（3）舒适改变　与炎症引起鼻部反应有关，表现为鼻塞、流脓涕。

2. 潜在护理问题　有咽炎、扁桃体炎、喉炎等的危险：与炎症向邻近组织和器官蔓延有关。

【护理措施】

1. 一般护理

（1）口腔护理　因鼻塞患者张口呼吸，嘱其多次少量饮水，保持口腔湿润。唇部涂液体石蜡，防止口唇干燥。餐后用含漱液漱口，保持口腔清洁。

（2）物理治疗　指导患者行局部热敷、短波透热或红外线照射等物理治疗，促进炎症吸收并缓解疼痛。

2. 用药护理

（1）高热头痛者给予物理降温，遵医嘱给予解热镇痛药。

（2）遵医嘱指导患者使用足量、敏感的抗生素控制感染，考虑厌氧菌感染者可联合使用甲硝唑类药物，并观察疗效。重症者加强支持疗法。

（3）遵医嘱指导患者正确使用减充血剂及糖皮质激素滴鼻或喷雾，以改善鼻腔、鼻窦通气。

3. 保持鼻腔清洁 选择生理盐水或生理盐水联合甲硝唑、地塞米松进行鼻腔冲洗，每日 1 ~ 2 次。

4. 鼻窦冲洗

（1）鼻窦置换疗法是使用吸引器在鼻腔内产生间断性负压，从而把鼻腔及鼻窦内的空气及分泌物吸出，并同时借负压作用将药液注入鼻窦内。适用于鼻窦腔内有较多脓液的患者。

（2）上颌窦穿刺冲洗是用上颌窦穿刺针由鼻腔刺入上颌窦，以抽取脓液和冲洗上颌窦的手术，用于诊断和治疗上颌窦积脓。

（3）鼻窦球囊扩张术是将小而柔软的气囊插入鼻窦通道，利用气囊的膨胀重新开放阻塞的窦口，使空气顺利进入鼻窦，清洗发病的鼻窦，排出潴留的脓液。

5. 手术护理 鼻内窥镜下的鼻窦开放术是目前最常用的鼻窦炎手术方式，大多采用全身麻醉，在鼻内窥镜高清设备引导下，开放鼻窦，清除窦腔内脓液、囊肿或病变组织，恢复鼻腔鼻窦引流，改善鼻窦炎引起的鼻塞、流涕、头痛等症状。

6. 病情观察 密切观察病情，若出现耳痛、耳闷、咽痛、咳嗽、声嘶、眼痛或眼球运动受限等表现，提示出现并发症，应及时通知医生并协助处理。

7. 健康指导

（1）注意锻炼身体，生活规律，防寒保暖，避免受凉感冒。

（2）生活和工作场所保持良好通风和卫生，尽量避免粉尘及各种有害化学物质等刺激。

（3）教会患者正确滴药及体位引流的方法。

（4）积极治疗局部及全身疾病，及时治疗急性鼻窦炎，以免转为慢性。

【护理评价】

1. 患者在近期内是否达到 ①头痛消失；②鼻塞、流涕等症状消失；③体温恢复正常；④尚未发生并发症。

2. 患者在远期内是否达到 ①了解鼻窦炎防治知识；②病情无反复。

四、鼻出血患者的护理

情境导入

情境：患儿，男，7 岁，以"以左鼻孔出血 20ml"为主诉前来就诊。查体：神志清楚，表情痛苦；鼻腔前端血管扩张并伴有黏膜糜烂，有血液自鼻腔流出。临床诊断：鼻前庭炎，鼻出血。

思考：1. 请列出该患者的院前急救护理措施。

2. 请列出该患者入院时的主要护理问题及护理措施。

3. 请列出该患者止血术后的主要护理问题及护理措施。

答案要点

鼻出血（epistaxis）又称鼻衄，是指鼻腔或鼻窦黏膜的血管破裂，导致血液从鼻腔流出，是临床常见症状之一。

【病因及发病机制】

鼻出血可单纯由鼻腔、鼻窦疾病引起，也可由某些全身性疾病所致，以前者多见。局部原因引起者多表现为单侧鼻出血，全身性疾病引起者多表现为双侧或交替性鼻出血。

1. 局部因素

（1）损伤　如鼻骨骨折、鼻窦骨折、鼻窦压力骤变、挖鼻等外伤以及鼻或鼻窦手术、经鼻插管等损伤鼻部血管或黏膜等医源性损伤均可引起鼻出血。

（2）炎症　鼻腔和鼻窦各种炎症均可损伤鼻黏膜而致出血。

（3）鼻中隔病变　鼻中隔偏曲、溃疡、穿孔等均可引起不同程度的鼻出血。

（4）肿瘤　鼻的恶性肿瘤早期鼻腔可少量反复出血，晚期可因肿瘤组织侵犯大血管而引起大出血。鼻的良性肿瘤如鼻咽纤维血管瘤引起出血的量较多。

（5）其他　高温、气候干燥或粉尘浓度过高的环境也会导致鼻出血。

2. 全身因素　凡可引起动静脉压增高、凝血功能障碍或血管张力改变的全身性疾病均可能发生鼻出血。

（1）心血管疾病　如高血压、充血性心力衰竭等均可引起鼻出血。

（2）血液病　如血友病、血小板减少性紫癜、白血病、再生障碍性贫血等。

（3）其他　如肝、肾等慢性疾病，维生素 C、维生素 K 等缺乏，磷、汞、砷、苯等中毒，长期使用水杨酸类药物均可致鼻出血。

【护理评估】

（一）健康史

询问患者发病前的健康状况，有无与鼻出血有关的局部因素或全身性疾病，有无家族史，有无接触风沙或气候干燥的生活史，发病后的诊治经过等。

（二）身体状况

1. 症状　鼻出血为单侧或双侧，出血量不等。轻者仅涕中带血；短时间失血量达 300～500ml 时，可有头晕、口渴、乏力、口唇苍白等症状；超过 500ml 者常有胸闷、出冷汗、血压下降、脉速无力等表现；超过 1000ml 者可致休克。长期反复出血者可导致贫血。

2. 体征　儿童青少年出血多位于鼻中隔前下方利特尔区，中老年则多发生于鼻腔后段鼻 – 鼻咽静脉丛或鼻中隔后部动脉出血。

3. 辅助检查

（1）影像学检查　必要时，行 CT 或 MRI 检查，以排除鼻腔、鼻咽部、鼻窦肿瘤。

（2）实验室检查　必要时，行全血细胞计数、出（凝）血时间、凝血酶原时间、凝血因子、肝肾功能等及其他相关检查，以排除血液病等。

（三）心理社会状态

患者及家属常因大出血或反复出血而表现出情绪紧张和恐惧，唯恐医护人员对患者诊治不及时，造成严重的不良后果。因此，专科护士应在积极配合医生抢救的同时，注意评估患者及家属的情绪和心理状态，了解其对疾病的认知和期望。

【护理问题】

1. 现存护理问题

（1）体液不足　与反复出血、出血量多有关，表现为头晕、口渴、乏力、冷汗、血压下降等。

（2）舒适改变　与患者采取特殊的体位来缓解症状有关，表现为强迫体位等。

（3）恐惧或焦虑　与反复出血、出血量较多及担心疾病的预后有关，表现为情绪紧张、烦躁不安、易激惹等。

2. 潜在护理问题

（1）有失血性休克的危险　与大量失血有关。

（2）有继发鼻炎、鼻窦炎、中耳炎等的危险　与鼻腔填塞物阻塞鼻腔、鼻窦窦口和咽鼓管咽口有关。

【护理措施】

1. 一般护理　协助患者取坐位或半坐位，头略向前倾，并嘱患者勿将口腔内血液咽下，以免刺激胃部致恶心、呕吐。失血过多出现休克者，取平卧位，头偏向一侧，并协助医生抗休克治疗。

2. 抗休克治疗　对出血量较多或疑有休克者，应先行抗休克治疗，严密观察病情，迅速建立双静脉通道，遵医嘱输血、补液、纠酸等。

3. 常用止血方法　首先明确出血部位，采用不同的止血方法。

（1）指压止血法　对于鼻腔前段少量的鼻出血者，嘱其用手指捏紧双侧鼻翼10～15分钟，同时冷敷前额和后颈，促使血管收缩减少出血。如用1%麻黄碱或0.1%肾上腺素棉片（高血压患者禁用）放入出血侧鼻腔后再行止血，效果更好。

（2）烧灼法　对于反复小量且出血部位明确者，协助医生用1%丁卡因和适量的0.1%肾上腺素溶液棉片充分收缩和麻醉鼻黏膜，看清出血部位后，用化学药物或射频、YAG激光或微波烧灼出血点止血。

（3）填塞法　对于出血较为严重、出血面积较大或出血点不明确的情况，可以根据出血部位，选择前鼻孔填塞或后鼻孔填塞的方法来进行止血。在治疗前，应准备好所需的填塞材料和止血工具，并协助医生执行相应的填塞止血操作。

4. 止血术后的护理　在止血术后，患者可能会由于鼻腔填塞物引起的舒适度改变，如鼻塞导致呼吸不畅、面部疼痛、唇干裂等问题；可能由于止血措施没有完全到位或者出血的原因没有被彻底解决，存在引起再出血的可能；还可能由于填塞物填塞时长过长，存在导致鼻腔继发感染的风险。因此，对于鼻出血术后的护理需要给予足够的重视，确保患者恢复顺利。

（1）嘱患者尽量取半卧位休息，减少活动；嘱患者勿将后鼻孔的出血咽下，防止刺激胃黏膜引起呕吐；避免打喷嚏、咳嗽、用力擤鼻、弯腰低头，防止纱条松动；避免外力碰撞鼻部；保持大便通畅，勿用力屏气，防止再次出血。

（2）监测患者的生命体征，密切观察填塞物是否牢固，观察鼻腔有无活动性出血。如果患者入睡，应观察其有无吞咽动作，并按医嘱使用抗生素及止血剂。

（3）定时向鼻腔内滴入液状石蜡润滑纱条，保持鼻腔的湿润。鼻腔填塞物一般在24～48小时分次取出，碘仿纱条可适当延长留置时间。

（4）加强口腔护理，嘱患者多次少量饮水保持口腔湿润。唇部涂液体石蜡，防止口唇干燥。餐后用含漱液漱口，保持口腔清洁。

5. 心理护理　注重心理疏导，消除患者紧张和恐惧，必要时可给予镇静剂。

6. 健康指导

（1）向患者介绍指压法、冷敷等简便止血方法。

（2）戒除挖鼻、拔鼻毛、用力擤鼻等不良习惯。

（3）忌辛辣刺激性的食物，戒烟酒，多吃水果、蔬菜，保持大便通畅。

【护理评价】

1. 患者在近期内是否达到 ①止血措施有效；②情绪稳定，恐惧消失；③尚未发生并发症。

2. 患者在远期内是否达到 ①了解鼻出血防治知识；②改变易引发鼻出血的不良生活习惯；③消除引发鼻出血的局部因素和全身因素。

..... **目标检测**

答案解析

1. 简述单纯性鼻骨骨折手术复位的时间。
2. 简述慢性单纯性鼻炎和慢性肥厚性鼻炎的异同点。
3. 简述急性鼻窦炎头痛的特点。
4. 简述鼻出血常见的出血部位。

书网融合……

重点小结　　　　习题

第三节　咽科患者的护理

PPT

咽位于颈椎的前方，是呼吸与消化的共同通道，成人全长约 12cm，上起颅底，下达第 6 颈椎水平与食管相接，前方分别与鼻腔、口腔和喉腔相通，自上而下分为鼻咽、口咽和喉咽三部分。

1. 鼻咽部 位于颅底与软腭游离缘平面之间，在鼻腔后方，前经后鼻孔与鼻腔相通，后壁是第1、2 颈椎。鼻咽的两侧壁距下鼻甲后端 1.0～1.5cm 处有咽鼓管咽口。其后上方有一唇状隆起，为咽鼓管圆枕，圆枕后上方有一凹陷，为咽隐窝，是鼻咽癌的好发部位，此窝距颅底破裂孔很近，鼻咽癌易循此侵入颅内。鼻咽顶部黏膜内有丰富的淋巴组织聚集，称腺样体，又称咽扁桃体。咽鼓管周围散在的淋巴组织，称咽鼓管扁桃体。

2. 口咽部 位于软腭与会厌上缘平面之间，前经咽峡通口腔。咽峡为软腭、腭垂、腭舌弓、腭咽弓及舌根围成的环状狭窄部分。腭扁桃体位于腭舌弓与腭咽弓之间的窝内。腭咽弓后方的条索状淋巴组织称咽侧索。咽后壁黏膜下散在的淋巴组织称淋巴滤泡。舌根与会厌之间左右各有一浅窝，称会厌谷，常为异物存留处。

3. 喉咽部 位于会厌上缘与环状软骨下缘平面之间，下接食管，形如漏斗，前方通喉腔。在两侧杓状软骨后外侧各有一较深的隐窝，称梨状窝，也是异物常停留之处。

一、鼻咽癌患者的护理

》》 **情境导入** 》》

情境：患者，男，50 岁。以"左侧颈部肿块 1 周"为主诉就诊。患者因左侧鼻腔涕中带血伴鼻塞、听力下降 3 月余，发现左侧颈部肿块 1 周入院。在入院前自行服用抗病毒药物和抗生素治疗，无明显好转。患者既往体健。入院查体：左颈深淋巴群触及 5cm×4cm 肿块，质硬，界限不清，无压痛。鼻咽镜检查：左侧咽隐窝可见菜花样肿物，表面有血痂。临床诊断：鼻咽癌。

答案要点

思考： 1. 请列出该患者的主要护理问题。

2. 请列出该患者的主要护理措施。

鼻咽癌（nasopharyngeal carcinoma）是源自鼻咽部上皮细胞的恶性肿瘤，其发病率在头颈部恶性肿瘤中位居首位。在我国，以广东、广西、湖南、福建、江西等地发病率最高。高发年龄为 40~60 岁，男性多于女性。

【病因及发病机制】

绝大多数的鼻咽癌属低分化鳞癌，易发生淋巴转移。其相关因素包括遗传因素、病毒因素和环境因素。

1. 遗传因素　有种族易感性和家族聚集倾向。研究发现鼻咽癌的发生与人类白细胞抗原（HLA）相关。

2. 病毒因素　主要为 EB 病毒。在鼻咽癌患者的血清检测中发现，EB 病毒抗体滴度随着病情发展而升高。另外，在鼻咽癌活组织培养的淋巴母细胞中也可分离出 EB 病毒。EB 病毒主要是通过飞沫传播。临床上，抗原检测、抗体检测、核酸检测、病毒分离培养是 EB 病毒感染的"诊断依据"。

3. 环境因素　鼻咽癌的发生可能与多环烃类、亚硝胺类及镍等多种化学致癌物有关，维生素 A 缺乏、性激素失调、镍的高含量均可能是其诱因。

【护理评估】

（一）健康史

询问患者既往健康状况，有无 EB 病毒感染、激素失调病史，是否经常食用腌制品。了解患者工作性质、居住环境，是否经常接触污染的空气及饮用水等。询问有无家族史。

（二）身体状况

1. 症状

（1）鼻部症状　早期为吸鼻后涕中带血、吸鼻后痰中带血、擤出血性鼻涕。量少，时有时无。晚期出血量增大。瘤体增大，可引起持续性鼻塞。

（2）耳闷及听力下降　肿瘤发生于咽隐窝者，早期可压迫或阻塞咽鼓管咽口，引起耳闷及听力下降，容易误诊为分泌性中耳炎。

（3）脑神经症状　肿瘤经咽隐窝由破裂孔进入颅内后，可侵犯第 Ⅱ、Ⅲ、Ⅳ、Ⅴ、Ⅵ、Ⅸ、Ⅹ、Ⅺ、Ⅻ 对脑神经，出现顽固性头痛、面部麻木、眼球外展受限、视物模糊、上睑下垂、复视、软腭麻痹、反呛、声音嘶哑、伸舌偏斜等症状。

（4）颈淋巴结肿大　较常见，以此为首发症状者占 60%。常发生于颈深部上群淋巴结，表现为一侧颈上方质硬、活动度差、无痛性进行性增大的包块。

（5）其他转移症状　晚期可出现肺、肝、骨等多处转移，并出现相应症状。

2. 体征

（1）鼻咽部检查　肿瘤常位于咽隐窝或鼻咽顶前壁，呈菜花状、结节状或溃疡状，易出血。早期病变不典型，仅表现为黏膜充血、血管怒张或一侧咽隐窝较饱满。

（2）颈部触诊　颈深部上可触及肿大的淋巴结，淋巴结质硬、界限不清、表面不平、活动度差或不活动、无压痛。

3. 辅助检查

（1）影像学检查 CT、MRI 鼻咽颅底扫描可了解肿瘤大小、侵犯范围及颅底骨质破坏的程度。

（2）活检 是确诊鼻咽癌的依据，需行原发灶的活检。

（3）组织细胞学检查 鼻咽病变处分泌物做涂片检查，可发现脱落的癌细胞，有助于疾病诊断。

（4）EB 病毒血清学检查 EB 病毒壳抗原 – 免疫球蛋白 A（EBVCA – IgA）抗体测定是鼻咽癌诊断、普查和随访监测的重要手段。

（三）心理社会状态

鼻咽癌患者早期症状不典型，诊断率低，当出现头痛等症状时已达晚期，给患者造成极大的心理压力，可出现恐惧、焦虑等表现。当治疗效果不佳时，患者对治疗失去信心，往往感到悲观、绝望、无助，甚至会出现自杀倾向。

【护理问题】

1. 现存护理问题

（1）舒适改变 与肿瘤阻塞咽鼓管咽口、压迫颅神经、侵犯脑实质有关，表现为耳闷、头痛等。

（2）恐惧或焦虑 与担心癌症复发或转移、对治疗副作用的忧虑、对治疗成功的不确定性有关，表现为失眠、紧张等。

2. 潜在护理问题

（1）有出血的危险 与肿瘤破溃、侵犯黏膜、血管有关。

（2）有恶病质的危险 与鼻咽癌导致肌肉消耗、脂肪减少和全身代谢紊乱有关。

【护理措施】

1. 一般护理

（1）休息与活动 注意保持良好的生活起居习惯，适度参加体育锻炼，增强抵抗力，避免上呼吸道感染，避免过度疲劳，保持良好心态。

（2）饮食指导 进食高蛋白、高热量、高维生素、易消化饮食，多吃水果，少食含亚硝胺类的食物，忌食辛辣、刺激性食物，戒烟酒。

2. 用药护理

（1）鼻塞及耳闷护理 用 1% 呋喃西林麻黄碱滴鼻剂滴鼻，以减轻鼻塞及耳闷。

（2）头痛护理 嘱患者注意休息，头痛严重者，遵医嘱给予镇静药物或止痛药物，以减轻头痛。鼓励患者积极配合治疗，多数患者经放疗后头痛能明显消失或减轻。

（3）出血护理 少量出血者，应用止血剂；大量出血者，在使用止血剂的同时行鼻腔填塞、鼻内镜止血等措施；严重失血者，在止血的同时做好血型测定，做好输血准备。

3. 心理护理 鼓励患者说出心理感受，通过下棋、唱歌、听音乐等活动转移情感，争取家属亲友及有关社会团体的关心，介绍成功病例，增强患者战胜疾病的信心，积极配合治疗。

4. 病情观察 观察患者鼻腔出血量、持续时间、神志、面色及有无伴随头痛、听力下降、吞咽困难、声嘶等，关注病情进展以便及时报告医生。

5. 放疗护理

（1）放射野皮肤护理 放疗前嘱患者去掉假牙、项链，穿棉质衣物；保持照射野皮肤清洁干燥，禁用肥皂水清洗，避免用手抓挠；外出时用帽子遮挡，避免阳光直射；避免使用化妆品、刺激性油膏。直至放射野皮肤正常为止。

（2）鼻腔护理 放疗后鼻腔有痂皮者，遵医嘱进行鼻腔冲洗。因放疗使鼻腔黏膜干燥，可给予清鱼肝油或复方薄荷油等滴鼻。如有炎症，及时给予控制。勿用力擤鼻，防止鼻出血。

（3）口腔护理　治疗前先洁牙及治疗牙病。坚持早晚用软毛牙刷刷牙，饭后漱口。黏膜破溃者可选用复方硼砂溶液、复方氯己定含漱液等含漱。嘱患者多饮水，少吃糖类食物，戒烟酒，避免食用刺激性极硬的食物。

（4）指导患者坚持张口、弹舌、微笑、颈部缓慢旋转等运动和按摩颞下颌关节及颈部，预防照射野区域肌肉萎缩及关节硬化。

（5）观察有无消化道反应、皮肤反应、唾液腺萎缩、骨髓抑制、出血、放疗性肺炎等并发症。

6. 健康指导

（1）对有家族遗传史者及在鼻咽癌高发区的人群，定期筛查，做到早期发现。对出现吸鼻后涕中带血、吸鼻后痰中带血、擤出血性鼻涕、颈部肿块的患者，应及时就诊。

（2）少食用亚硝胺类食物，多进食高蛋白、高热量、富含维生素的食物，养成良好的饮食习惯，忌食辛辣、刺激性食物，戒烟酒。

（3）定期复查，根据不同病情情况制订相应随访计划。

【护理评价】

1. 患者在近期内是否达到　①涕中带血减轻；②头痛、鼻塞、耳闷减轻；③焦虑、恐惧心理减轻；④尚未出现并发症。

2. 患者在远期内是否达到　了解鼻咽癌防治知识及放疗后自我护理的知识、技能。

二、咽炎患者的护理

> **情境导入**

情境：患者，男，46 岁。以"咽干、咽痛 3 天，吞咽时加重"为主诉来院就诊。患者入院前 3 天受凉后出现上述症状，既往体健。查体：口咽部黏膜急性充血、肿胀，咽后壁见黄白色点状渗出物，悬雍垂及双侧软腭水肿，双侧下颌角淋巴结肿大，压痛。临床诊断：急性咽炎。

思考：1. 请列出该患者的主要护理问题。

2. 请列出该患者的主要护理措施。

答案要点

咽炎（pharyngitis）是指咽部黏膜、黏膜下组织及咽部淋巴组织的急性或慢性炎症。

【病因及发病机制】

1. 急性咽炎　可能继发于急性鼻炎或急性扁桃体炎，也可以独立发生。病毒感染是常见的致病原因，尤其是柯萨奇病毒和腺病毒。细菌感染也可能导致咽炎，通常是病毒感染后的继发感染，常见的致病菌包括链球菌和葡萄球菌。咽炎的诱因可能包括着凉、过度吸烟饮酒、高温暴露、粉尘、烟雾以及刺激性气体等。

2. 慢性咽炎　通常是由急性咽炎反复发作所致，也可能长期受到烟酒等有害物质的刺激而引起。

【护理评估】

（一）健康史

询问患者发病前有无受凉、劳累、烟酒过度等病史；有无鼻炎、扁桃体炎等的病史；询问患者工作和居住环境，是否经常接触刺激性气体等。

（二）身体状况

1. 急性咽炎

（1）症状 先有咽部干燥、灼热、粗糙感，继而出现明显咽痛，空咽时加重，饮水或进食后症状稍缓解。

（2）体征 口咽部黏膜呈弥漫性充血、肿胀；咽后壁淋巴滤泡隆起，悬雍垂及软腭水肿；下颌角淋巴结肿大，压痛。

2. 慢性咽炎

（1）症状 常表现为咽部异物感、痒感、灼热感、干燥感或微痛感。烟酒刺激及劳累后上述症状加重，饮水或进食后症状稍缓解。一般无明显全身症状。

（2）体征 ①慢性单纯性咽炎：咽黏膜弥漫性充血，呈暗红色，咽后壁有散在的淋巴滤泡，常有少量黏稠分泌物附着于咽的黏膜表面，咽反射敏感。②慢性肥厚性咽炎：咽黏膜充血肥厚，咽后壁淋巴滤泡明显增生，多个散在突起或融合成块。咽侧索充血肥厚。③萎缩性咽炎：咽腔较正常者宽大，黏膜干燥，菲薄，起皱或发亮。咽后壁覆有脓性干痂。

（三）心理社会状态

急性咽炎多数患者未引起足够重视，不能及时就医或彻底治疗；慢性咽炎患者因咽部不适，咽异物感等久治不愈而产生焦虑情绪，因此，护士应评估者心理状况、对疾病的认知程度等。

【护理问题】

1. 现存护理问题

（1）急性疼痛 与咽部急性炎症有关，表现为咽部疼痛，吞咽时加重。

（2）体温过高 与咽部急性炎症有关：表现为头痛、发热等。

（3）舒适改变 与咽部慢性炎症有关：表现为咽部异物感、干燥感等。

2. 潜在护理问题 有中耳炎、鼻炎、鼻窦炎等的危险：与炎症向邻近组织和器官蔓延有关。

【护理措施】

1. 一般护理

（1）病情较重、全身症状明显者，应卧床休息。体温过高者行物理降温，必要时遵医嘱用药物降温，使体温达到正常范围。

（2）多饮水，进食清淡流质或半流质饮食，少吃辛辣刺激性食物，保持大便通畅。

2. 用药护理

（1）遵医嘱给予抗病毒、抗生素药物治疗。对咽痛较重者，遵医嘱使用止痛药，注意观察药物的疗效及副作用。

（2）给予含漱剂漱口、超声雾化吸入或含片治疗，以利局部清洁消炎。

（3）对于咽后壁淋巴滤泡明显增生的咽炎，遵医嘱用10%硝酸银涂抹咽黏膜以收敛消炎，并协助医生用激光、冷冻法等进行治疗。

3. 病情观察 密切观察患者体温、呼吸的变化，局部红肿、疼痛情况等症状，有并发症时及时通知医生并协助处理。急性咽炎若无并发症者，一般一周内可愈。慢性咽炎病程长，症状顽固，不易治愈。

4. 健康指导

（1）改善生活和工作环境，保持室内空气清新，避免接触有害气体。

（2）戒除烟酒，少食辛辣、油炸等刺激性食物。

【护理评价】

1. 患者在近期内是否达到 ①咽痛、咽不适感缓解或消除；②体温正常；③尚无发生并发症。

2. 患者在远期内是否达到 了解急、慢性咽炎的防治知识。

> **知识链接**
>
> ### 勿轻视急性咽炎的诊断
>
> 急性咽炎是最为常见的上呼吸道感染性疾病，其诊断与治疗是非常容易掌握的内容，但需要明确的是，许多传染性疾病，尤其经呼吸道传播的疾病，其早期临床表现常常就是急性咽炎的临床表现。因此在诊断急性咽炎时思路不应过于单一，切忌"先入为主"的思路，治疗中也要提醒患者经治疗后症状持续不缓解甚至加重时需要及时复诊，以免延误诊断与治疗。因此，急性咽炎"小病不可小视"。

三、急性扁桃体炎患者的护理

> **情境导入**
>
> **情境：**患者，男，30岁。以"咽痛伴发热、畏寒5天，加重1天"为主诉来院就诊。患者5天前受凉后出现咽部疼痛，发热伴有畏寒，患者自觉年轻体壮未加以治疗。昨日起上述症状加重，疼痛剧烈，吞咽时症状加重，伴左侧耳部疼痛来院就诊。患者既往体健。入院查体：体温38.9℃，急性病容，讲话时言语含糊不清，唾液潴留，张口轻度受限；咽部急性充血，左侧软腭红肿，两侧扁桃体肿大，有少量黄白色脓点；左下颌角淋巴结肿大，有压痛。临床诊断：急性扁桃体炎、左侧扁桃体周围炎。
>
> **思考：**1. 请列出该患者的主要护理问题。
>
> 2. 请列出该患者的主要护理措施。
>
> 答案要点

急性扁桃体炎（acute tonsillitis）为腭扁桃体的急性非特异性炎症，可伴有不同程度的咽黏膜和淋巴组织的炎症，分为急性卡他性扁桃体炎和急性化脓性扁桃体炎。

【病因及发病机制】

急性扁桃体炎好发于儿童和青少年，多继发于上呼吸道感染。病原体可通过飞沫或直接接触而传染，通常呈散发性，偶在集体生活中暴发流行。

1. 感染 急性卡他性扁桃体炎多为病毒感染，急性化脓性扁桃体炎多为细菌感染，致病菌主要是乙型溶血性链球菌，其次是非溶血性链球菌、葡萄球菌、肺炎链球菌等，亦可见病毒与细菌混合感染。近年还发现有厌氧菌感染者，革兰阴性杆菌感染有上升趋势。

2. 诱发因素 受凉、过度劳累、烟酒过度、有害气体刺激、上呼吸道有慢性病灶存在，可诱发急性扁桃体炎的发生。

【护理评估】

（一）健康史

了解患者工作、生活的环境及既往病史，询问发病前有无受凉、劳累及过度烟酒等诱发因素，有无上呼吸道感染史。评估咽痛程度、时间、伴随症状及治疗经过等。

（二）身体状况

1. 症状 咽痛为主要症状，疼痛剧烈，吞咽困难，常放射至耳部。可有畏寒、高热、头痛、食欲下降、乏力、便秘等全身症状，患者表情痛苦，不愿讲话。小儿可因高热而引起抽搐、呕吐及昏睡。相对于急性化脓性扁桃体炎，急性卡他性扁桃体炎的局部及全身表现均较轻。

2. 体征 呈急性病容，体温增高。咽部黏膜弥漫性充血，以扁桃体及两腭弓最为严重。腭扁桃体显著肿大，超出了腭舌弓和腭咽弓的范围，甚至触及或超越了咽后壁的中线。化脓性扁桃体炎的扁桃体表面可出现黄白色脓点，常融合成片状假膜，易拭去。下颌角淋巴结肿大，有压痛。

3. 并发症 可引起扁桃体周围组织的炎症，如扁桃体周脓肿、急性中耳炎、咽旁脓肿等，也可通过Ⅲ型变态反应引起全身并发症，如关节炎、心肌炎、肾炎。

4. 辅助检查

（1）实验室检查 白细胞总数和中性粒细胞升高。

（2）咽拭子涂片检查或培养 可提供细菌学依据。

（三）心理社会状态

急性扁桃体炎起病急，症状重，多数患者能得到及时治疗。行扁桃体手术的患者和家属会有焦虑不安的情绪。

【护理问题】

1. 现存护理问题

（1）急性疼痛 与扁桃体急性炎症有关，表现为咽痛等，吞痛时加重。

（2）体温升高 与扁桃体急性炎症有关，表现为发热、头痛等。

2. 潜在护理问题

（1）有中耳炎、鼻炎、鼻窦炎等的危险 与炎症向邻近组织和器官蔓延有关。

（2）有关节炎、心肌炎、肾炎的危险 与溶血性链球菌所致Ⅲ型变态反应引起关节、心脏和肾脏的组织损伤有关。

【护理措施】

1. 一般护理

（1）注意休息，保持室内空气流通，给予营养丰富、易消化的流质或半流质饮食，多饮水。

（2）高热者采用物理降温，必要时遵医嘱药物降温，至体温降至正常，并加强支持疗法。

2. 用药护理

（1）遵医嘱全身使用抗生素、抗病毒药物或清热解毒的中药。化脓性扁桃体炎的治疗首选青霉素类药物，在必要的情况下，可以考虑联合应用青霉素和甲硝唑进行治疗，注意观察药物疗效及副作用。

（2）指导患者正确使用含漱剂如复方硼砂液等含漱或含片含化，以利咽部清洁消炎。咽痛较重者遵医嘱使用止痛药。

3. 病情观察 注意观察患者体温变化，有无一侧咽痛加剧、张口受限、语音含糊、一侧软腭和腭舌弓红肿隆起等扁桃体周围脓肿的表现，以及有无关节炎、心肌炎、肾炎的表现，发现异常及时通知医生并协助处理。

4. 健康指导

（1）加强锻炼，增强体质；养成良好生活习惯，睡眠充足，劳逸结合。

（2）戒烟忌酒，注意口腔卫生，少吃辛辣刺激性食物。

（3）积极治疗全身及上呼吸道的慢性病灶。

（4）对于反复发作的扁桃体炎，尤其是那些已经出现并发症的患者，应在炎症控制后2~3周内考虑进行扁桃体切除术。

【护理评价】

1. 患者在近期内是否达到 ①疼痛缓解或消失；②体温降至正常；③尚无并发症发生。

2. 患者在远期内是否达到 了解急性扁桃体炎防治知识。

知识链接

扁桃体的功能

扁桃体是免疫系统的一部分，在口咽部遭遇病毒或细菌侵袭时，能发挥免疫作用，有助于降低上呼吸道感染的风险。如果扁桃体的免疫功能减弱，那么患者呼吸道的第一道防线就会变得脆弱。

在儿童期，扁桃体的免疫功能达到顶峰，但随着进入青春期，扁桃体开始逐渐萎缩，免疫功能也随之下降，这是正常的生理变化，通常不需要特殊的医疗处理。除了生理性的萎缩，扁桃体也可能因病理性的原因而退化萎缩。对于那些遭受慢性炎症或频繁扁桃体炎困扰的患者，长期的炎症刺激可能会导致病理性扁桃体萎缩。在这种情况下，需要采取积极的措施进行治疗。

四、慢性扁桃体炎患者的护理 微课

情境导入

情境：患者，男，35 岁。因咽痛反复发作十余年，诊断为慢性扁桃体炎，于 1 小时前行扁桃体切除术，术后患者安返病房。查体：体温 37.4℃，脉搏 96 次/分，呼吸 20 次/分，血压 130/80mmHg，痛苦面容，张口时表情痛苦，唾液中有少许血丝，焦虑不安。

思考：1. 请列出该患者术后的主要护理问题。

2. 请列出该患者术后的主要护理措施。

答案要点

慢性扁桃体炎（chronic tonsillitis）是腭扁桃体的慢性非特异性炎症，为咽部常见疾病。

【病因及发病机制】

慢性扁桃体炎主要的致病菌是链球菌及葡萄球菌。多由急性扁桃体炎反复发作或治疗不彻底迁延而来。

【护理评估】

（一）健康史

了解发病前有无急性扁桃体炎反复发作的病史，有无肾小球肾炎、风湿热等全身性疾病。

（二）身体状况

1. 症状 平时自觉症状不明显，或有咽部干燥、发痒、感觉有异物或刺激性咳嗽等轻微不适。若扁桃体隐窝内潴留干酪样腐败物或有大量厌氧菌感染时，则出现口臭。扁桃体过度肥大时，小儿可能出现呼吸不畅、打鼾、吞咽或言语共鸣障碍。

2. 体征

（1）扁桃体和腭舌弓的黏膜呈暗红色。扁桃体肿大，但大小不定。扁桃体表面凹凸不平，常与周围组织粘连。

（2）挤压舌腭弓时，可见黄白色干酪样点状物从隐窝口溢出。

（3）常有下颌角淋巴结肿大。

3. 并发症　全身并发症常见的有风湿病、肾炎、关节炎、心肌炎等。

4. 辅助检查　血沉、尿液分析、抗链球菌溶血素"O"、心电图、血清黏蛋白检查等有助于并发症的诊断。

（三）心理社会状态

慢性扁桃体炎患者在平时可能没有明显的症状，往往不会引起足够的重视。当发生并发症或需扁桃体手术时，患者和家属会有焦虑不安的情绪，护士应评估患者及家属对疾病的认知程度和情绪状况。

【护理问题】

1. 现存护理问题

（1）舒适改变　与扁桃体炎症有关，表现为咽干、发痒、异物感、刺激性咳嗽等轻微症状。

（2）呼吸形态改变　与扁桃体过度肥大有关，表现为呼吸不畅、打鼾等。

（3）焦虑　与扁桃体炎症引起口臭有关，表现为避免近距离社交等。

2. 潜在护理问题

（1）有关节炎、心肌炎、肾炎等的危险　与溶血性链球菌所致Ⅲ型变态反应有关。

（2）有发生急性扁桃体炎的风险　与慢性扁桃体炎急性发作有关。

【护理措施】

1. 一般护理　多次少量饮水，常漱口，保持口腔清洁。

2. 用药护理　遵医嘱进行隐窝灌洗或局部涂药。

3. 手术护理　扁桃体切除术是治疗慢性扁桃体炎的常用方法。此外，激光手术和等离子体手术等替代方法也能够缩减扁桃体大小、减轻炎症，从而有助于缓解症状并预防并发症。

（1）术前护理　参见第三章"咽科手术常规护理"。

（2）术后护理　在扁桃体切除术之后，患者可能会遇到疼痛、出血、感染和粘连等风险。因此，采取包括体位调整和饮食管理在内的护理措施至关重要。这不仅有助于减轻术后不适，还能促进伤口愈合，降低并发症的发生。

1）体位　全麻未清醒者取侧俯卧位，头偏向一侧；局麻及全麻清醒后取半卧位。

2）饮食护理　扁桃体切除手术后，创面直接暴露在咽腔中间，并不加以缝合，这种新鲜的创面使术后存在出血的风险，术后饮食要注意。如术后无出血，局麻术后2小时、全麻者清醒后6小时可进冷流质饮食，次日半流质饮食，3日后软质饮食，2周后正常饮食。

3）疼痛护理　术后24小时疼痛较为明显，教会患者分散注意力减轻疼痛，如听音乐、看杂志等，亦可给予冰敷颌下或行针灸止痛。必要时遵医嘱使用镇静止痛药，禁用水杨酸类止痛剂，以免影响凝血功能，引起出血。

4）出血护理　注意观察患者的生命体征以及切口的情况。手术结束后，当日如患者持续口吐鲜血或出现频繁的吞咽动作，应立即通知医生；少量渗血可用冰袋颈部冷敷，并给予止血剂。手术当日尽量少说话，避免喷嚏及咳嗽，术后2周内禁食辛辣、刺激、生硬及过热的食物，以免切口出血。

5）预防感染　遵医嘱使用抗生素。术后次日开始给予含漱剂漱口，保持口腔清洁，但漱口动作要轻柔。次日创面形成一层白膜，具有保护作用，勿用力擦拭，以免出血及感染。术后7~10天白膜逐渐脱落，创面逐渐愈合。如创面不生长白膜或生长不均、白膜污秽或咽痛剧烈、下颌角淋巴结肿大疼痛或发热等提示有感染。

6）预防粘连　术后次日起鼓励患者多讲话、常伸舌，以防咽部粘连而影响吞咽和讲话等功能。

4. 扁桃体切除术的适应证

（1）反复发作的急性扁桃体炎　1年内反复发作急性扁桃体炎，且经过规范抗生素治疗仍无法控制病情时，可考虑进行扁桃体切除术，以减轻患者的痛苦，降低并发症的风险。

（2）慢性扁桃体炎　长期存在的扁桃体炎症可能导致患者出现口臭、咽痛、耳痛等症状，严重时还可能影响全身健康。当药物治疗无法达到预期效果时，可以考虑行扁桃体切除术。

（3）扁桃体肥大导致的呼吸道梗阻　扁桃体肥大可能导致患者出现打鼾、呼吸暂停、睡眠障碍等症状。当非手术治疗无效时，可考虑行扁桃体切除术以解除呼吸道梗阻。

（4）疑似扁桃体恶性肿瘤　当扁桃体出现异常增生、质地硬化、表面溃疡等症状，且经过相关检查不能排除恶性肿瘤的可能时，可以考虑行扁桃体切除术，以明确诊断并进行相应治疗。

【护理评价】

1. 患者在近期内是否达到　①疼痛消失；②未手术的慢性扁桃体炎患者尚未发生并发症；③已手术的慢性扁桃体炎患者术后伤口愈合良好，未发生大出血、感染、粘连的并发症。

2. 患者在远期内是否达到　了解慢性扁桃体炎防治知识及自我护理知识。

五、咽部异物患者的护理

情境导入

情境：患儿，男，4岁。因晚餐时误将鱼骨咽下，有疼痛感，哭闹不止来院就诊。患儿既往体健。临床诊断：喉咽异物。

思考：1. 请列出该患者的主要护理问题。

2. 请说出喉咽异物的预防措施。

答案要点

咽部异物（laryngopharyngeal foreign body）是指异物不慎进入喉部或咽部的情况，这可能导致呼吸不畅、吞咽障碍、疼痛等症状，严重时甚至可能引发窒息，对患者的生命安全构成极大威胁。因此，它被认为是耳鼻喉科急诊中常见的紧急病症之一。

【病因及发病机制】

咽部与外界相连，细小物体易于误入，特别是会厌谷和梨状窝等部位，往往是异物常见的滞留区域。导致喉咽异物常见的不良行为如下。

(1) 进食匆忙，不慎将鱼刺、肉骨、果核等坚硬、尖锐物质咽下。

(2) 儿童有含玩具在口中的习惯，在哭闹、嬉戏或跌倒时，玩具容易滑落至咽喉部位。

(3) 精神状态异常、昏迷状态或麻醉未清醒的患者，以及醉酒者可能会发生误吞异物。

(4) 老年人由于假牙松动，不慎使假牙掉落至咽喉。

(5) 有自杀企图者，故意吞食异物。

(6) 在医疗手术过程中，若棉球、纱条遗留在鼻咽部或扁桃体窝内，未能及时取出，可能形成异物。

【护理评估】

（一）健康史

询问患者、家属或目击者，相关事情发生的时间、患者表现、异物种类等。

（二）身体状况

咽部有刺痛感，部位大多比较固定，吞咽时症状明显。如刺破黏膜，可见少量血液或血性唾液流出。较大异物存留于喉咽时，可引起吞咽及呼吸困难。

（三）心理社会状态

如异物不能及时取出，患者因担心病情往往会出现焦虑、恐惧心理。

【护理问题】

1. 现存护理问题

（1）清理呼吸道无效　与喉咽异物的较大或位置不佳可能阻塞气道有关，表现为呼吸困难，严重时可引起窒息。

（2）疼痛　与异物存留导致咽喉组织感染有关，表现为功能性吞咽障碍等。

2. 潜在护理问题

（1）有窒息的危险　与异物下坠呼吸道有关。

（2）有出血的危险　与尖锐的异物可能刺伤喉咽部黏膜，造成更深层次的损伤有关。

【护理措施】

1. 手术护理

（1）准备手术用物，包括额镜、光源、喉镜、纱布块、酒精灯、1% 丁卡因等用物品，用于检查口咽、喉咽部，明确异物刺藏的部位，以选用相应的异物钳。

（2）口咽部异物常停留在扁桃体上，检查时应细心观察，方能发现。用压舌板将舌压下，看清异物后用鼻镊或扁桃体止血钳取出。

（3）喉咽部异物多停留在会厌谷、舌根部、梨状窝、喉咽侧壁或杓状软骨后等处。将 1% 丁卡因喷洒于患者的喉咽及舌根部。待咽反射消失，指导患者自行将舌头向前下方伸出，操作者在额镜对光下，左手持间接喉镜，右手操作异物钳，将异物取出。对梨状窝深部的异物，在间接喉镜下不能取出时，可在直接喉镜下取出。

（4）如呼吸困难明显，估计一时难以在喉镜下取出时，应先紧急行气管切开，待呼吸困难缓解后，再于喉镜下取出。已发生感染者应先用抗生素控制炎症，再取出异物。已形成脓肿者，切开排脓后取出异物。

2. 健康指导

（1）加强对小儿的看护和宣教，不要将小玩具等含在口内玩耍。3 岁之前不要吃整粒的花生及豆类，儿童的食物中应避免混有鱼刺、碎骨等，以免误入呼吸道。

（2）进食时不要大声说笑。

（3）对精神异常、昏迷、麻醉未清醒患者和醉酒者加强饮食护理，避免发生误吸。

（4）检查老年人假牙情况，及时发现松脱假牙，避免坠入下咽。

（5）进食时若不慎吞入异物，切勿采用大口喝水喝醋、吞咽饭团等方法，以免加重症状。

【护理评价】

1. 患者在近期内是否达到　①呼吸道通畅；②疼痛等不适症状缓解；③尚未发生并发症。

2. 患者在远期内是否达到　了解咽部异物预防知识。

目标检测

答案解析

1. 简述鼻咽癌患者放疗后的护理要点。

2. 简述扁桃体切除术的适应证。

3. 简述急性扁桃体炎的临床表现。

4. 简述咽部异物的常见病因。

书网融合……

重点小结   微课   习题

第四节　喉科患者的护理

PPT

喉是呼吸与发音的共同器官，上通喉咽，下连气管。喉上端是会厌上缘，下端为环状软骨下缘，在成人相当于第 3~5 颈椎平面，女性及儿童喉平面位置较成年男性稍高。喉的支架由软骨构成，成对软骨为杓状软骨、小角软骨和楔状软骨；单个软骨为甲状软骨、环状软骨和会厌软骨。

喉腔以声带为界分为声门上区、声门区和声门下区。声门上区位于喉入口至声带上缘之间。声带上方与之平行的皱襞为室带，亦称假声带。室带与声带之间梭形腔隙为喉室。声门区位于两侧声带之间。声带在间接喉镜下呈白色带状，边缘整齐。张开时，其间出现一等腰三角形的裂隙，称声门裂，简称声门，是喉腔中最狭窄的部分。声门下区是声带下缘至环状软骨下缘以上的部分，幼儿期此区黏膜下组织疏松，炎症时易发生水肿致喉阻塞。

一、急性会厌炎患者的护理

情境导入

情境：患者，男，50 岁。因剧烈咽喉痛 2 天，伴发热来院就诊。患者既往体健，近 2 天来出现剧烈咽喉痛，进食时疼痛加剧。查体：体温 38.5℃，脉搏 84 次/分，呼吸 20 次/分，血压 110/70mmHg，急性病容。间接喉镜检查：会厌舌面明显充血、肿胀，呈半球形。临床诊断：急性会厌炎。

答案要点

思考：1. 请列出该患者的主要护理问题。

2. 请列出该患者的主要护理措施。

急性会厌炎（acute epiglottitis）又称急性声门上喉炎，是以会厌为主的声门上区喉部的急性炎症。本病具有起病急、发展快，易致喉阻塞等临床特点，为喉科急重症之一。

【病因及发病机制】

急性会厌炎多继发于上呼吸道感染，全年都可发生，以冬春季多见。

1. 细菌感染　为最主要的原因。致病菌多为流感嗜血杆菌、葡萄球菌、链球菌、肺炎链球菌等，亦可是病毒与细菌混合感染。

2. 变态反应　可继发于全身或局部的变态反应。过敏原可为食物、药物、血清、生物制品等。

3. 其他　喉异物、喉外伤、吸入有害气体、误咽化学物质及放射线损伤，及邻近器官的急性炎症如急性扁桃体炎、口底炎等均可导致急性会厌炎。

【护理评估】

（一）健康史

了解发病前有无上呼吸道感染史；有无会厌等邻近器官急性炎症病史，有无接触过敏原、异物、外伤、吸入有害气体等病史。评估患者疼痛、吞咽困难等程度。

（二）身体状况

1. 症状

（1）局部症状　起病急，多有剧烈咽喉痛，吞咽时加重；流涎、抗拒吞咽；语音含糊不清，但无声音嘶哑。会厌高度肿胀时可引起吸气性呼吸困难，甚至喉阻塞。

（2）全身症状　起病急，多有畏寒发热，体温多在 38～39℃。

2. 体征　呈急性病容，口咽部检查多无明显改变。间接喉镜检查可见会厌舌面明显充血、肿胀，严重时呈球形，如会厌脓肿形成，红肿的黏膜表面可见黄白色脓点。

3. 辅助检查

（1）影像学检查　CT 和 MRI 可显示会厌等声门上结构肿胀，喉咽腔阴影缩小。

（2）咽拭子培养及药敏试验　以明确致病菌及选择敏感抗生素。

（三）心理社会状态

因病情较重，甚至出现呼吸困难，患者常有焦虑、恐惧心理。

【护理问题】

1. 现存护理问题

（1）急性疼痛　与会厌炎症有关，表现为剧烈喉痛，吞咽时加重。

（2）体温过高　与会厌炎症有关，表现为畏寒、高热。

（3）吞咽障碍　会厌炎引起的肿胀与痛感，影响会厌在吞咽时对喉入口的正常覆盖，表现为流涎和拒绝吞咽等。

（4）语言沟通障碍　与会厌炎导致的肿胀与痛感，妨碍会厌正常功能，影响声带振动，表现为语音含糊不清等。

2. 潜在护理问题　有窒息的危险：与会厌高度肿胀阻塞喉部有关。

【护理措施】

1. 一般护理

（1）饮食护理　进食温凉流质或半流质饮食，忌辛辣刺激性食物，减轻对会厌刺激。进食困难者，遵医嘱增加补液量或给予静脉高营养，以改善病情。

（2）保持口腔清洁　使用漱口液漱口，清洁口腔。

（3）注意观察体温变化　体温过高者采用物理降温，必要时遵医嘱药物降温。增加水的摄入量。

2. 用药护理　遵医嘱给予足量抗生素和糖皮质激素类药物。协助患者做好雾化吸入治疗，观察用药后效果。

3. 疼痛护理　给予颈部冷敷、口含薄荷糖或药物含片；剧烈疼痛时遵医嘱使用镇痛剂。

4. 心理护理　向患者解释该病的病因、治疗方法、预后及潜在的危险，以及积极配合治疗的重要性，以减轻患者焦虑情绪。

5. 观察病情　观察呼吸情况，必要时持续低流量吸氧，监测血氧饱和度。若出现呼吸困难、发绀、喉喘鸣等喉阻塞症状。应通知医生，并做好气管切开的术前准备及术后护理。

6. 健康指导

（1）养成良好的生活习惯，避免过度疲劳，有过敏体质者避免与过敏原接触，预防疾病的发生。

（2）积极治疗邻近器官的急性炎症，防止感染蔓延。如出现咽喉剧痛、吞咽困难、呼吸困难等症状时，应及时就诊。

【护理评价】

1. 患者在近期内是否达到 ①疼痛等症状缓解或消失；②吞咽和协助发音功能改善；③体温恢复正常；④尚无发生并发症。

2. 患者在远期内是否达到 了解急性会厌炎的防治知识。

二、急性喉炎患者的护理

> **情境导入**

情境： 患者，女，34岁，售货员。以"声音嘶哑，喉部疼痛1周，加重1天，伴发热"为主诉来院就诊。患者既往体健，无吸烟饮酒史。查体：体温38.7℃，脉搏86次/分，呼吸21次/分，血压120/80mmHg，声音粗糙低沉。间接喉镜检查：喉黏膜充血，声带肿胀，声带由白色变为粉红色，声带黏膜下出血，声带因肿胀而变厚，表面有分泌物，两侧声带运动正常。临床诊断：急性喉炎。

答案要点

思考： 1. 请列出该患者的主要护理问题。

2. 请列出该患者的主要护理措施。

急性喉炎（acute laryngitis）是以声门区为主的喉黏膜的急性卡他性炎症，是一种常见的急性呼吸道感染性疾病。儿童病情远比成人严重，如不及时治疗，可并发喉梗阻而危及生命。

【病因及发病机制】

急性喉炎常继发于急性鼻炎或急性咽炎，亦可单独发生。好发于冬春季节。

1. 感染 常发生于上呼吸道感染后，先为病毒感染，后继发细菌感染。小儿亦可继发于某些急性传染病，如麻疹、流行性感冒、猩红热等。

2. 用声过度 说话过多、大声喊叫、剧烈久咳等可引起本病。

3. 其他 吸入氯气、氨气等有害气体，吸入粉尘或烟酒过度、外伤、变态反应等也可引起本病。

【护理评估】

（一）健康史

了解患者有无急性鼻炎、咽炎等上呼吸道感染病史；有无粉尘及有害物质长期接触史；有无用声过度、烟酒嗜好等。了解声音嘶哑程度及伴随症状。

（二）身体状况

1. 症状

（1）声音嘶哑 是本病的主要症状。开始时声音粗糙低沉，继而沙哑，重者完全失声。

（2）喉痛 喉部不适或疼痛，一般不严重，也不影响吞咽功能。

（3）咳嗽、咳痰 可有犬吠样或"空空"样的干咳或伴有痰，痰量少；如伴有气管、支气管炎症时，咳嗽咳痰加重。

（4）**全身症状**　可伴有畏寒、发热、乏力等全身症状。

2. 体征　可见喉腔黏膜弥漫性充血；声带充血、肿胀，少许黏液附于声带表面，两侧声带运动正常。

3. 并发症　当炎症从上呼吸道向下呼吸道蔓延后，可导致气管炎、支气管炎和肺炎。幼儿除上述表现外还可能出现吸气性呼吸困难，常出现三凹征或四凹征，严重者有面色苍白、口唇发绀、烦躁不安、神志不清等缺氧症状，可因喉阻塞而死亡。

4. 辅助检查　喉镜检查可见喉腔黏膜、声带红肿，有时可见少量分泌物。

（三）心理社会状态

因急性喉炎出现声音嘶哑，给患者工作和生活带来不便，产生焦虑情绪，尤其是职业用嗓者更加明显。部分患者对本病不了解，以致反复发作成慢性喉炎。

知识链接

小儿易发生喉阻塞的原因

小儿急性喉炎易发生呼吸困难，原因主要有以下五方面：①小儿喉腔狭小且声门下区黏膜下组织疏松，炎症时肿胀较重，易发生喉阻塞；②神经系统不稳定，受激惹易发生喉痉挛；③咳嗽反射较差，痰液不易咳出；④喉软骨柔软，用力吸气时容易塌陷；⑤对感染的抵抗力及免疫力较差，故炎症时反应较重。

【护理问题】

1. 现存护理问题

（1）**语言沟通障碍**　与声带充血、水肿有关，表现为声音嘶哑或失声等。

（2）**舒适改变**　与喉腔黏膜炎症有关，表现为喉痛、咳嗽、咳痰等。

（3）**体温过高**　与喉腔炎症有关，表现为发热、头痛、乏力等。

2. 潜在护理问题

（1）**有窒息的危险**　与小儿发生喉阻塞或喉痉挛有关。

（2）**有下呼吸道感染的危险**　与炎症向下蔓延至气管、支气管和肺有关。

【护理措施】

1. 一般护理

（1）禁声、禁烟酒，避免食用辛辣刺激性食物。

（2）尽量使小儿安静休息，减少哭闹，以免加重或诱发呼吸困难。

（3）体温升高者采用物理降温或遵医嘱给予解热镇痛药，用药后注意观察体温变化。

2. 用药护理

（1）遵医嘱给予抗生素和糖皮质激素全身治疗及雾化吸入，注意观察药物疗效及副作用。

（2）遵医嘱指导患者正确含服咽喉片。

（3）如果在治疗过程中，患者因为疼痛或情绪因素影响到治疗，可考虑给予镇静剂。

3. 病情观察　密切观察小儿呼吸状态，加强巡视，有呼吸困难给予持续低流量吸氧。重度喉阻塞者，药物治疗无效时，应及时通知医生，迅速做气管切开，做好气管切开的术前准备及术后护理。

4. 健康指导

（1）注意保护嗓音，避免用声过度，包括避免长时间大声说话、唱歌等。

（2）加强锻炼，提高机体抵抗力；积极预防和治疗鼻咽部炎症。

（3）急性喉炎的患者应遵医嘱用药，不要随意服用镇咳、镇静的药物。

（4）患儿出现高热、犬吠样咳嗽等症状，应及时就医，以免发生喉阻塞。

【护理评价】

1. 患者在近期内是否达到 ①喉痛、咳嗽、咳痰、声音嘶哑缓解或消失；②体温恢复正常；③未发生并发症。

2. 患者在远期内是否达到 了解急性喉炎的防治知识。

三、慢性喉炎患者的护理

> **情境导入**
>
> **情境：** 患者，女，32岁。以"声音嘶哑2年，伴喉部干燥感"为主诉来院就诊。患者既往体健，近2年来声音嘶哑，说话多后加重，休息后稍缓解，自觉喉部干燥感，偶有分泌物，时有疼痛感。间接喉镜检查：喉部黏膜充血，声带呈粉红色，可见少许黏液附于声带表面。临床诊断：慢性喉炎。
>
> **思考：** 1. 请列出该患者的主要护理问题。
>
> 2. 请列出该患者的主要护理措施。
>
> 答案要点

慢性喉炎（chronic laryngitis）是指以声门区为主的喉黏膜的慢性非特异性炎症。

【病因及发病机制】

慢性喉炎病因并不十分明确，可能与用声过度、长期吸入有害气体或粉尘，鼻部、鼻咽部慢性炎症、急性喉炎反复发作或迁延不愈，以及下呼吸道慢性炎症有关。

【护理评估】

（一）健康史

了解发病前有无急性喉炎反复发作病史，有无粉尘及有害物质的长期接触史；有无用声过度、烟酒嗜好，有无呼吸道的慢性炎症等。评估声嘶程度、持续时间，以及休息后能否缓解等。

（二）身体状况

1. 症状

（1）声音嘶哑 为主要症状，程度不一，易出现声音疲劳，过度用声后加重，休息后缓解。病变产生增生后出现持续性声嘶，重者失声。

（2）喉部不适 表现为干咳或伴有少量痰、讲话费力、干燥感、异物感等。

2. 体征

（1）慢性单纯性喉炎 喉镜检查可见喉部黏膜充血呈暗红色，声带呈粉红色，边缘圆钝，声带表面有时见黏痰。

（2）慢性肥厚性喉炎 喉镜检查可见喉部黏膜增生肥厚，以杓间区、室带肥厚较明显，肥厚室带可部分遮盖声带，双侧声带充血肥厚，边缘变钝，致声门闭合不全。

3. 并发症 喉部黏膜反复受到炎症刺激，在声带前中1/3交界处产生声带小结或声带息肉，甚至引起喉部黏膜细胞DNA损伤和突变，产生喉癌。

（三）心理社会状态

声音嘶哑严重或久治不愈者，给患者工作和生活带来不便，产生焦虑情绪，尤其是职业用嗓者更加明显。

【护理问题】

1. 现存护理问题

（1）语言沟通障碍　与声带充血肿胀、声带小结、声带息肉有关，表现为声音嘶哑或失声、交流困难等。

（2）舒适改变　与喉腔黏膜炎症有关，表现为咳嗽、咳痰等。

2. 潜在护理问题

有发生肿瘤的风险：与喉部黏膜反复受到炎症刺激，产生声带小结、息肉，甚至喉癌有关。

【护理措施】

1. 一般护理

注意休息，少说话，禁烟酒，避免辛辣刺激性食物。

2. 用药护理

遵医嘱给予抗生素及糖皮质激素雾化吸入，或配合含片含服或中成药如黄氏响声丸、金嗓开音丸等治疗。

3. 手术护理

对于较大的声带小结或息肉需手术切除。较小的声带小结通过声带充分休息可自行消失。

（1）术前护理　参见第三章"喉科手术常规护理"。

（2）术后护理

1）全麻患者　按全麻护理常规护理至清醒。

2）饮食护理　全麻清醒后6小时及表麻患者术后2小时可进温凉流质饮食，逐步过渡到半流质饮食，避免辛辣刺激性食物，餐后注意漱口，保持口腔清洁。

3）病情观察　注意观察患者呼吸情况，分泌物量、性质、伤口疼痛及出血等情况，如有不适及时与医生联系。术后避免剧烈咳嗽，以免引起伤口出血。

4）促进声带创面愈合　告知患者术后休声2~4周，让声带充分休息，减轻声带充血水肿。进行双侧声带手术的患者，鼓励其术后多做深呼吸运动，预防创面粘连。

5）用药护理　遵医嘱给予抗生素及糖皮质激素雾化吸入。

4. 健康指导

（1）注意保护嗓音，避免长时间用嗓或高声喊叫，防止术后复发。

（2）积极治疗鼻部、咽部慢性炎症。

（3）避免吸入有害气体或粉尘，戒烟酒，忌辛辣刺激性食物。

（4）定期检查声带小结和声带息肉，监测声带的健康状况，以及时发现癌前病变。

【护理评价】

1. 患者在近期内是否达到

①咳嗽、咳痰、声嘶症状缓解或消失；②尚无并发症发生，或是声带小结或声带息肉术后伤口愈合良好。

2. 患者在远期内是否达到

了解慢性喉炎的防治知识及保护声带方法。

四、喉阻塞患者的护理 [e] 微课

情境导入

情境：患儿，男，4岁。下午以急性喉炎为主诉收住入院。夜间巡视发现患儿吸气相延长伴有喉鸣。行间接喉镜直接检查后，除吸气相延长伴有喉鸣加重外，还出现胸骨上窝、锁骨上窝、肋间隙吸气时凹陷，以及烦躁不安，四肢发冷。

答案要点

思考：1. 请写出该患者的临床诊断及呼吸困难的临床分度。

2. 请列出该患者的主要护理问题。

3. 请列出该患者的主要护理措施。

喉阻塞（laryngeal obstruction）亦称喉梗阻，是因喉部或邻近组织的病变，使喉部通道狭窄或阻塞，引起的以呼吸困难为主要症状的综合征。如治疗不及时，可引起窒息而死亡。

【病因及发病机制】

喉阻塞不是单独的疾病，而是由多种原因引起的一种临床症状。

1. 微生物感染 急性喉炎、急性会厌炎、白喉、咽后脓肿等感染性疾病，常导致喉腔黏膜肿胀和喉痉挛，进而引发呼吸困难，是喉阻塞最常见的病因。

2. 过敏反应 喉腔对花粉、皮屑、药物等物质的过敏反应，可导致喉部肿胀，从而阻塞呼吸道。

3. 机械性阻塞 误吞较大异物，如豆类、鱼骨；喉腔及邻近组织的肿瘤，如喉癌、多发性喉乳头状瘤等；以及某些先天性喉部畸形，如巨大喉蹼、喉软骨畸形或喉瘢痕狭窄；还有喉外伤也可造成喉腔的机械性阻塞。

4. 双侧声带瘫痪 外伤和甲状腺手术可能导致喉返神经麻痹，使双侧声带无法正常运动，进而影响呼吸功能。

【护理评估】

（一）健康史

询问患者有无喉部炎症、肿瘤、外伤史，有无甲状腺手术病史；有无过敏史、接触过敏原史。对于小儿，要询问有无异物接触史、久咳症状等。了解呼吸困难发生的时间、程度及诱因。

（二）身体状况

1. 症状及体征

（1）吸气性呼吸困难 为喉阻塞的主要症状。表现为吸气运动加强，吸气时间延长，吸气深而慢，但通气量并不增加。如无显著缺氧，则呼吸频率不变。

（2）吸气性喉喘鸣 吸气时气流通过狭窄的声门裂时，其下形成的气流旋涡冲击声带，使声带颤动而发出的一种尖锐的喉鸣音。

（3）吸气性软组织凹陷 由于吸气困难，胸腔负压增加，形成胸骨上窝、锁骨上窝、肋间隙、剑突下或上腹部软组织凹陷，称为四凹征。凹陷的程度随呼吸困难的程度而异，儿童的肌张力较弱，凹陷更加明显。

（4）缺氧症状 因缺氧而面色青紫或发白，口唇发绀，吸气时头后仰，烦躁，脉搏快速，过度疲劳而嗜睡，但片刻又因缺氧窒息感而突然惊醒。

2. 呼吸困难分度 根据病情轻重将喉阻塞分为四度。

（1）一度 安静时无呼吸困难表现。活动或哭闹时出现轻度吸气性呼吸困难，稍有吸气性喉喘鸣和软组织凹陷。

（2）二度 安静时出现轻度吸气性呼吸困难，可吸气性喉喘鸣和软组织凹陷。在活动时加重，但无缺氧，不影响睡眠和进食，无烦躁不安，脉搏正常。

（3）三度 安静时出现明显吸气性呼吸困难、喉喘鸣和软组织凹陷。活动时出现缺氧症状，如烦躁不安、脉搏加快等症状。

（4）四度 安静时出现呼吸极度困难。患者出现手足乱动、面色苍白或发绀、出冷汗、定向力丧失、心律不齐、脉搏细弱，甚至出现昏迷，如不及时抢救，则很快发生窒息而死亡。

3. 辅助检查

（1）影像学检查 喉部侧位 X 线摄片、喉部 CT 均有助于喉病的诊断。

（2）内镜检查　纤维喉镜、直接喉镜检查喉部病变，观察喉部原发疾病变化、声门大小和声带运动情况等。

（三）心理社会状态

喉阻塞患者常常急诊就医，患者和家属由于害怕病情威胁生命而感到十分紧张和恐惧。患者和家属对气管切开术缺乏认识，容易延误最佳治疗时机，使病情加重，给治疗带来困难。

【护理问题】

1. 现存护理问题

（1）低效性呼吸形态　与炎症反应、过敏反应、双侧声带瘫痪、喉部畸形、喉外伤引起喉腔狭窄、呼吸阻力增加有关，表现为吸气性呼吸困难。

（2）清理呼吸道无效　与不能清除喉腔异物或肿瘤引起喉腔狭窄、呼吸阻力增加有关，表现为吸气性呼吸困难。

（3）恐惧　与患者担心窒息死亡有关，表现为情绪不稳定。

2. 潜在护理问题　有窒息的危险：与发生四度喉阻塞有关。

【护理措施】

1. 一般护理

（1）体位　取坐位或半坐卧位舒适体位，减少氧的消耗。

（2）饮食指导　给予营养丰富、清淡、易消化食物，保持大便通畅。

（3）休息与活动　保持病室环境温度在18~20℃，相对湿度在70%以上，减少刺激，减轻咳嗽。保持病室环境绝对安静，嘱患者少讲话，限制探视人数。一度喉阻塞患者应尽量减少活动，二度以上喉阻塞患者应绝对卧床休息，从而减轻呼吸困难程度。

2. 用药护理

（1）遵医嘱全身使用足量的抗生素、糖皮质激素静脉滴注及超声雾化吸入，多数患者病情可缓解，注意观察药物的疗效及副作用。

（2）必要时遵医嘱给药，以减轻气管痉挛。

3. 心理护理　向患者和家属解释呼吸困难出现的原因，介绍配合治疗的重要性，帮助患者树立信心，减轻心理负担。

4. 病情观察　密切观察生命体征、神志等变化，特别是呼吸情况，观察血氧饱和度及缺氧情况，并做好记录。若发现低血氧饱和度及缺氧症状，应立即吸氧以缓解病情。

▪ 知识链接

喉阻塞患者急救原则

一度喉阻塞：对因治疗，减少活动，低流量吸氧。

二度喉阻塞：对因治疗，绝对卧床休息，氧流量可适当增大，必要时给予镇静和雾化吸入治疗，做好气管切开准备。

三度喉阻塞：估计病因在短时能去除者（如炎症、异物、过敏等），则先病因处理，密切观察病情。估计病因不易去除者（如肿瘤、外伤、白喉等），立即行气管切开术。

四度喉阻塞：立即行气管切开术。情况紧急时，可先行环甲膜切开术或先气管插管术，再行气管切开术。

5. 气管切开术护理

（1）术前护理 参见第三章 喉科手术常规护理。

（2）术后护理 在术后阶段，确保气管通畅至关重要，以避免窒息的风险，同时需要精心保护手术切口，预防感染、出血和皮下气肿的发生。由于气管切开术可能影响到胸腔的负压平衡，患者在恢复期间还应特别注意饮食管理和语言交流障碍的护理。

1）体位与饮食 早期取平卧位，头部稍低，以利于气管内分泌物引流，恢复期取半卧位。进流质或半流质的易消化食物。

2）保持气管内套管清洁 是术后护理的关键。按时清洗、消毒内管，成人一般每4～6小时清洗套管内管1次，分泌物多时可增加清洗的次数，但内套管与外套管分离的时间不宜过久，可交替使用两个同型号的内套管，以防止外套管被分泌物阻塞。术后10日内一般不更换外套管，长期带管者2～3周更换1次。

3）预防脱管护理 经常检查系带松紧度和牢固性，系好后以能容纳1指为度；气管内套管取放时，注意保护外套管；告知患者剧烈咳嗽时可用手轻轻地抵住气管外套管翼部；吸痰时动作应轻柔。

4）保持下呼吸道的通畅 保持室内温度和湿度，控制病室温度在20℃左右，湿度在80%左右；分泌物黏稠时可行超声雾化吸入，防止分泌物结成干痂阻塞呼吸道；在套管口覆盖湿纱布并定期湿化呼吸道。

5）预防感染 遵医嘱给予抗生素；每日清洁消毒切口，更换套管垫；鼓励患者咳嗽，必要时帮助翻身拍背，及时吸除分泌物，减少伤口及肺部感染的机会；密切观察体温的变化、敷料的渗透情况、分泌物的量和性质，如出现发热、分泌物增多、性质异常时应及时通知医生。

6）预防并发症 注意观察有无皮下气肿、伤口出血、纵隔气肿等并发症，如有异常，及时与医生取得联系。

7）语言交流障碍的护理 术前教会患者表达各种需求的简单手语，为患者准备手写板、纸笔，鼓励患者术后用手语或通过书写等来表达自己的情感与需求。

8）拔管护理 当喉阻塞解除，病因消除，全身情况允许时，可考虑拔管。拔管前先行堵管24～48小时，如呼吸、睡眠、发音等正常，再考虑拔管。拔管后1～2天内仍需严密观察呼吸，嘱患者不要随意离开病房，并备好床旁紧急气管切开用品，以便再次出现喉阻塞时及时抢救。

6. 健康指导

（1）出院指导 教会患者和家属清洗、消毒、取出及放入内套管的方法，及其脱管等意外的急救措施；洗澡时防止水进入气管；外出时注意遮盖套管口，防止异物吸入；尽量不去人群密集的地方，防止呼吸道感染；如出现气管外套管脱出、呼吸不畅等情况时应立即到医院就诊。

（2）嘱患者定期复查，根据病情恢复的情况决定拔管时间。

（3）加强宣教，使患者及家属了解喉阻塞的常见原因及预防知识。

【护理评价】

1. 患者在近期内是否达到 ①喉阻塞解除，呼吸道通畅；②恐惧情绪缓解；③无并发症发生。

2. 患者在远期内是否达到 了解喉阻塞的防治知识及带管出院的自我护理知识。

五、喉癌患者的护理

▶▶ **情境导入**

情境：患者，男，60岁。以"声音嘶哑进行性加重3月余，伴呼吸困难1周"为主诉入院。患者曾在当地医院以"慢性咽喉炎"进行治疗，病情无好转。患者既往体健，有吸烟史40余年，每日约20支。入院查体：消瘦，颈部可扪及数个肿大的淋巴结，质硬、无触痛。间接喉镜检查：可见左侧声带中部有0.5cm×0.3cm菜花样肿物，左侧声带固定于中位。临床诊断：喉癌。

答案要点

思考： 1. 请列出该患者的主要护理问题。
　　　2. 请列出该患者的主要护理措施。

喉癌（carcinoma of larynx）是喉部常见的恶性肿瘤，近年来发病率有明显增加趋势。喉癌的发病率地区差别很大，在我国，东北地区发病率最高，高发年龄为50~70岁。

【病因及发病机制】

喉癌95%以上为鳞状细胞癌，且分化较好，腺癌少见。好发部位以声门上区和声门区最为多见，声门下区较少。喉癌的转移以淋巴转移为主，少有血行转移。病因及发病机制如下。

1. 吸烟　临床研究表明，超过95%的喉癌患者有长期吸烟史。相关研究显示，烟草在燃烧过程中产生的焦油，尤其是其中的苯并芘，具有极强的致癌性。它会导致呼吸道纤毛的运动减缓或完全停止，引起黏膜充血和水肿，使黏膜上皮增厚，发生异型增生甚至恶变。

2. 饮酒　被认为是声门上型喉癌的一个关键风险因素。研究指出，吸烟与饮酒并存时，两者在致癌作用上具有叠加效应，大幅提升喉癌的发病率。

3. 空气污染　长期暴露于工业粉尘和有害气体，如二氧化硫、砷、铬、石棉、芥子气、木材粉尘等，会增加喉癌的发病风险。

4. 病毒感染　人乳头状瘤病毒（HPV）感染与喉癌有关联，研究发现，喉癌和下咽癌患者中HPV的感染率可高达50%以上。

5. 癌前病变　如喉黏膜白斑、喉角化症、声带息肉等，喉黏膜长期暴露于有害气体或炎症刺激后，可能引发癌变。

6. 其他因素　可能还与免疫系统功能障碍、性激素代谢紊乱等因素有关。

【护理评估】

（一）健康史

询问患者发病前的健康状况，如有无长期吸烟、饮酒、接触工业废气史；有无慢性喉炎、喉黏膜白斑、喉角化症等。

（二）身体状况

据肿瘤发生的部位，喉癌大致可分为以下四种类型，各型临床表现不一。

1. 症状

（1）声门上癌　原发部位位于会厌、室带、喉室、杓会厌襞的肿瘤，早期症状隐匿。因早期不影响声带，无声嘶，仅有喉部不适感、异物感、疼痛等。随肿瘤的增大，上述症状可加重，向下侵及声带可出现声嘶，严重者可出现呼吸困难。声门上区淋巴丰富，癌肿易发生颈淋巴结转移，多在颈动脉分叉处颈深上淋巴结形成转移灶。

（2）声门癌　因病变部位在声带，早期即可出现声嘶，随肿物的增大，声嘶逐渐加重，晚期可出现呼吸困难。声门区淋巴管稀少，声门型喉癌少有颈淋巴结转移，但晚期也可发生颈淋巴结转移。

（3）声门下癌　因位置隐匿，早期症状不明显，肿瘤向上侵及声带时，可出现声嘶，随肿瘤体积的增大，可出现呼吸困难，可向前穿破环甲膜侵及喉前肌肉及甲状腺，可发生颈部淋巴结的转移，常到达气管前或气管旁淋巴结。

（4）跨声门癌　指原发于喉室，跨越两个解剖区即声门上区及声门区的癌肿。该型早期不易发现，多因声嘶就诊，此时已有声带的固定，而喉腔局部可无明显的肿物。病理以低分化鳞癌最为多见。

2. 体征　可触及颈部肿块，需注意肿瘤侵及范围，有无颈部淋巴结的肿大，外喉是否饱满等。喉镜检查可见到喉部肿块的形态有菜花型、溃疡型、结节型和包块型。观察肿块所在的位置、范围、声带运动是否受限或固定等。

3. 辅助检查

（1）影像学检查　颈部侧位 X 线片可评估声门下区或气管上端有无浸润；颈部和喉部 CT、MRI 可评估病变范围及颈部淋巴结转移情况，并协助确定拟施行的手术方法。

（2）病理组织活检　是确诊的有效手段。

（三）心理社会状态

喉癌早期患者常因对咽部不适等未予足够重视，当出现声音嘶哑等症状时病情已达晚期，造成相当大的心理压力，出现焦虑、恐惧等心理；而全喉切除术又可能会使患者丧失发音功能，颈部遗留永久性造口，对心理和形象造成双重恶性刺激，产生悲观、抑郁等心理。当治疗效果不佳时，患者感觉悲观、绝望、无助。

【护理问题】

1. 现存护理问题

（1）舒适改变　与喉癌侵犯声带及邻近组织有关，表现为声音嘶哑、吞咽困难、呼吸困难等。

（2）语言沟通障碍　与声嘶和喉癌手术有关，表现为发声困难。

（3）焦虑、恐惧　与害怕手术及对喉癌预后的担心有关，表现为情绪不稳定。

2. 潜在护理问题

（1）有窒息、出血、感染、咽瘘等的危险　与喉癌手术并发症有关。

（2）有恶病质的危险　与喉癌引起营养和全身代谢紊乱有关。

【护理措施】

根据肿瘤的范围及转移情况选择合适的治疗方法，包括营养支持、手术、放疗、化疗及免疫治疗等。其中手术是治疗喉癌的主要手段。

1. 手术护理

（1）术前护理

1）心理护理　术前应向患者及家属介绍手术的重要性及术后语言沟通的替代方法，消除顾虑，帮助其树立信心，使患者接受及配合手术。

2）口鼻部准备　做好口腔清洁，术前 3 天开始给予含漱剂漱口，鼻腔及口腔有炎症者及时给予治疗，防止术后感染或感染蔓延。

3）术前 6 小时禁食，术前 30 分钟遵医嘱注射阿托品及苯巴比妥。

4）预防窒息 注意观察呼吸情况；避免剧烈运动；防止上呼吸道感染；限制活动范围；必要时床旁备气管切开包。

（2）术后护理

1）体位管理 在全麻未清醒期间，患者应保持去枕平卧位，头部偏向一侧，以防发生呕吐物误吸。麻醉醒来后，可将床头适当抬高 30°～45°，有助于呼吸、减轻水肿并缓解疼痛。同时，鼓励患者在条件允许的情况下早期活动，促进身体恢复。

2）饮食护理 患者在术后应严格禁止经口进食和饮水，以利于切口愈合。手术中通常会置入鼻饲管，以确保营养摄入。护理人员需关注鼻饲饮食中的营养均衡，并密切观察患者对鼻饲后的反应，如出现呕吐或消化不良，应立即处理。同时，要做好鼻饲管的护理，防止堵塞或脱出。

3）下呼吸道护理 维持气管内套管的清洁、预防脱管护理、维持下呼吸道的通畅以预防感染及并发症，具体护理措施请参考气管切开术后的护理指南。

4）语言沟通障碍护理 对于无法通过语言表达和交流的患者，护理人员应表现出理解和同情。耐心地解读患者的手势或文字表达，以满足其情感和需求。对于全喉切除术后的患者，由于喉和声带不再存在，患者无法通过声带振动发声。护理人员需帮助患者重建发音功能，指导患者尽快掌握食管发音或电子喉发音，以建立新的交流方式。

2. 喉癌放疗后的护理

（1）心理护理 告知患者放疗的目的是降低癌肿复发率和颈部淋巴结的转移，鼓励患者克服放疗反应，坚持完成放疗。

（2）告知患者放疗后出现副作用的应对方法 保持照射野皮肤清洁干燥，减少物理化学的刺激；放疗期间如颈部皮肤红肿、糜烂，注意温水清洗，不要用肥皂、沐浴露等擦拭皮肤，然后涂抗生素油膏；保持口腔清洁，预防感冒。

3. 健康指导

（1）环境管理与疾病预防 控制和改善环境污染，避免长期生活在空气污染严重的环境中。及时治疗喉黏膜白斑、喉角化病、慢性肥厚性喉炎、喉乳头状瘤等疾病，定期检查，预防喉癌的发生。

（2）疾病知识与生活习惯 向患者普及疾病相关知识，遵医嘱正确用药。鼓励患者适当参加体育运动，增强体质。养成良好的生活习惯，戒烟限酒，保持心情愉悦。注意营养均衡，加强营养，采取少食多餐的饮食习惯。术后避免进食过急或进食时谈笑，以免引起呛咳；避免进食过硬、过大的食物，以防窒息。

（3）气管内套管或全喉套管的护理 指导患者或家属掌握清洗、消毒和更换气管内套管或全喉套管的正确方法。

（4）定期随访与监测 出院后 1 个月内，每 2 周随访一次。3 个月内，每月随访一次。1 年内，每 3 个月随访一次。1 年后，每 6 个月复诊一次。如出现出血、呼吸困难、造瘘口有新生物或颈部触及肿块等，应及时就诊。

【护理评价】

1. 患者在近期内是否达到 ①气管套管通畅，呼吸平稳；②情绪稳定；③伤口无出血、无感染，愈合良好；④无咽瘘及肺部感染等并发症发生。

2. 患者在远期内是否达到 ①学会用新的交流方式与他人有效交流；②了解喉癌的防治知识；③学会术后自我护理颈部切口、清洁套管的技能和知识。

目标检测

1. 简述急性会厌炎的临床表现。
2. 简述慢性喉炎的并发症。
3. 简述小儿急性喉炎易发生喉阻塞的原因。
4. 简述喉阻塞呼吸困难的分度和相应处理原则。
5. 简述喉癌放疗术后皮肤的护理。

书网融合……

重点小结　　　　　微课　　　　　习题

第五章 口腔科患者的护理概述

PPT

学习目标

知识目标

1. **掌握** 口腔科患者的护理评估要点。
2. **熟悉** 口腔科手术前后的常规护理要点；口腔科护理管理的基本要求；口腔保健要点。
3. **了解** 口腔科患者的心理特点。

技能目标

1. 能正确对口腔科患者实施护理评估和做出护理诊断。
2. 学会口腔四手操作技术以及口腔常用的护理技术操作。

素质目标

1. 重视医患沟通，帮助口腔患者及家属理解并配合诊疗计划的实施。
2. 能将预防口腔疾病、祛除口腔患者的病痛视为职业责任。

第一节 口腔科患者的特征

口腔的空间狭小且结构复杂，这样的特点使得口腔疾病不仅会破坏口腔的正常功能与外观美感，还可能给患者带来疼痛、不适等特点。

1. 疼痛与恐惧 口腔治疗，如钻孔、填充和拔牙，可能引发疼痛或不适，使得患者对治疗过程中的疼痛感到恐惧，特别是对于可能带来较重疼痛的治疗，如拔牙。

2. 影响美观与社交 牙龈出血、牙齿缺失或排列不齐等口腔问题可能影响患者的外观和社交互动，从而引发患者对外貌和社交地位的担忧。

3. 易引起焦虑 治疗口腔健康问题通常需耗费较长时间，持续且频繁的治疗过程容易让患者感到焦虑。除此之外，患者的焦虑还来自于他们对治疗的多重期望，他们不仅希望治疗能够缓解疼痛并恢复口腔的正常功能，同时还寄望于治疗能够带来美观上的改善。

4. 与全身性疾病密切关联 口腔颌面部与全身健康之间存在紧密而广泛的联系，全身性疾病可能在口腔颌面部有所体现，如白血病可能引起口腔颌面部的出血和感染。同时，口腔问题也容易影响毗邻器官和组织，例如牙齿咬合问题可能对颞下颌关节健康产生影响。

第二节 口腔科患者的评估

一、评估健康史

（一）现病史

询问患者发病的原因、诱因、病程的起始时间与状况，以及主要症状和体征的具体表现，包括疼痛的部位、性质、强度，症状的出现与缓解规律，以及接受的治疗方法和过程。

（二）既往史

了解与现有疾病诊断和治疗相关的既往病史；询问患者过去是否患有重大疾病，如心血管疾病、内分泌系统疾病、血液病、传染性疾病以及免疫缺陷等；了解患者是否有过药物过敏史；询问患者是否有过牙外伤、过敏史，以及是否有因牙病引发的三叉神经痛等病史。

（三）生活史

了解患者的出生地、居住地、年龄、教育水平、职业、饮食偏好、刷牙习惯、刷牙频率、使用牙线的情况，以及是否定期进行口腔保健检查等生活习惯。

（四）家族史

了解患者家庭成员的健康状况，特别是否有类似病史，例如牙周炎往往具有家族聚集性特征。

二、评估心理社会状况

（一）疾病知识

评估患者对口腔健康相关知识的掌握程度，包括疾病的成因、发展过程、可能的预后、治疗方法、预防措施以及自我护理技巧等方面的知识。

（二）心理状态

评估患者对口腔健康知识的认识，并了解口腔疾病对其工作、学习和日常生活的影响；是否存在推迟就医的行为；是否有对疼痛的恐惧、对消毒灭菌措施的不信任等心理负担。

（三）社会支持系统

分析患者获取口腔医疗服务的频率和便利性。评估社会支持系统，包括患者的经济状况、文化背景等社会因素对疾病的理解、态度以及支持程度。

三、评估身体状况

（一）症状收集

1. 牙痛（toothache） 是口腔科最常见的临床症状，也是患者就诊的首要原因。牙痛的成因错综复杂，包括但不限于以下几种情况：①口腔疾病，如深龋、牙髓炎、根尖周炎、牙周脓肿、冠周炎、干槽症、急性化脓性上颌窦炎、颌骨骨髓炎等；②由口腔邻近组织病变引起的牵涉痛，如急性化脓性上颌窦炎、颌骨骨髓炎、急性化脓性中耳炎等；③心脏病所导致的心源性牙痛等。

2. 牙龈出血（bleeding gums） 是指牙龈自发性或是在轻微刺激下出现的出血现象。症状轻微时，可能仅在吮吸、刷牙或咀嚼硬食物时，唾液中带有血丝；而症状严重时，牙龈在受到轻微刺激便会出血较多，甚至出现自发性出血。通常，牙周炎和牙龈炎是导致牙龈出血的主要病因，然而在某些情况下，牙龈出血也可能是系统性疾病的信号，如维生素 C 缺乏症、严重贫血、肝硬化、脾功能亢进、播散型红斑狼疮等疾病。

3. 口臭（ozostomia） 是指口腔中散发的令人不快的气味。口臭可分为生理性口臭和病理性口臭两种类型。生理性口臭可能由暂时性的因素引起，如饥饿、服用特定药物、摄入洋葱和大蒜等刺激性食物；此外，吸烟和夜间唾液分泌减少导致的细菌分解食物残渣，也是生理性口臭的常见原因。病理性口臭则与口腔健康状况密切相关，常见原因包括未治疗的龋齿、不良的修复体、口腔解剖结构异常、牙龈炎、牙周炎以及口腔黏膜疾病等，其中龋齿和牙周病是最常见的病因。此外，口臭也可能是某些严重系统性疾病的口腔表现，如消化不良、胃肠疾病、尿毒症、发热、白血病等导致的牙龈坏死。

4. 牙齿变色（coloring and discoloration of teeth）　正常牙齿为有光泽的黄白色。牙齿的颜色或色泽的变化称为牙齿变色，可分内源性牙齿变色和外源性牙齿变色。内源性牙齿变色常因牙胚在发育过程中受到各种外界因素的干扰而发生障碍，如母亲或婴儿患有某些全身性疾病，缺乏维生素A、维生素D及缺乏钙和磷等，会导致牙胚钙化不全，萌出的牙齿呈现白垩色，并且容易磨损和发生龋齿。另外，母亲或婴儿使用了四环素类药物，或饮用含有过高氟含量的水，或发生外伤、牙髓炎等疾病，都可引起牙齿颜色改变。外源性牙齿变色指的是牙齿的颜色和光泽正常，但由于保护不良，尤其口腔卫生状况差，导致牙垢和牙石积聚，食物色素、吸烟烟渍、茶水渍沉积在牙面上，使牙齿变成黄色或黑黄色。

5. 咀嚼功能障碍（chewing dysfunction）　造成咀嚼功能障碍的原因很多，如牙齿缺失导致咀嚼效率的显著下降，影响食物的正常咀嚼和消化；如牙髓炎和牙周炎等疾病引起的疼痛和敏感会直接影响牙齿的正常功能；如翼下颌间隙感染和咬肌间隙感染，导致肿胀和疼痛，进而干扰咀嚼过程；如颞下颌关节疾病，包括关节脱位或炎症，会妨碍下颌的正常运动，造成咀嚼困难。

■ 知识链接 ■

口腔癌的可疑症状

口腔癌的可疑症状包括：①口腔内溃疡持续2周以上不愈合；②口腔黏膜出现白色、红色或暗色的斑点；③口腔与颈部出现不正常的肿胀和淋巴结肿大；④口腔反复出血，且出血原因不明；⑤面部、口腔、咽部或颈部出现不明原因的麻木与疼痛。定期检查对于降低口腔癌的死亡率至关重要。

（二）体征评估

1. 器械准备

（1）口镜　通过其镜面的反光和映射功能，使检查者能够观察到口腔内视线难以触及的区域，如牙齿的远中面、舌腭面等。此外，口镜还可以用来牵拉口角、唇、颊以及推动舌体，其柄部还适用于牙齿的叩诊。

（2）镊子　主要用途是夹持药物和敷料，去除腐败组织和小块异物，同时也可以用来夹持牙齿以测定其松动程度。镊子柄部同样可以用于牙齿的叩诊。

（3）探针　一端设计成弧形，另一端则是尖角形。它用于检查牙齿各个面的沟裂、点隙、缺陷、龋洞以及敏感区域；还可以用来探测牙周袋的深度、龈下的结石，检查充填物和修复体的密合情况，以及评估皮肤或黏膜的感觉功能。

2. 体位调整　在进行口腔检查时，体位调整对于获得清晰的视野和便于操作至关重要。

（1）检查上颌牙　协助被检者稍微将头部和背部向后仰，确保上颌牙列与地面形成45°~60°的角度。这样的角度可较充分地暴露上颌牙齿，以便于进行细致的检查。

（2）检查下颌牙　协助被检者采取正坐姿势，确保下颌牙列与地面保持平行，同时高度与检查者的肘部大致相同。这种姿势有助于检查者舒适地操作，并确保检查的准确性和有效性。

3. 口腔检查

（1）颌面部常规检查

1）颌面部检查　主要采用视诊和触诊。在检查时，注意观察被检者颜面部轮廓的对称性；了解被检者病变的范围、形态、硬度、深度、温度、有无触痛、波动感等。

2）颞下颌关节检查　常用方法是检查者站在被检者的前方，将双手的示指及中指的腹面分别贴放于两侧耳屏前髁状突的外侧面或用两手的小指末端放在两侧的外耳道口，以拇指在颧骨部固定，请被检者做开闭口及侧方、前伸运动，以触知髁状突运动是否协调、有无杂音以及滑动情况，同时观察下颌运动是否正中或向一侧偏斜等。

3）张口度检查　正常的口腔张口度约为 3.7cm，若张口度无法达到这一标准，则被视为存在张口受限。常见原因包括口腔和颌面部的外伤、炎症、肿瘤、颞下颌关节疾病。临床上，常用卡尺测量上下切牙缘间距离，或采用手指宽度进行直观评估。

①轻度张口受限：上、下切牙切缘间能够容纳两个横指，张口度在 2~3cm。

②中度张口受限：上、下切牙切缘间能够容纳一个横指，张口度在 1~2cm。

③重度张口受限：上、下切牙切缘间距离无法容纳一横指，张口度不足 1cm。

④完全性张口受限：被检者完全不能张口，这种情况也被称为牙关紧闭。

⑤张口过度：上、下切牙切缘间能够容纳四横指，即张口度超过 4.5cm。

（2）牙齿检查

1）视诊　检查开始时，应首先关注患者的主诉区域。接着，对牙齿的数量、形态、颜色、位置、萌出替换情况、牙体及牙周组织状况以及咬合关系进行细致观察。

2）探诊　使用探针检查病变的具体部位、范围和程度，以及疼痛反应。通过探针可以确定龋洞的位置和深度、牙髓是否暴露、充填物边缘的密合情况，以及是否存在继发龋。此外，使用钝头刻度探针还可以检查牙周袋的深度和瘘管的走向。

3）叩诊　常用口镜柄或牙用镊子柄进行叩诊。在进行叩诊时，应先检查正常牙齿，以建立比较标准，随后比较异常牙齿与正常牙齿在疼痛反应和叩诊音上的差异。垂直叩诊主要用于检测根尖区的病变，侧向叩诊则主要用于诊断牙周膜某一侧的病变。正常牙齿的叩诊音应该是清脆的，当根尖有较大病变或牙周膜普遍受损时，叩诊音会变得浑浊。

4）触诊　常用手指或器械对检查部位进行按压或触摸，以观察病变的部位、范围、大小、形状、硬度、压痛、波动、溢脓、热感或振动敏感性等特征。

牙齿动度检查是一种常用的触诊方法，它对于评估牙周膜和牙槽骨的健康状况至关重要。在正常生理状态下，牙齿之间存在极其微小的移动，通常不超过 1mm。当牙齿移动超过这一生理范围时，便被称为牙齿松动。导致牙齿松动的常见病因包括牙周病、牙齿外伤、颌骨骨髓炎以及颌骨内的肿物等。其中，牙周病是导致牙齿松动和最终脱落的最主要原因。进行牙齿动度检查时，对于前牙，通常用牙科镊子夹住牙冠，并进行唇舌向的摇动；对于后牙，将镊子尖并拢，然后放在咬合面的中央窝处，进行颊舌（腭）向以及近远中向的摇动。根据牙齿松动的活动度，将其分为以下几个等级。

①Ⅰ度松动：牙向唇（颊）舌方向的活动度不超过 1mm。

②Ⅱ度松动：牙向唇（颊）舌方向的活动度在 1~2mm，且伴有近远中方向活动。

③Ⅲ度松动：牙向唇（颊）舌方向的活动度超过 2mm，且伴有近远中及垂直向多方向活动。

5）嗅诊　某些口腔疾病会产生特殊的气味。例如，坏疽性牙髓炎和坏死性牙龈炎会有腐败的气味。检查者可以借助嗅味协助诊断某些疾病。

6）咬诊　用于评估牙齿的疼痛、松动、移位情况以及咬合问题。咬诊分为两种主要方法：空咬法和咬实物法。空咬法是被检者上下牙齿轻轻咬合、不咬住任何实质性的物体，检查者通过观察患者的牙齿接触情况、听诊牙齿接触声以及观察面部肌肉反应来诊断牙齿问题。咬实物法是让被检者上下牙齿咬住一张软质的纸片、蜡片或者其他可以留下咬痕的物质，检查者通过观察咬痕的大小、形状和位置来分析牙齿的咬合问题，如早接触点的位置。牙隐裂或急性根尖周炎在咬诊时可能会引起疼痛。

（3）口腔检查　主要包括唇、颊、牙龈、系带、腭、舌、口底等。

1）唇　主要检查口腔皮肤和黏膜状况，观察是否有肿胀、疱疹、脱屑、皲裂等情况。检查口角是否有糜烂、色素沉着、白斑或增生物。健康唇部应为粉红色，若出现苍白或青紫提示存在健康问题。

2）颊　主要从色泽、形态、质地上全面评估颊部黏膜。观察颊部的色泽、对称性，以及是否有肿胀、压痛、慢性瘘管等。注意颊黏膜是否有角化异常、表面发白、溃疡等情况。

3）牙龈　主要评估牙龈组织的颜色、形状、质地变化，以及是否有色素沉着、瘘管等。检查牙龈是否出血，龈缘是否红肿、出血、增生、萎缩、溃疡、坏死和窦道等。健康牙龈呈粉红色，并有点彩，牙龈炎、牙周病时常表现为点彩减少或消失。

4）系带　是口腔内一种带状纤维结缔组织，根据位置不同分为唇系带、颊系带和舌系带。检查时注意其数目、形状、位置及附着情况，以及对牙位及口腔功能的影响。

5）腭　观察有无腭裂、缺损，黏膜下骨质有无异常；观察黏膜有无充血、水肿、溃疡、假膜、白斑等异常变化。

6）舌　主要评估舌质的色泽，舌苔的变化，舌背的裂纹，舌乳头的充血、肿大、肿物等情况。检查舌的运动与感觉功能是否有障碍，以协助诊断全身性疾病。

7）口底　主要检查舌系带是否过短，舌下肉阜是否有异常分泌物，导管乳头是否有红肿，口底是否有肿胀包块及其硬度和活动度等情况。

知识链接

口腔溃疡

口腔溃疡是指发生在口腔黏膜上单个或多个的开放性破损。这些溃疡通常是圆形或椭圆形的，中心凹陷，边缘隆起，表面覆盖着灰白色的膜。口腔溃疡可以出现在唇内、舌面、颊黏膜、牙龈、硬腭或软腭等部位。导致口腔溃疡的常见原因有黏膜损伤，缺乏维生素 B_{12}、铁或叶酸，免疫紊乱等。大多数口腔溃疡在 1~2 周内自行愈合。如果口腔溃疡频繁发作、持续不愈或伴有其他症状时，要及时就诊，以防癌前病变。

（4）牙髓活力检查　常使用温度测试和电活力测试，判断牙髓是否正常。正常牙髓对 20~50℃ 的温度变化不敏感，但当牙髓受到炎症、感染或损伤时，对温度和电流的反应会增强或改变。这种检查有助于判断牙髓是否需要治疗，例如根管治疗。

（5）涎腺检查　主要检查三对大涎腺，即腮腺、舌下腺、颌下腺的检查。了解涎腺的形态变化，注意导管口有无分泌物、红肿、溢脓及触痛；了解导管的质地，排除导管结石；用手轻轻按摩和推压腺体，观察导管排出物的性质和量，必要时双侧对比。

（三）影像学检查

用于评估牙齿和周围结构如牙槽骨、关节健康状况的常用方法。X 线片可以显示牙齿的内部和外部问题，如牙根尖周病、牙槽骨吸收程度、牙齿排列情况等，这对于需要进行牙齿修复、牙齿拔除、牙周治疗或正畸治疗的患者尤为重要。牙科锥形束计算机断层扫描（CBCT）是目前口腔科最先进的设备，由于其成本低、分辨率高、辐射低，已经成为口腔疾病诊断与治疗的重要手段。

第三节　口腔科手术常规护理

一、术前常规护理

1. 全身准备　高血压和糖尿病患者需监测血压和血糖，如有异常，应及时通知医生处理。发热、咳嗽、月经期、面部脓肿及全身感染等情况也应告知医生，以便进行必要的治疗或考虑手术延期。

2. 术牙准备 　按照医嘱，术前3天使用1∶5000复方氯己定漱口。对于牙结石过多的患者，应进行牙周洁治，保持口腔清洁。

3. 饮食护理 　局麻手术术前不宜过饱；全麻手术患者，成人需禁食8~12小时、禁饮4小时，儿童禁食（奶）4~8小时、禁水2~3小时，以确保胃排空，避免麻醉时发生意外。

4. 心理护理 　评估患者是否存在恐惧、焦虑、自卑等情绪。同时，评估患者家属、朋友和社会的支持程度以及经济状况，有针对性地进行心理护理。

5. 术晨护理

（1）生命体征监测　术前晨间应监测患者的心率、血压、呼吸等生命体征，一旦发现异常，应立即通知医生进行处理。

（2）术前皮肤准备　对于面部手术，应进行剃须、剪鼻毛，以及剃净患侧耳后3~5cm范围内的毛发。腭裂患者应在术前3天开始使用呋喃西林、麻黄碱或其他抗生素滴鼻液滴鼻。对于涉及头皮或额瓣转移的手术，需剃光头发。皮肤准备区域应比手术区域大5~10cm。

（3）物品准备　协助患者取下义齿、义眼、眼镜、发夹等可能影响手术的活动物品，更换好合适的手术衣裤。

（4）药品准备　根据医嘱执行术前用药，并准备好术中可能需要的药物。

（5）护送患者　嘱患者排空大小便，携带病历、药品和所需物品，然后护送患者前往手术室。

二、术后常规护理

口腔科术后护理措施，对患者恢复至关重要，需要护理人员细心执行。

1. 了解手术情况 　护士应在患者返回病房后主动向医生、麻醉师及手术室护士了解手术过程，确保护理工作的连续性。

2. 体位护理 　根据手术类型，调整患者体位，通常麻醉清醒后采取半坐卧位。

3. 伤口护理 　密切观察伤口肿胀和渗出情况，保持引流管通畅，注意引流物的量、色、性状，并做好记录。同时，加强口腔护理，预防感染，并按医嘱使用抗生素。

4. 疼痛护理 　评估患者的疼痛部位、性质和程度，采取相应的护理措施，如松弛法、注意力转移法等，或遵医嘱给予止痛剂。

5. 饮食护理 　提供高营养、清淡易消化的饮食，并根据患者恢复情况从流食、半流食逐渐过渡到软食和普通食物。全麻患者清醒后6小时无呕吐，可尝试给予少量温开水或流质饮食。

6. 心理护理 　积极与患者沟通，了解其感受和焦虑原因，提供必要的帮助和支持，减轻患者的焦虑和恐惧。对于沟通有障碍的患者，鼓励他们使用文字或手势表达。

7. 出院指导 　告知患者按照医嘱用药和复查的重要性，以及在出现不适时应及时就医。

知识链接

一次性使用口腔器械盒（口腔包）

一次性使用口腔器械盒（口腔包）的使用对防止交叉感染有重要的意义，它分为检查型（Ⅰ型）和护理型（Ⅱ型）。检查型口腔包包括：①基本配置，塑料托盘、镊子、牙探针、口镜、围巾；②选配配置，PE手套、止血钳、压舌板、棉球、棉签、敷料片或绷带片、治疗巾、包布、纸巾等全部或部分组件组成。护理型口腔包除了缺牙探针、口镜外，其他同检查型口腔包。

第四节　口腔科护理管理

一、门诊管理

（一）环境与物品

1. 环境管理　保持口腔诊室的环境整洁、干净，创造一个舒适和采光良好的治疗环境，以提升患者就诊的体验和满意度。

2. 物品准备　口腔门诊所需的操作器械、材料和药品必须准备齐全，并且摆放位置固定有序，以便于医护人员在治疗过程中能够迅速取用。设备应该处于备用状态，确保随时可以使用。

（二）工作内容

1. 就诊管理　护士负责对患者进行初步的问诊，然后进行合理的分诊；优先安排急、重症、年老体弱以及残疾患者；维护诊室的秩序，保证诊室的安静环境。

2. 协助就诊　安排患者就诊，帮助患者采取舒适的体位，并在必要时协助患者进行漱口；掌握患者病情和治疗过程，需要时传递药品和调拌好的治疗材料；在治疗过程中密切观察患者的反应，重视并解答患者的意见和问题。若发现患者有异常反应，应立即停止治疗并采取相应的抢救措施。

3. 预防交叉感染　口腔治疗工作是在患者充满唾液、血液和多种微生物的口腔内完成操作，若处置不当，易造成交叉感染。护士需在整个护理工作中始终注意预防与控制院内感染。

4. 健康指导　利用健康指导小册子、电视或现场示范等多种方式，对门诊患者进行口腔卫生健康指导。根据患者的具体情况，提供包括生活、用药、预防等在内的护理指导。需要时，为患者预约登记复诊时间。

二、颌面外科病房管理

（一）环境与物品

1. 环境管理　保持病室的清洁、安静、安全、舒适、美观，为患者营造一个有利于诊治与休息的人性化环境。病室的光线应充足而柔和，以避免对患者造成不适或影响其休息。

2. 物品准备　急救物品如监护室设备、多功能监护仪和抢救车等，必须由专人负责管理，确保处于随时可用的状态。

（二）工作内容

1. 入院介绍　向患者及其家属介绍病房环境、住院制度等相关信息，帮助患者熟悉并适应住院生活。

2. 定期巡视病房　通过定期的巡视，严密监测患者的病情变化，注意呼吸道管理，并在紧急情况下立即报告医生并组织抢救。

3. 预防交叉感染　严格执行无菌技术操作，预防口腔感染和其他可能的医院感染。

4. 健康指导　在患者手术前后及出院时，对患者或家属进行健康指导，包括术后护理、药物使用方法以及定期复查的重要性等，以促进患者的康复和减少复发风险。

三、口腔科医院感染管理

（一）医院感染管理的基本要求

1. 环境管理　严格执行《口腔器械消毒灭菌技术操作规范》（WS 506—2016），口腔诊疗区域和器械清洗、消毒区域应布局合理。每日清洁、消毒；每周进行一次彻底的清洁、消毒。诊疗区域按规范安装空气消毒机，并保证开诊时间处于正常运转状态，定期更换过滤网，保证环境整洁。牙科综合治疗台及其配套设施应每日清洁、消毒，遇污染应及时清洁、消毒。每次治疗开始前和结束后及时踩脚闸，冲洗牙椅的管路和管腔30秒，减少回吸污染；有条件可配备管腔的防回吸装置或使用防回吸牙科手机。

2. 人员管理　从事口腔诊疗服务的医务人员应当掌握口腔诊疗器械消毒及个人防护等医院感染预防与控制方面的知识，严格遵守有关规章制度。医务人员进行口腔诊疗操作时，应当戴口罩、帽子；遇可能出现患者血液、体液喷溅时，应当戴护目镜。每次操作前、后应当严格洗手或者手消毒。医务人员戴手套操作时，治疗一个患者更换一副手套并洗手或者手消毒；进入患者口腔内的所有诊疗器械，必须达到"一人一用一消毒或者灭菌"的要求。

（二）口腔器械的消毒灭菌管理

1. 口腔器械危险程度分类与消毒、灭菌、储存

（1）高度危险口腔器械　穿透软组织，接触骨，进入或接触血液或其他无菌组织的口腔器械，如拔牙器械、牙周器械、根管器械、手术器械等。此类器械须达到灭菌水平并无菌保存。

（2）中度危险口腔器械　与完整黏膜相接触而不进入人体无菌组织、器官和血流，也不接触破损皮肤、破损黏膜的口腔器械，如口腔检查器械、正畸用器械、修复用器械、各类充填器等。此类器械需达到灭菌或高水平消毒，并清洁保存。

（3）低度危险口腔器械　不接触患者口腔或间接接触患者口腔，参与口腔诊疗服务，虽有微生物污染，但在一般情况下无害，只有受到一定量的病原微生物污染时才造成危害的口腔器械，如调刀、橡皮调拌碗、橡皮障架、打孔器、牙锤、卡尺等。此类器械须达到、低度水平消毒，并清洁保存。

2. 口腔器械处理操作流程

（1）回收　口腔器械使用后应与废弃物品分开放置，并根据器械材质、功能、处理方法的不同进行分类，回收容器应于每次使用后清洗、消毒、干燥备用。

（2）清洁　口腔器械使用后应当及时用流动水彻底清洗，然后使用加酶超声振荡清洗，再用流动水冲洗。或用器械清洗机清洗。

（3）干燥　清洗后的器械应当擦干或者采用机械设备烘干。

（4）检查与保养　采用目测或用放大镜对干燥后的口腔器械进行检查，损坏或变形的器械应及时更换。

（5）包装　根据器械特点和使用频率选择包装材料，并在包装外注明灭菌日期和有效期。低度、中度危险的口腔器械可不包装，消毒或灭菌后直接放入备用清洁容器内保存。

（6）灭菌　采用自动控制型小型压力蒸汽灭菌器，其灭菌容积不超过60L。新灭菌设备和维修后的设备在投入使用前，应当确定生物监测合格后方可使用。灭菌设备常规使用条件下，至少每月进行一次生物监测，确保消毒灭菌合格。

（7）储存　按照危险程度及包装方式进行分类储存。裸露灭菌后的器械存放于无菌容器中备用，一经打开使用，有限期不得超过4小时。

第五节 儿童口腔保健

一、牙齿的发育

牙齿发育是婴儿到成年的一个重要生理现象。牙齿的萌出和替换与个体的生长发育紧密相关；牙齿健康对于人体的消化、营养吸收以及言语发音都有重要作用。

1. 乳牙列阶段 指乳牙的萌出时期。乳牙为儿童提供咀嚼功能，对儿童的颌骨和牙弓的发育至关重要。这个时期，家长应注意儿童的口腔卫生，避免儿童因不良饮食习惯而导致龋齿。通过定期检查和清洁，可以预防龋齿的发生，从而保存乳牙，为恒牙的正常萌出创造条件。

2. 混合牙列阶段 指儿童的恒牙开始萌出到乳牙逐渐被替换的时期。混合牙列阶段是儿童颌面部发育的关键时期，也是建立恒牙咬合关系的重要阶段。家长应关注孩子的牙齿排列情况，如有错𬌗畸形，应及时进行早期矫正，以促进咬合关系的正常建立。同时，恒牙的防龋工作也非常重要，应通过窝沟封闭等措施预防龋齿。

3. 年轻恒牙列阶段 这阶段随着乳牙的完全替换，恒牙开始主导咀嚼功能，年轻恒牙的牙根尚未完全形成，因此对龋齿和其他口腔问题的抵抗力较弱。特别是第一、第二恒磨牙，由于解剖结构的特点，容易发生龋坏。因此，及时进行窝沟封闭和定期的口腔检查对于预防牙齿问题至关重要。

二、儿童口腔保健

儿童口腔保健包括养成良好饮食习惯、纠正不良习惯、消除不利因素，定期口腔检查。

（一）科学合理营养

（1）确保充足的钙、磷、维生素以及微量元素的摄入，特别是在胎儿期、婴幼儿期和少儿期这些关键的生长阶段。

（2）适量食用一些粗糙且具有一定硬度的食物，这些食物不仅能够帮助口腔进行自洁，还对牙龈起到按摩作用；同时，通过咀嚼这些食物所产生的生理刺激，可以增强牙周组织的抗病能力。

（3）适度控制甜食的摄入。引导儿童在两餐之间减少或避免食用糖果和糕点，尤其是在睡前，以减少龋病的风险。

（二）纠正不良习惯

（1）长期只用单侧牙齿咀嚼食物，会导致两侧牙齿受到的不均衡生理刺激，进而引起非咀嚼侧牙齿组织的衰退和发育不良。此外，这种不平衡还可能导致缺乏自洁作用，易于积累牙石，从而增加牙周疾病的风险。

（2）长期口呼吸习惯会导致上牙弓狭窄、腭部高拱、上前牙前突，以及唇肌松弛，使得上下唇无法紧密闭合，形成开唇露齿的外观。这种状况还会引起口腔黏膜干燥和牙龈增生。

（3）长期吮唇、咬舌或咬颊可能会形成深覆𬌗，吮上唇可能造成反𬌗，咬舌可能引发开𬌗，而咬颊则可能影响后牙的排列和下颌的颌间距离，这些都是导致错𬌗畸形的潜在因素。

（4）长期咬笔杆、咬筷子或吮指会使得上前牙向唇侧移位，下前牙向舌侧移位，从而导致牙齿排列不齐，这也是错𬌗畸形的一个原因。

（三）消除不利因素

（1）牙齿的窝沟和点隙是龋病易发区域，对这些部位进行窝沟封闭处理，有助于预防龋齿的发生。

（2）额外牙（又称多生牙）、阻生牙和错位牙等都可能引发错𬌗畸形或其他牙齿问题，应根据实际情况考虑拔除或进行矫正治疗。

（3）对于缺失的牙齿，应尽快进行修复。可以使用间隙保持器来维持缺失处的空间，防止邻近牙齿的位移和相对牙齿的过度生长。

（4）对口腔中的残根和残冠，应及时拔除，以免造成慢性的不良刺激。

（5）出现以下情况之一者，应积极诊治。①唇裂、腭裂等颜面发育异常；②舌系带过短；③乳牙早萌或滞留；④乳牙反𬌗；⑤龋齿；⑥刷牙出血、咬硬物出血、牙龈肿胀；⑦牙齿排列不齐。

（四）定期口腔检查

婴儿出生后，应该在第一颗牙齿萌出后即约6个月时去医院检查口腔，由口腔医生评估患龋的风险，提供预防性指导和建议。此后应每6个月检查一次，发现问题，及时预防和治疗。对于易患龋的儿童应根据需要缩短检查的间隔时间。

三、洁牙技术

1. 刷牙 是最常见的机械清洁方式，用于去除口腔中的菌斑和软垢。选择刷头大小适中、刷毛柔软的牙刷刷牙，每次刷牙应该持续2~3分钟，以确保充分清洁每一颗牙齿的表面。成人推荐使用竖刷法，有效清除牙齿表面和牙龈缘的菌斑。对于学龄前儿童，由于刷牙技巧尚未完全成熟，转圈法更容易掌握，也能有效清洁牙齿表面。对于3岁以上的儿童，可以使用含氟牙膏，氟化物可以强化牙齿，预防龋齿。建议每天至少刷牙2次（早餐后和晚上睡觉前），如有条件，可在每餐后都进行刷牙，防止食物残渣在口腔中停留导致菌斑形成。

2. 牙线 刷牙虽有效，但只能清除约50%的菌斑。使用牙线可以有效清除牙缝中的菌斑和软垢。选择适当粗细的牙线，含蜡牙线适用于清除食物残渣，不含蜡牙线则更适合去除菌斑。

3. 龈上洁治术 用手用器械和超声波洁牙机，去除龈上的牙石和菌斑，抛光牙面，预防菌斑和牙石再次沉积。建议每年洁牙1次，以维持牙和牙周健康。

4. 漱口 能清除食物残渣、软垢和口内污物。一般使用清洁水饭后漱口，特殊情况下可选择药物漱口。

第六节　口腔科常用护理技术

一、口腔四手操作技术

口腔四手操作是指在口腔治疗的全过程中，医师、护士采取舒适的坐位，患者平卧于牙科综合治疗椅上，医护双手（四只手）同时为患者进行各项操作，平稳而迅速地传递治疗所用器械、材料，从而提高工作效率及质量的一项操作技术。

（一）医、护、患的位置关系

在实施四手操作技术时，医生、护士有其各自互不干扰的工作区域，以保证通畅的工作线。正确的就座位置能够保证医生接近手术区，医生和护士舒适，并有良好的视野，患者安全、相对舒适。为了更好地说明医生、护士及设备与患者之间的位置关系，将医生、护士、患者的位置关系假想成一个钟面，以患者的面部为中心，分成四个时钟区（图5-1）。

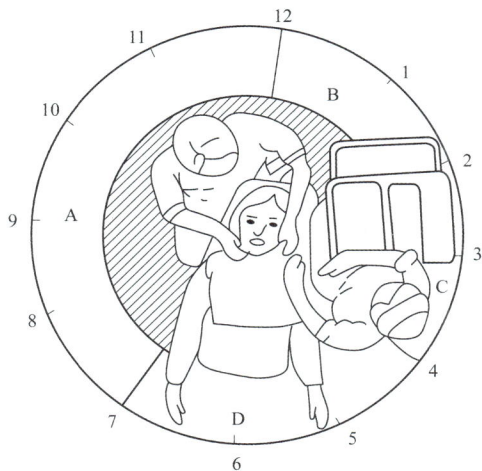

图 5 - 1　医护患的位置关系

1. 医生工作区　位于时钟 7～12 时。根据治疗牙位不同，医生可在 7～12 时范围内选择最佳操作位置。此区不能放置物品，如柜子、软管等，以免术者改变位置时影响工作。工作区也是患者到达和离开椅位的通道。

2. 静止区　位于时钟 12～2 时。此区可放置相对固定设备，如各种调拌器、治疗车等。

3. 护士工作区　位于时钟 2～4 时。通常多选时钟 3 时。此区不能放置物品，这样护士既可接近传递区，又可通往安放治疗车的静止区。

4. 传递区　位于时钟 4～7 时。为传递器械和材料区。在这一扇形区域内，靠近患者口腔的空间是医生和护士传递材料和器械的地方；远离患者面部的空间，通常用来安放牙科治疗盘和各种牙钻等设备。另外，在治疗椅四周还需要留出一定空间，以便巡回护士走动。

5. 医护患位置关系　以患者口腔为中心，患者仰卧位于口腔治疗椅上。医生坐于患者右侧或右后侧，工作区位于时钟 7～12 时。护士坐在医生对面，髋部与患者肩部平行，肘关节比患者口腔位置高 10～12cm，座位比医师高 10～15cm，传递区位于时钟 4～7 时，工作区位于时钟 2～4 时。

（二）具体操作中的要求

1. 治疗前准备及器械摆放　在患者的治疗方案确定后，护士应尽快按既定的治疗程序进行器械、材料、药品的准备工作。物品摆放应有一定的标准，以利于在治疗中的取用。

2. 患者体位调整　患者进入诊室后，护士应辅助患者处于舒适体位，调节合适光源，在协助患者坐在治疗椅上时，动作应规范，轻柔。

3. 操作过程中的配合　在口腔治疗的操作过程中，护士要和医生密切配合。具体的职责有：①协助医生拉开患者口角，保持手术区域视野清晰；②正确使用吸引器，及时吸出口内液体；③及时准确地做好器械、材料的传递与交换；④在整个治疗过程中，护士应随时进行卫生宣教，并注意观察患者反应，发现情况及时向医生报告，协助处理。

4. 操作后护士的工作　①向患者交代注意事项，预约下次复诊时间。②清理用物，常规消毒，归还原处。③对用过的器械按物品性质进行分类、消毒、灭菌处理；对一次性口腔治疗盘、注射器等，需依据一次性卫生材料处理原则进行焚烧或统一毁形处理，严禁污染的医疗用品重新使用或流向社会；对使用过的治疗椅及治疗台等物体表面，可使用含氯消毒剂或 75% 酒精湿巾进行擦拭消毒；牙科手机应做到一人一用一灭菌，以防交叉感染。

二、口腔科常用护理配合操作技术

（一）口腔护理吸引技术

1. 吸引器的握持方法 口腔护士的操作位置是在患者的左侧，右手离患者口腔较近，因此用右手握持吸引器更利于操作。握持的位置应在吸引器的柄部，不能离吸引头太近，以免挡住患者口腔，影响医生操作。吸引器头可以根据需要弯曲或拉直。在吸引器头弯曲时，护士可自然地拿住吸引器的柄部，吸引器向上弯曲进入患者口腔，吸引管自然下垂即可。在吸引器头较直时，可采用改良握笔式或握刀式。

2. 吸引器的放置规则 为确保操作的顺利进行，吸引器的放置应有一定规范。具体操作规则如下。

（1）及时吸引 口腔护士应和医生配合默契，在医生进行治疗时，护士应及时吸去患者口腔内的液体、水及碎屑，时刻保持诊疗部位清晰。必要时可配合三用枪同时使用。

（2）不干扰医生工作 吸引器的放置位置不能干扰医生的操作。因此，护士应掌握口腔内不同部位治疗时吸引器放置的位置和操作要领。一般情况下，吸引器应放入治疗部位附近区域，以确保及时吸走液体，保持口腔内操作空间。

（3）尽量减少患者不适感 护士操作时动作宜轻柔，不能增加患者的不适感。吸引器应避免放入患者口内的敏感区域，如软腭、咽部等，以免引起患者恶心。

（4）注意吸引头口的位置 因吸引头口处有负压，吸引头的口不能紧贴黏膜，以避免损伤黏膜和使管口堵塞。

（二）器械的传递与交换

正确、规范的器械传递与交换动作可以提高工作质量和工作效率。

1. 器械的传递 以方便医生的使用为原则。在四手操作的前提下，医生在整个操作过程中不离开座椅，操作中用到的所有治疗器械均由护士协助拿取，再转交医生，这一过程称为器械的传递。

（1）器械传递位置在患者颏下与上胸之间，尽量靠近患者口唇，贴近医生。

（2）护士以左手握持器械的非工作端末端送至传递区上方。工作端的方向可以向上或向下，取决于医生的工作习惯。器械在传递区的位置方向根据医生的工作位置来定，当医生在 11 时工作位时，器械长轴与患者口角连线平行，在 9：00 工作位时与患者口角连线呈 45°。

（3）医生根据器械的不同使用方法选用握笔式、掌拇式或握刀式取过器械。医生手的位置一般位于器械中部或略偏工作端。

（4）当医生从患者口中拿出器械时，护士左手应即刻伸至传递区，准备接过已用完的器械。护士接过器械的位置应在器械的非工作端。

2. 器械的交换 是在器械传递的基础上进行的，即在传递新器械的同时取回用过的器械。实行正确的器械交换可以缩短患者治疗时间，提高医疗服务的质量，是四手操作护士必须掌握的一项基本技术。

（1）器械交换方法 四手操作护士在临床上进行器械交换时，可用双手进行，即一手传递，一手取回；也可以单手进行，具体动作方法包括平行器械交换法和旋转器械交换法。

（2）器械交换的注意事项 ①护士应提前了解病情及治疗程序，并提前准备好治疗中用到的所有器械，准确、及时交换医生所需器械。②每一步治疗结束时，医生将器械离开患者口腔 2cm 左右，即为结束使用该器械的信号，护士应及时准备好下一步治疗所需器械。③器械交换过程中，护士应注意握持器械的部位及方法，以保证器械交换顺利，无碰撞、无污染。④在单手进行器械交换时，护士用左手的拇指、示指来传递新器械；用环指、小指取回用过的器械。⑤器械的交换应离患者面部上方有一定距离，尤其对锐利器械要格外注意，防止损伤患者。⑥交换动作一般用于单根器械或较为轻巧的器械，而对于较大器械或需要双手传递的器械则不能用交换的方法，如牙钳、银汞合金输送器、注射器等。

三、玻璃离子黏固剂的调拌

（一）目的

用于口腔临床治疗中充填、黏结固定修复体材料的准备。

（二）用物准备

玻璃离子黏固粉和液（重量比为粉2.5g，液1g，体积比为1匙粉，1滴液）、塑料调拌刀、调拌纸、酒精棉球、瓶镊罐。

（三）操作步骤

（1）将调拌纸、调拌刀平放于治疗巾上，调拌刀平放于调拌纸的右侧。

（2）用配套的塑料小匙取适量的粉剂置于调拌纸的一端，按比例滴适量的液体于调拌纸的另一端。盖好粉、液瓶盖。

（3）左手固定调拌纸，右手持调拌刀将粉剂分成两份。

（4）将粉剂逐次加入液体中，用旋转推开法将粉液充分调拌成面团状。每次将粉末加入液体时一定要混合均匀再加入另一份粉末，调拌过程约为1分钟，调拌后3～5分钟即可固化。

（5）质量要求表面光滑细腻、质地均匀、断面结构致密。

（四）注意事项

操作完毕，用酒精棉球擦拭消毒玻璃板和调拌刀，并用密封袋保存。

四、印模材料的调拌

以藻酸钾印模材料调拌为例。

（一）目的

用于口腔临床修复治疗中印模制取材料准备。

（二）用物准备

橡皮碗、调拌刀、藻酸钾印模材料（水和粉比例按照商品要求计量）、清水、量杯。

（三）操作步骤

1. 调拌方法

（1）了解治疗方案及患者口腔情况，协助医生选择合适的托盘。

（2）按商品要求取适量的水和粉于橡皮碗内，然后开始调拌。

（3）调拌时，调拌刀与橡皮碗内壁平面接触，开始10～20秒时轻轻调和，待水粉均匀混合后加快调拌速度。调和时间一般在30～40秒，凝固时间为2～3分钟。冬季室温较低时可用温水调和，以缩短凝固时间。

2. 上托盘方法
将调和完成的材料装入托盘前，应将材料用调拌刀收刮于橡皮碗一侧，并反复在碗内折叠、挤压排气。置于上颌托盘时将材料形成团状，用调拌刀取出，从托盘远中方向近中方向推入，防止产生气泡；置材料于下颌托盘时，将材料形成条状于调拌刀上，从托盘的一端向另一端旋转盛入。堆放在托盘上的材料应表面光滑，均匀适量，无气泡。

3. 印模材料调拌的质量要求 橡皮碗、调拌刀应清洁，无残留物。调拌完成的印模材料均匀、细腻、稀稠适宜呈糊状。堆放在托盘上的材料表面光滑、无气泡。材料取量适度、浪费少。

4. 整理用物，消毒备用。

（四）注意事项

（1）印模材料调拌时，要保持调拌用具的清洁、干燥。若调拌用具残留陈旧印模材料或石膏碎屑等物质，将影响材料的质量。

（2）印模材料调拌时，要严格按水粉比例及调和时间的要求调拌。调拌应在 30～45 秒内完成。调和时间不足，会使印模强度下降，调和时间过长，会破坏凝胶而同样使印模强度下降，不能通过改变调和比例的方式来改变凝固时间。

（3）为了使所调材料取量适宜，在材料调拌前应了解患者失牙的部位、数量及修复方法，以决定所需材料的用量及材料放置在托盘上的主要位置。

（4）材料用后应加盖密闭存放，橡皮碗、调拌刀使用后清洗干净，消毒处理干燥后备用。

◦◦◦◦ 目标检测

答案解析

1. 简述口腔科患者的护理评估要点。
2. 简述口腔科医院感染管理基本要求。
3. 简述口腔科术晨护理常规。
4. 简述口腔四手操作技术。
5. 简述儿童口腔保健流程。

书网融合⋯⋯

重点小结　　　习题

第六章 口腔科患者的护理

学习目标

知识目标

1. 掌握 口腔科患者的护理评估及护理措施。

2. 熟悉 口腔科患者的护理问题及护理评价。

3. 了解 口腔科常见疾病的流行病学特点、病因、发病机制。

技能目标

1. 学会运用整体护理程序对口腔科患者进行护理评估，并制定相应的护理措施。

2. 具有能结合口腔科患者具体情况实施健康指导的能力。

素质目标

1. 具有认真的学习态度、严谨的工作作风及良好人际沟通能力。

2. 能重视医患沟通，帮助耳鼻咽喉科患者及家属理解并配合诊疗。

第一节 口腔内科患者的护理

PPT

口腔指口内的空腔，口腔内有牙、舌、唾液腺等器官。口腔内科疾病包括牙体牙髓疾病、牙周疾病及口腔黏膜疾病。

一、龋病患者的护理

情境导入

情境： 患者，男，10岁。主诉对冷、热、酸、甜等刺激较为敏感，特别对冷刺激尤为敏感。口腔检查上颌第一前磨牙可见龋洞。

思考： 1. 请列出该患者拟诊断的疾病名称。

2. 请列出该患者主要的护理问题。

答案要点

龋病（tooth decay）是在以细菌为主的多种因素影响下，牙体硬组织发生慢性、进行性破坏的一种疾病。

【病因及发病机制】

龋病由多种因素共同作用所致，目前被口腔学术界普遍接受的龋病病因学说是四联因素论（图6-1），它认为龋病形成包括：细菌、食物、宿主和时间四种相互作用，缺一不可。

1. 细菌 致龋菌是龋病发生的主要条件。口腔中的主要致龋菌是变形链球菌。致龋菌形成牙菌斑，并使碳水化合物产生各种有机

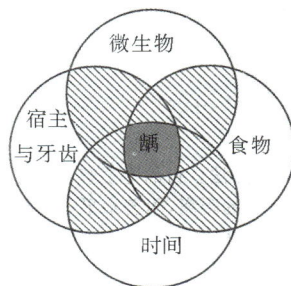

图6-1 致龋四联因素

酸。在这些酸的作用下，牙齿硬组织发生脱矿，形成龋病。

2. 食物　糖类食物是致龋的基质，尤其是蔗糖及其他低分子量糖。

3. 宿主　宿主因素包括牙和唾液。牙齿的形态异常、排列不齐、接触不良都能形成致龋菌的"滞留区"，成为龋病的发病条件。唾液的分泌量不足、成分异常也会促进龋病的发生。

4. 时间　龋病的发生和发展是一个缓慢的过程。菌斑形成一般需要 5~7 天，菌斑演变为龋齿要经过 6~12 个月，从初发龋到临床龋洞的形成需 1.5~2 年的时间，2~14 岁这段时间是乳恒牙患龋的易感期。

知识链接

牙菌斑是如何形成的？

在日常饮食中，有些食物附着在牙齿表面，吸引了微生物群落在牙面上定居并形成一层称为软垢的初始生物膜。随着时间的推移，细菌与食物软垢相互作用，在牙齿表面形成一层紧密附着的、非钙化的、胶质状的细菌聚集体，称为牙菌斑。牙菌斑的形成与多种口腔疾病的发生密切相关。

【护理评估】

（一）健康史

了解患者的口腔卫生习惯及饮食习惯；询问患者疼痛的性质、发作频率和持续时间；了解患者口腔内是否有曾经治疗过的牙齿，以便综合评估牙齿状况和制定适当的治疗方案。

（二）身体状况

1. 症状　早期无明显自觉症状，后期常表现为对冷、热、酸、甜刺激过度敏感。

2. 体征　主要表现为牙体硬组织在色、形、质各方面均发生变化。根据龋损病变深度分为浅龋、中龋及深龋。

（1）浅龋　龋病只限于牙釉质或牙骨质。初期在牙面上形成白垩色，继之呈黄褐色或黑色，患者一般无自觉症状，探诊有粗糙感或能钩住探针尖端。

（2）中龋　龋病进展到牙本质浅层，形成龋洞。龋洞内有着色软化的牙本质及食物残渣，患者对冷、热、酸、甜等刺激较为敏感，对冷刺激尤其明显，但去除外界刺激后，症状立即消失。

（3）深龋　龋病进展到牙本质深层，临床上可见较深的龋洞。距牙髓组织较近，对温度变化及化学刺激更为敏感，食物嵌入洞内压迫发生疼痛，探查龋洞时酸痛明显，但无自发性痛。

3. 辅助检查

（1）温度刺激试验　可用冷热刺激进行检查，了解牙髓状况，确定治疗方案。

（2）X线检查　可借助 X 线检查有无邻面龋或颈部龋，了解龋洞的深度。

（三）心理社会状况

在龋病的早期阶段，患者往往没有明显的自觉症状，直到出现临床症状时，患者才会寻求就诊，而这时往往已经错过了最佳治疗时机。这种情况常常导致更为严重的口腔疾病，如牙髓炎和根尖周炎。

【护理问题】

1. 现存护理问题　牙体组织完整性受损：与龋坏造成牙体硬组织缺损有关，表现为对冷、热、酸、甜刺激敏感及食物嵌塞痛。

2. 潜在护理问题　有牙髓炎的危险：与深龋距牙髓组织较近有关。

【护理措施】

牙体硬组织是一种高度钙化的结构，缺乏自愈能力，一旦受损需通过充填术修复以恢复牙齿的形态和功能。这项手术需去除病变组织，制备适当的洞形，并选用合适的修复材料填补缺失的部分。在充填术的实施过程中，护士应进行如下配合。

1. 用物准备

（1）器械和物品　准备治疗盘、口镜、探针、镊子、小棉球、高（低）速手机、车针、挖匙、水门汀充填器、雕刻刀、玻璃板、调拌刀、成形片、成形夹、楔子。

（2）药品　准备75%乙醇、银汞合金、复合树脂、玻璃离子水门汀、磷酸锌水门汀、氧化锌丁香酚水门汀、氢氧化钙水门汀。

2. 护理配合

（1）安排患者就位　在接受前，护士应确保患者正确就位于治疗椅上。这包括围好患者的胸巾，根据治疗需求调整椅位和光源，确保患者能够舒适地坐在椅子上。此外，护士还需要与患者进行充分的沟通，解释治疗过程和可能的感觉，以减轻患者对治疗的焦虑和恐惧。

（2）制备洞型　装上合适车针递给医师，协助牵拉口角，用吸唾器及时吸唾，保持术野清晰，注意吸唾时不要损伤软组织。

（3）隔湿、消毒　备好棉球、橡皮障或用吸唾器协助医生隔湿，防止唾液的污染。充填时如洞壁有唾液或冲洗液均可影响充填材料的性能，甚至导致充填失败。准备窝洞消毒的小棉球，消毒药物根据龋洞情况及医嘱选用。

（4）调拌垫底及充填材料　浅龋一般不需垫底；中龋用磷酸锌水门汀或玻璃离子水门汀单层垫底；深龋则需用氧化锌丁香酚水门汀及磷酸锌水门汀双层垫底。遵医嘱调拌所需垫底材料，再选用永久性充填材料充填。

（5）清理用物　将所有车针、器械及手机消毒灭菌后备用。

（6）术后指导　嘱患者充填的牙齿24小时内不能咀嚼硬物。深龋充填术后如有疼痛应及时到医院复诊。

3. 健康指导

（1）口腔卫生指导　应引导患者养成早晨和晚上刷牙、饭后漱口的习惯，帮助他们掌握正确的刷牙技巧，以保持口腔清洁，减少牙菌斑的形成。

（2）口腔检查建议　应告知患者，2～12岁应每半年进行一次口腔检查，12岁以上每年进行一次。这样的定期检查有助于尽早发现龋齿，从而及时治疗。

（3）饮食建议　指导患者减少蔗糖和其他酸性食物的摄入，这些食物容易导致牙齿腐蚀。同时鼓励患者增加富含钙、磷和维生素 D 的食物，以支持牙齿和骨骼的健康。

（4）特殊保护措施　对于儿童，建议家长考虑采取窝沟封闭，保护儿童牙齿不受龋齿侵害。此外，还指导患者使用含氟牙膏，以增强牙齿的抗酸能力，预防龋齿的发生。

【护理评价】

1. 患者在近期内是否达到　①了解早期浅龋药物治疗的重要性；②外界刺激痛减轻或消除；③恢复牙体组织的完整性。

2. 患者在远期内是否达到　①了解龋病的防治知识及养成了良好的口腔卫生习惯；②无并发症的发生。

二、牙龈炎患者的护理

情境导入

情境：患者，男，40岁。口腔卫生差，牙齿颈部有牙垢和牙石沉积，近段时间晨起发现口内有血污，并伴有口臭。口腔检查：左下颌5、6牙间乳头红肿有明显探触痛，易出血。牙体无龋坏和非龋性疾病。叩诊（＋），无松动，未探及牙周袋。

　　思考：1. 请列出该患者拟诊断的疾病名称。

　　　　　2. 请列出该患者的主要护理问题。

　　　　　3. 请列出该患者的主要护理措施。

牙龈炎（gingivitis）指局限于牙龈组织，未侵犯深层牙周支持组织的炎症。牙龈炎的病变是可逆的，如果及时消除病因，炎症可以得到控制，牙龈组织也能恢复到正常状态。然而，如果炎症得不到及时控制，它可能会进一步演变为更严重的牙周炎。

【病因及发病机制】

牙龈炎有多种类型，其中慢性龈缘炎和增生性龈炎最为常见。慢性龈缘炎通常是由牙菌斑积累引起的，而增生性龈炎则是牙龈对某些刺激物（如牙石、牙膏中的成分）的反应，导致牙龈过度生长。

1. 局部因素　牙菌斑是触发牙龈炎症的关键因素。除此之外，不良的口腔卫生习惯、牙石累积以及其他局部刺激物的存在，也是引发牙龈炎的常见原因。

2. 全身因素　如内分泌紊乱、营养障碍和维生素C缺乏、系统性疾病、妊娠期性激素水平改变，也可加重或促发牙龈炎。

【护理评估】

（一）健康史

了解患者身体状况及口腔卫生情况，有无口呼吸的习惯，有无药物过敏史及长期服用激素、避孕药等病史。

（二）身体状况

1. 症状　一般无明显自觉症状，偶有牙龈发痒、发胀等不适感。多数患者往往因牙龈受到机械刺激，如刷牙、咀嚼、说话、吸吮等引起出血而就诊，可有口臭或口腔异味。

2. 体征

（1）牙龈色、形、质改变　牙龈充血、红肿、呈暗红色，点彩消失，表面光滑发亮，质地松软，缺乏弹性。

（2）假性牙周袋形成　炎症刺激龈缘及龈乳头增生肥大覆盖牙冠，龈沟深度可达3mm以上，形成假性牙周袋，但上皮附着仍位于釉牙骨质界处，这是区别牙龈炎与牙周炎的重要标志。牙齿无松动、牙槽骨无破坏。

（3）牙颈部可见牙石与牙垢沉积　探诊易出血。

知识链接

假性牙周袋与真性牙周袋的区别

牙周袋是病理性加深的龈沟。牙龈炎、牙龈肿胀或增生使龈缘位置向牙冠方向移动，而龈沟底结合上皮的位置并未向根方迁移，此情况称为假性牙周袋。而牙周炎时，结合上皮向根方增殖，其冠方部分与牙面分离形成牙周袋，这是真性牙周袋。

（三）心理社会状况

在牙龈炎的早期阶段，患者往往没有明显的自觉症状，直到出现牙龈出血、口臭影响人际交往时，才引起患者重视。

【护理问题】

1. 现存护理问题

（1）牙龈组织受损　与牙龈炎症有关，表现为牙龈出血、牙龈肿胀、牙龈颜色改变等。

（2）自我形象紊乱　与牙龈红肿、口臭有关，表现为自卑、情绪低落、不愿意与人交往等。

2. 潜在护理问题　有牙周炎的危险：与长期未治疗的牙龈炎症可能导致侵犯深层牙周支持组织有关。

【护理措施】

1. 去除致病因素　协助医师取下不良修复体及消除食物嵌塞等不良刺激因素。

2. 用药护理　配合医师用3%双氧水及生理盐水交替冲洗龈沟后涂以1%的碘甘油。病情严重者，指导患者遵医嘱服用抗生素及维生素。

3. 洁治术的护理　洁治术是去除牙菌斑和牙石的基本手段，包括龈上洁治术和龈下刮治术。其方法是使用器械或超声波洁牙机去除龈上、龈下牙石，消除结石和菌斑对牙龈的刺激，以利于炎症和肿胀消退。以上两种手术的操作步骤及护理配合如下。

（1）术前准备

1）向患者说明手术目的及操作方法，取得患者配合。

2）评估患者的身体状况　有无牙龈恶性肿瘤、活动性心绞痛、心力衰竭、血液性疾病、未控制的高血压等，必要时做血液检查，如凝血时间、血常规、血小板计数等。

3）物品准备　备好消毒的洁治器械或超声波洁牙机。龈上洁治器包括镰形洁治器、锄形洁治器；龈下刮治器包括锄形刮治器、匙形刮治器、根面锉。另备磨光用具，包括低速手机、橡皮磨光杯、磨光粉或脱敏糊剂等。

（2）术中配合

1）调节椅位、光源　治疗上颌牙时，使患者颌平面与地面呈45°；治疗下颌牙时，颌平面与地面平行，便于医师操作。

2）嘱患者用3%过氧化氢液或0.1%氯己定溶液含漱1分钟，用1%碘酊消毒手术区。

3）根据洁治术的牙位及医师使用器械的习惯，摆放好所需的洁治器。

4）术中协助牵拉唇、颊及口角，保证手术区视野清晰，及时吸净冲洗液。若出血较多，用肾上腺素棉球止血。

5）牙石去净后，备橡皮杯蘸磨光粉或脱敏糊剂打磨牙面，龈下刮治则用根面锉磨光根面。

6）协助医生用药物冲洗龈沟，备纱团及小棉球拭干手术区。用镊子夹持碘甘油置于龈沟内。全口洁治应分区进行以免遗漏。

（3）术后护理

1）取下护目镜，清洁患者的面部，取下围巾，整理物品，分类处理，及时送去消毒。

2）嘱患者30分钟内勿漱口、饮水及进食，以保证药效。

3）告知患者24小时内可能有少量的渗血，属正常现象，当天勿食过热、过硬的食物。遵医嘱服用抗生素，预防感染。正常刷牙。

4. 健康指导

（1）指导患者掌握正确的刷牙技巧，培养良好的口腔卫生习惯，并指导他们适量且正确地使用牙线和牙签。

（2）向患者说明牙龈炎是可逆转的疾病，强调及时治疗的重要性，增强患者防范意识。

【护理评价】

1. 患者在近期内是否达到　①牙龈组织恢复正常；②患者口臭消失，自信心增强。

2. 患者在远期内是否达　①了解牙龈炎特点及治疗方法；②口腔卫生良好，掌握正确刷牙方法及正确使用牙线、牙签；③无并发症的发生。

三、牙周炎患者的护理

▶▶ 情境导入 ◢◢◢

情境：患者，女，32岁。诉两侧后牙咀嚼不适，牙龈出血10年。口腔检查：切牙和第一磨牙牙周袋6~7mm，松动Ⅰ°~Ⅱ°，切牙轻度唇侧移位，余牙无牙周袋。X线片示：仅切牙和第一磨牙牙周袋牙槽骨吸收明显。

思考：1. 请列出该患者拟诊断的疾病名称。

　　　　2. 请列出该患者的主要护理问题。

　　　　3. 请列出该患者的主要护理措施。

答案要点

牙周炎（periodontitis）是牙周支持组织牙龈、牙周膜、牙骨质及牙槽骨的炎性破坏性疾病。除有牙龈炎的症状外，牙周袋的形成是其主要临床特点。经过治疗，除牙龈炎症消退外，已破坏的牙周支持组织不能恢复原有水平。

【病因及发病机制】

牙周炎是多因素疾病，其病因与牙龈炎基本相同。牙龈炎如未能及时治疗或者由于致病因素增强，机体抵抗力下降，则可能发展为牙周炎。牙周炎的发生发展不仅与菌斑、牙石及龈下结石有关，还与全身的营养代谢障碍、内分泌紊乱、精神因素、自主神经功能紊乱等有一定的关联。

【护理评估】

（一）健康史

了解患者口腔状况，有无牙结石、不良修复体、食物嵌塞等刺激性因素，牙列是否整齐，是否戴有矫治器；有无磨牙症、口呼吸、吸烟等不良习惯，有无牙龈炎及全身疾病病史等。

（二）身体状况

1. 症状　早期无明显自觉症状，后期常出现口臭、疼痛。

2. 体征

（1）牙龈红肿、出血　牙龈组织水肿，颜色暗红，点彩消失。在刷牙、咀嚼、说话时出现牙龈出血。

（2）牙周袋形成　是最重要的表现之一。炎症使牙周膜破坏，牙槽骨吸收，牙龈与牙根面分离，使龈沟破坏加深到 3mm 以上，形成病理性牙周袋。

（3）牙周袋溢脓及牙周脓肿　牙周袋内组织由于细菌感染出现慢性化脓性炎症改变，轻压牙周袋外壁，有脓液溢出，并伴有口臭。当机体抵抗力下降或袋内脓液引流不畅时，可发生急性牙周脓肿，表现为近龈缘处局部呈卵圆形突起，红肿疼痛。严重病例可出现全身不适，体温升高，常伴有区域性淋巴结肿大等症状。肿胀中心靠近龈缘，易从牙周袋引流，应与牙槽脓肿区别。

（4）牙齿松动和移位　由于牙周膜破坏，牙槽骨吸收，牙周支持力量不足而出现牙齿松动，咀嚼功能下降或丧失。

3. 辅助检查　X 线片显示牙槽骨吸收，牙周膜间隙增宽，硬骨板模糊，骨小梁疏松等。

（三）心理社会状况

牙周炎是一种渐进性的慢性疾病，其早期征兆往往不明显，容易被患者忽略，导致未能及时就医。随着病情的恶化，患者可能会遭遇疼痛、口臭、牙齿松动甚至脱落等问题。

【护理问题】

1. 现存护理问题

（1）疼痛　与牙周细菌感染造成牙龈红肿及牙周脓肿等有关，表现为牙痛。

（2）组织完整性受损　与深层牙周组织受损有关，表现为牙周袋形成、牙周脓肿、牙槽骨吸收、牙龈萎缩、牙齿松动等。

（3）自我形象紊乱　与牙龈红肿、口臭有关，表现为自卑、情绪低落、不愿意与人交往等。

2. 潜在护理问题　有逆行性牙髓炎的危险：与深牙周袋内的细菌及毒素通过根尖孔、侧孔或副孔等逆行进入牙髓有关。

【护理措施】

1. 去除局部刺激因素　龈上洁治术或龈下刮治术是清除牙结石、减缓牙周袋形成的重要手段，操作步骤及护理配合见牙龈炎有关部分。

2. 用药护理　近年来研究认为菌斑是牙周炎的主要致病原因，临床上常用螺旋霉素、甲硝唑等抗生素来杀灭细菌，控制感染。嘱患者按医嘱服药。协助医生局部用 3% 过氧化氢液冲洗牙周袋，拭干后用探针或镊子夹取少许复方碘液置于袋内。

3. 消除牙周袋　经局部治疗，牙周袋仍不能消除者，可行牙周手术清除牙周袋。常用的手术方法有牙龈切除术及牙龈翻瓣术。护理配合以牙龈翻瓣术为例。

（1）术前护理

1）器械准备　外科手术刀、牙周探针、骨膜分离器、眼科剪、刮治器、小骨锉、局麻器械、缝针、缝线、持针器、调拌用具、消毒药品、无菌包。另备牙周塞治剂及丁香油。各类器械消毒后备用。

2）心理护理　向患者介绍手术目的、手术过程、术中可能出现的不适及术后的注意事项等，消除患者紧张、恐惧心理。

（2）术中配合　①术前用 0.1% 氯己定液漱口，75% 乙醇消毒口周皮肤，铺孔巾。②备局麻药进行术区麻醉。③医师做翻瓣术切口时牵拉口唇，及时传递手术器械，及时吸净血液、唾液，协助止血，保持术野的清晰。④医师平整根面时，协助医师彻底清除病变区肉芽组织、牙石、骨碎片等，用生理盐水冲洗创面，吸去冲洗液，用纱球拭干术区。⑤医师缝合时协助剪线。缝合完毕，调拌牙周塞治剂，将其形成长条状，置于创面，棉签蘸水轻轻加压，使其覆盖整个术区，保护创面。

（3）术后护理　嘱患者注意保护创口，24 小时内不要漱口刷牙，进软食。必要时按医嘱服抗生素 1 周。术后 5~7 天拆线，6 周内勿探测牙周袋，以免影响愈合。

4. 健康指导

（1）加强营养，增加维生素 A 和维生素 C 的摄入，提高机体的修复能力，以利于牙周组织的愈合。经常进行叩齿及牙龈按摩，增强牙周组织健康及抗菌能力。

（2）向患者特别强调牙周炎的治疗效果与患者口腔卫生习惯密切相关，需保持良好口腔卫生，定期复查以及预防性洁治。如果出现牙齿脱落，应及时修复，以恢复牙的美观与功能。

【护理评价】

1. 患者在近期内是否达到　①牙周炎症消退，病情得到控制；②患者口臭消失，自信心增强。

2. 患者在远期内是否达到　①了解牙周炎的防治知识，减少牙周炎症复发；②未出现牙齿松动、脱落。

四、复发性阿弗他溃疡患者的护理

▶▶ **情境导入** ◀◀

情境：患者，女，38 岁。因自感舌部剧痛，进食困难，唾液分泌增加 3 天就诊。查体：舌尖充血水肿，溃疡直径约 2mm，数目多达十几个，散在分布。

思考：1. 请列出该患者拟诊断的疾病名称。

2. 请列出该患者的主要护理问题。

3. 请列出该患者的主要护理措施。

答案要点

复发性阿弗他溃疡（recurrent aphthous ulcer，RAU）亦称复发性口腔溃疡、复发性阿弗他炎，是一种常见的口腔溃疡性损害，发病率居口腔黏膜病之首。本病呈周期性复发且有自限性，一般 7～10 天可自愈。

【病因及发病机制】

本病的成因较为复杂，涉及多种因素，包括病毒感染、胃肠功能的异常、免疫系统低下、精神状态的波动以及微量元素的缺乏。此外，女性在月经期或更年期期间更易出现此病。近期的研究还表明，复发性阿弗他溃疡可能与自身免疫性疾病有关。

【护理评估】

（一）健康史

询问患者近期有无上呼吸道感染、消化道不适、过度疲劳、精神紧张等诱因，是否处于月经期或更年期，是否有免疫疾病等。

（二）身体状况

1. 症状　反复口腔黏膜局部疼痛，进食时加剧。

2. 体征　临床上将 RAU 分为三种类型：轻型、重型和疱疹样溃疡。

（1）**轻型**　最常见，约占 RAU 的 80%。多见于青少年。好发于口腔黏膜未角化或角化程度低的部位，如唇、舌缘、舌尖、前庭沟等处。溃疡具有"红、黄、凹、痛"的特点，初期仅有黏膜充血水肿，随即出现单个或多个粟粒大小的红点，随之破溃形成圆形或椭圆形溃疡，直径 2.0～4.0mm，中央稍凹下，表面覆盖一层灰黄色假膜，周围红晕，有自发的烧灼痛，7～10 天溃疡自愈，愈合后不留瘢痕；经过一段间歇期可在口腔另一部位复发。

（2）**重型**　又称腺周口疮，较少见。发作时溃疡较大，直径可达 10～30mm，深可及黏膜下层其至肌层，边缘不规则且隆起，中央凹陷疼痛剧烈，形成"弹坑状"损害。病程可长达数月，有自限性，愈后留有瘢痕。

（3）疱疹样溃疡 又称口炎性口疮。溃疡小而多，散在分布在黏膜任何部位，直径小于 2mm，可达数十个之多，散在分布，似"满天星"。邻近溃疡可融合成片，黏膜充血、剧痛，可伴有头痛、低热、全身不适，局部淋巴结肿大。有自限性，不留瘢痕。

（三）心理社会状况

溃疡反复发作，局部疼痛，且治疗效果不佳，患者十分痛苦。因进食使疼痛加剧，患者常惧怕进食，求治心切。

【护理问题】

1. 现存护理问题

（1）疼痛 与口腔黏膜病损、食物刺激有关，表现为口腔黏膜局部疼痛，遇刺激疼痛加剧，并易复发。

（2）组织完整性受损 与口腔溃疡黏膜组织的正常结构被破坏有关，表现为黏膜溃疡。

2. 潜在护理问题 有癌变的危险：与重型复发性口腔溃疡大而深且长期不愈合有关。

【护理措施】

1. 一般护理 注意休息，给予营养丰富温凉的清淡易消化饮食，禁食刺激性的食物。

2. 用药护理

（1）医生用 10% 硝酸银或 50% 三氯醋酸烧灼溃疡，促进溃疡愈合，护士协助隔离唾液、压舌，切勿使药液超出溃疡面，以免伤及周围正常黏膜。

（2）遵医嘱指导患者用药，如中药散剂吹敷、口腔溃疡药膜贴敷，抗菌液含漱及含片含服，以消炎、止痛，促进溃疡的愈合。

（3）对于病情较重者，遵医嘱全身给予糖皮质激素、免疫增强剂等治疗，适当补充维生素 C 及复合维生素 B，以减少复发，促进愈合，避免形成瘢痕。

3. 对症护理 当溃疡疼痛难忍、进食困难时，可用 0.5% 盐酸达克罗宁液或 1% 丁卡因溶液用棉签涂布溃疡面，可迅速麻醉止痛。

4. 健康指导

（1）向患者详细说明疾病的自然进程以及治疗的目标，帮助他们认识到该疾病具有一定的自限性。即便不进行治疗，溃疡通常在 7~10 天内也能自行愈合，以此减轻他们的焦虑感。

（2）建议患者均衡饮食习惯，减少辛辣和刺激性食物的摄入，增加新鲜蔬菜和水果的摄入量。同时，提醒患者尽量避免和减少可能诱发疾病复发的因素。

【护理评价】

1. 患者在患者近期内是否达到 ①口腔溃疡愈合良好，疼痛减轻；②焦虑感减轻或消除。

2. 患者在患者远期内是否达到 ①了解口腔溃疡的防治知识；②减少口腔溃疡复发，避免口腔黏膜的形成瘢痕；③无并发症的发生。

目标检测

答案解析

1. 简述龋病的健康指导内容。

2. 简述牙龈炎的病因及发病机制。

3. 简述牙周组织炎症的护理。

4. 简述复发性阿弗他溃疡的临床表现。

书网融合……

重点小结

第二节　口腔颌面外科患者的护理

PPT

口腔颌面部是消化道与呼吸道的起始端，是人体的暴露部分。颌面部的器官包括口腔、唾液腺及颞下颌关节。口腔颌面外科常见疾病包括颌面部损伤、唇腭裂等。

一、口腔颌面部损伤患者的护理

情境导入

情境：患者，男，20 岁，因外伤导致颌面部损伤就诊。查体：患者神志清楚，体温 36.7℃，脉搏 80 次/分，呼吸 20 次/分，血压 120/80mmHg，下颌骨肿胀、出血、移位，咬合关系错乱。X 线片显示下颌骨颏孔处骨折。入院诊断为下颌骨骨折。

思考：1. 请列出该患者的主要护理问题。

2. 请列出该患者的主要护理措施。

答案要点

口腔颌面部损伤（oral and maxillofacial trauma）是一种常见的外伤。由于其解剖位置的暴露性，该区域易受到外力影响而导致损伤。

【病因及发病机制】

此类损伤可能由多种原因引起，包括工伤、运动伤害、交通事故以及日常生活中的意外等。口腔颌面部损伤有以下特点。

1. 血液循环丰富的双重作用　口腔颌面部损伤后可能出现较多的出血和血肿形成，伴随着快速的肿胀反应，这些因素可能导致损伤表面的状况与实际的内部损伤程度不符，增加了诊断和治疗的复杂性。这种丰富的血供使组织的自我修复能力得到提升，有利于伤口迅速且有效地愈合。

2. 牙齿在损伤中的作用　颌面部损伤常累及牙。损伤时，击碎的牙齿及牙齿碎片向邻近组织飞散，易造成"二次弹片伤"，并可将牙齿上的牙石及细菌带入深层组织，引起伤口感染。

3. 易伴发其他部位损伤　上颌骨或面中 1/3 部位的损伤可能伴有颅脑损伤，如脑震荡或颅底骨折，这些损伤可能伴随着昏迷。下颌骨损伤可能并发颈部损伤，如颈部血肿、颈椎损伤或高位截瘫。口腔颌面部还有涎腺、面神经、三叉神经等神经分布，损伤可能导致涎瘘、面瘫或麻木感。

4. 易发生窒息　由于口腔颌面部位于呼吸道上端，损伤可能导致组织移位、肿胀、舌后坠、血凝块和分泌物堵塞，从而影响呼吸甚至导致窒息。

5. 易发生感染 口腔颌面部与鼻腔、上颌窦等腔窦相连，这些腔窦中存在大量病原菌，损伤后的伤口若与这些腔窦相通，则极易发生感染。

6. 易面部畸形 由于口腔颌面部有特殊的组织器官高度集中，开放性损伤如果处理不当，可能导致面部畸形，给患者带来较大的心理压力。因此，在处理颌面部伤口时，应尽量保留存活的组织并进行精确对位缝合，以减少畸形的发生。

【护理评估】

（一）健康史

在采集患者受伤史时，应对清醒患者进行直接询问，而对于意识不清的患者，则应向其家属或陪同人员寻求信息。在此过程中，应特别关注损伤的具体原因、致伤物的特性，以及是否伴有其他身体部位的损伤等情况。

（二）身体状况

1. 症状与体征

（1）口腔颌面部软组织损伤 分为闭合性损伤和开放性损伤，前者常见为挫伤、擦伤、蜇伤，主要表现为皮下淤血、疼痛、肿胀等；后者常见为切割伤、刺伤、挫裂伤、咬伤及火器伤等。损伤部位有不同程度的伤口出血、肿胀、疼痛或受损组织器官功能障碍。

（2）牙及牙槽损伤 多发生在前牙区，常见碰撞、打击、跌倒或咀嚼硬物后出现损伤。轻则引起牙体松动，重则发生牙脱位、牙折断，甚至伴有牙槽骨骨折。

（3）颌骨骨折 包括上颌骨骨折、下颌骨骨折及上、下颌骨联合骨折等。主要表现为面部肿胀、疼痛、出血、骨折处压痛等，骨折线多发生在解剖结构较薄弱的部位。颌骨骨折片移位时可引起咬合关系错乱。下颌骨是面部最突出的部分，在临床上以下颌骨骨折最常见，下颌骨骨折伴有下牙槽神经损伤时，会出现下唇麻木。上颌骨骨折常伴有颅脑损伤或颅底骨折，会出现脑脊液鼻漏或耳漏。

2. 辅助检查 X 线显示骨折部位及骨折片移位的情况。

（三）心理社会状态

颌面部损伤往往由突如其来的外伤、暴力行为或交通事故引起，对患者及其家庭造成了沉重的冲击。这种损伤可能引发面部畸形，加剧患者的心理压力。

【护理问题】

1. 现存护理问题

（1）疼痛 与组织损伤有关，表现为牙痛、颌面部疼痛等。

（2）吞咽困难 与疼痛、咬合错乱、咀嚼功能障碍、下颌制动有关，表现为进食困难。

（3）自我形象紊乱 与颌面部软组织及骨组织损伤导致外表变化有关，表现为情绪低落、不愿意与人交往。

2. 潜在护理问题

（1）有窒息的危险 与损伤时组织移位、肿胀、舌后坠、血凝块和分泌物堵塞呼吸道有关。

（2）有休克的危险 与口腔颌面部因血液循环丰富损伤时出血量多有关。

（3）有感染的危险 与口腔颌面部与鼻腔、上颌窦等腔窦相连，且腔窦里含有大量细菌有关。

【护理措施】

1. 饮食护理

（1）口腔颌面部损伤的患者，正常摄食大多困难，高能量和营养丰富的饮食对促进创伤恢复非常重要。根据病情，可进流质、半流食、软食或普食。为满足患者的营养需求并促进伤口愈合，应增加餐次。

（2）对于无法张口或进行颌间结扎的患者，可以通过将吸管置于磨牙后区来经口摄入流质食物。如果使用颌间牵引须持续 2~4 周，拆除后可以逐渐过渡到半流质饮食。在半年内应避免咬硬物。

（3）腮腺或颌下腺损伤在治疗期不食酸性饮食；腮腺导管损伤后，经导管吻合或导管再造术治疗期间，应让患者多食酸性饮食，促使导管畅通。

2. 疼痛护理

（1）评估患者疼痛的程度，向患者解释疼痛的原因，嘱其多听音乐等分散注意力，减轻痛感。

（2）遵医嘱使用镇痛药，注意观察用药反应，并做详细记录。

3. 加强口腔护理 保持口腔清洁，可用漱口水漱口。对于颌间结扎的患者，还可进行机械清洗，可用冲洗器、棉签或小牙刷进行清洗，但勿使固定物松动。

4. 潜在并发症的护理 口腔颌面部损伤患者，一般发病急，病情变化快，常因窒息、出血、休克及合并颅脑损伤等使病情加重。

（1）观察生命体征 测量体温、脉搏、呼吸、血压，密切观察患者神志及瞳孔变化。

（2）体位护理 一般采取半卧位，以减少出血，增进肺部呼吸运动，利于痰液及分泌物的排出。也可取仰卧头偏向一侧体位，以利于口内液体自行流出。

（3）注意观察呼吸情况 保持患者呼吸道的通畅。及时清除口、鼻腔分泌物，呕吐物，异物等，以防窒息。必要时行气管插管或气管切开术。缺氧患者及时给氧。

（4）根据伤情准备急救用品 如氧气、吸引器、气管切开包、急救药品等。

（5）遵医嘱用药 及时输血、输液，全身应用抗生素，按医嘱注射破伤风抗毒素。

（6）清创缝合 经急救处理，伤员病情好转后，尽早协助医生做好清创缝合术。

（7）检查固定装置 注意口腔颌面部及口内固定装置是否有松脱、移位，并进行调整加固。

4. 健康教育

（1）积极激发患者的主动参与意识，运用心理疏导技巧，与他们进行有效沟通，提供慰藉，并巩固他们克服伤痛的信心与勇气。

（2）在口腔颌面部损伤患者的治疗中，对于那些全身状况良好的患者，应鼓励他们在适当的时间内尽早下床活动，并积极参与功能训练，以促进局部及全身血液循环的改善。对于颌骨骨折的患者，应指导他们正确掌握张口训练的时机和技巧。

（3）提醒患者按照医嘱定期返回医院进行复查，以监控固定装置的稳定性。

【护理评价】

1. 患者在近期内是否达到 ①不发生窒息、休克等严重并发症；②出血、颅脑损伤、感染能够得到有效控制；③颌骨骨折、牙齿脱位得到复位和固定；④无并发症的发生。

2. 患者在远期内是否达到 ①能坦然面对自身形象的改变，并正常参加社交；②了解颅脑损伤的防治知识；③咬合关系恢复。

二、唇裂患者的护理

情境导入

情境：患儿，男，6 个月，先天性唇裂。拟行修复术。

思考：1. 请列出该患者的主要护理问题。

    2. 请列出该患者的主要护理措施。

答案要点

唇裂（cleft lip）是口腔颌面部最常见的先天性异常之一，因胚胎发育过程中上颌突与球状突之间未能正常融合，从而形成裂缝，常伴有腭裂。

【病因及发病机制】

本病的形成是多种因素共同作用的结果，而非单一原因引起。这可能涉及遗传倾向，或者孕期母体的营养不足、药物使用、病毒感染、辐射暴露、内分泌失调、吸烟和酗酒等行为，这些因素都可能干扰胎儿上颌突与球状突的正常愈合过程，从而引发唇裂。鉴于胎儿口鼻结构在胚胎发育的第12周左右开始形成，因此在妊娠早期，特别是在第12周之前，采取积极的预防措施显得尤为重要。

【护理评估】

（一）健康史

在评估唇裂患儿时，首先要了解患儿的全身健康状况和家族病史，判断患儿的发育是否正常，是否存在先天性疾病，如先天性心脏病等。同时，需要询问患儿是否有过药物过敏史以及手术史，以便为治疗方案提供参考。此外，还需详细询问母体在妊娠早期的病史，包括是否有孕吐、偏食现象，是否吸烟、酗酒，是否频繁接触放射线，是否罹患病毒感染性疾病等，以便分析唇裂形成的原因，并为预防未来类似情况提供建议。

（二）身体状况

1. 症状　吸吮进食有一定困难。

2. 体征　出生时唇部裂开。有两种分类方法。

（1）根据裂隙的部位分类　①单侧唇裂：可分为不完全裂和完全裂。②双侧唇裂：可分为双侧不完全唇裂、双侧完全唇裂和双侧混合唇裂。

（2）根据裂隙程度分类　①单侧唇裂：根据裂隙程度分三度。Ⅰ度唇裂，仅限于红唇部分裂开；Ⅱ度唇裂，上唇部分裂开，但鼻底尚完整；Ⅲ度唇裂，上唇至鼻底完全裂开。②双侧唇裂：两侧按单侧唇裂分类的方法分别分类。

另外，临床上还可见到隐性唇裂，即皮肤和黏膜无裂开，但其下方的肌层未能联合，致患侧出现浅沟状凹陷及唇峰分离等畸形。

（三）心理社会状态

在整个唇裂治疗过程中，患者及其家属的心理状态是需要特别关注的关键部分。唇裂患儿一出生就可能面临喂养难题和即将到来的手术治疗等问题，这些情况往往给患儿父母带来沉重的心理负担。他们可能会选择将患儿与外界隔绝，避免让患者接触到可能存在的歧视，同时对未来充满担忧，担心患儿的社会适应能力和未来发展。因此护理评估时，应了解患者对自己外貌的自尊和接纳程度，以及是否存在因唇裂而产生的自卑感或焦虑情绪。同时，考察家庭成员对患者的接受程度，以及家庭所提供的情感支持强度。此外，还应评估患者在社会环境中是否曾遭遇歧视、排斥或嘲笑，这些经历对患者心理健康的影响，以及患者应对这些挑战的策略。

【护理问题】

1. 现存护理问题

（1）语言沟通障碍　与唇裂畸形有关，表现为构音障碍、说话不清等。

（2）营养失调营养与发育不良　与唇部畸形造成进食困难有关，表现为身高体重不达标。

2. 潜在护理问题

（1）有窒息的危险　与喂养不当、呕吐有关。

（2）有呼吸道感染的危险　与外界空气直入口咽部有关。

【护理措施】

（一）语言沟通障碍护理

在语言治疗师的指导下进行语言训练。

（二）喂养护理

1. 母乳喂养 在喂奶时，应确保患儿能够同时含住乳头和乳晕，以便有效吮吸。母亲可以用手指轻轻按压患儿唇裂的缝隙处，帮助稳定吮吸。如果患儿吮吸力不足，导致母乳喂养困难，可以采用吸奶器抽取母乳，然后通过奶瓶喂养。

2. 奶瓶喂养 对于吮吸困难的婴儿，建议使用可以挤压的塑料奶瓶。选择乳头时，应选择大而柔软的类型，通常乳胶乳头较为柔软。乳头的入口形状最好是"Y"形或"十"字形，这样当奶瓶洞口受到压迫时，乳头口能够打开，避免婴儿呛奶。为了喂食更为便捷，推荐使用带有排气口的乳头。

（三）围手术期护理

唇裂治疗通常采取一种以手术为核心的多阶段综合治疗方法。手术治疗的核心原则在于最大限度地保留正常组织和中线结构，以便为将来可能需要的进一步矫正手术奠定良好的基础。通常建议，对于单侧唇裂的儿童，手术的最佳时机是在3~6个月，而对于双侧唇裂的儿童，手术则通常推迟到6~12个月时进行，但具体年龄还需根据儿童的生长发育和整体健康状况来决定。

唇裂治疗包括唇粘连修复术、牙槽突畸形的矫治复位术、唇裂整复术、牙槽突裂缝的植骨术、鼻畸形矫正术、正颌外科手术，以及相关的术前术后正畸治疗、语音治疗和心理支持治疗等。这些治疗步骤共同构成了一个全面的治疗方案，旨在最大限度地改善唇裂患者的外观和功能，并促进他们的心理健康。

1. 术前准备

（1）入院后完善相关检查 包括体重、营养状况、心肺情况等。如有明显发育不良或面部湿疹、皮肤病、疖肿、上呼吸道感染时，为预防感染，应推迟手术。

（2）术前注意患儿的保暖 衣着薄厚恰当，防止感冒，以免影响手术。

（3）心理护理 向患儿及家属介绍唇裂手术的目的、手术过程、预后及术前、术后的注意事项等，避免过分担忧，并鼓励积极参与社会活动和人际交往。

（4）饮食指导 指导患儿父母改变喂养方式，术前3天停止使用奶瓶和吮吸母乳，改用汤匙或滴管喂养，以适应术后的需要。婴幼儿术前4小时给予10%葡萄糖液或糖水100~300ml，随后禁食禁饮。特别强调家长在患儿禁食水前一定要喂饱患儿，以免患儿禁食水时间过长引起哭闹。

（5）皮肤的准备 术前1日用肥皂水清洁上下唇、口周，用生理盐水擦洗口腔。成人应刮净胡须、剪鼻毛，并用含漱液漱口。

（6）需准备限制手运动的束缚带或夹板，以免患儿的手抓伤唇部。

（7）术前1天做皮肤过敏试验并记录结果。

（8）术前30分钟遵医嘱注射阿托品，若是成人，遵医嘱注射苯巴比妥钠或其他镇静药。

2. 术后护理

（1）体位护理 全麻未清醒前，去枕平卧，头偏向一侧，以防误吸。麻醉清醒后，取半卧位，头偏向一侧，以利于口腔分泌物流出。

（2）饮食护理 患儿清醒6小时后，可给予少量葡萄糖水，若无呛咳、呕吐，指导患儿家属用汤匙或滴管喂饲，术后2周内需进流质饮食，再改为半流质1周，以后逐步过渡到软食。术后伤口愈合后方可吮吸母乳或奶瓶。

（3）病情观察　严密观察患者生命体征和病情变化，注意术区肿胀、渗出情况及有无出血，患儿有无高热、脱水等症状。如术区严重肿胀并呈青紫色，患儿有明显吞咽动作，提示有明显出血，应及时通知医生并协助处理。

（4）预防感染护理　遵医嘱给予抗生素，注意观察患儿用药后反应。

（5）伤口护理　①为避免患儿搔抓伤口，可用约束带或夹板适当约束。②术后1天即可去除唇部创口包扎的敷料，涂抗生素油膏。每日用生理盐水轻轻清洁创口；如有血痂存积可用3%过氧化氢溶液和生理盐水清洗，以防痂下感染。③术后注意保暖，防止感冒流涕，以免伤口感染。④保持口腔的清洁，小儿餐后多饮水，成人餐后用漱口液漱口。⑤创口张力过大时，可使用唇弓胶布固定，一般于术后10天拆除，若皮肤对胶布过敏及皮肤压伤，应及时拆除。⑥伤口愈合良好者，可在术后5～7天拆线。

3. 健康指导

（1）拆线后，要特别提醒患儿家属要小心看护，避免患儿跌倒或进行剧烈的活动，以减少碰撞唇部的风险，防止伤口裂开。

（2）指导患儿父母正确的唇部及牙槽骨清洁方法，以确保伤口的卫生和愈合。

（3）提醒患者在术后3个月复诊，以便检查唇部和鼻部的修复情况。如果发现仍有缺陷，将视情况在适当的时候安排二期修复手术。

【护理评价】

1. 患者近期内是否达到　①患儿父母能正确照顾和喂养患儿，患儿体重增加；②术后患儿伤口无感染、出血、裂开，愈合良好；③患儿得到有效的心理支持。

2. 患者远期内是否达到　①患儿生长发育正常；②患儿能正确面对手术疤痕，能正常社交；③患儿通过术后语音训练，能基本与人进行沟通交流；④无并发症的发生。

三、腭裂患者的护理

▷▷▷ **情境导入** ◁◁◁

情境：患儿，男，2岁，"兔唇"，且发音不准，遂出生后至今才来院就诊。查体：患儿上唇至鼻底全部裂开，且鼻底裂隙超过软硬腭。

思考：1. 请列出该患者的主要护理问题。

2. 请列出该患者的主要护理措施。

答案要点

　　腭裂（cleft palate）可能单独出现，也可与唇裂一同发生，都是由于胎儿发育期间某些因素的影响，导致面部结构未能正常连接而形成的裂隙。腭裂不仅涉及软组织畸形，还伴有骨组织的缺陷和畸形。与唇裂相比，腭裂对患者的吸吮、进食和语言等生理功能的影响更为严重。

【病因及发病机制】

腭裂的病因与唇裂相似，主要是遗传和环境因素共同作用的结果。

【护理评估】

（一）健康史

询问患者有无其他全身疾病、药物过敏史及家族史、手术史等。了解患者全身发育、营养、体重情况。评估患者吸吮、进食、发音和说话的情况。

（二）身体状况

1. 症状

（1）吮吸、进食、发音等功能障碍。因腭裂造成口鼻相通，进食时食物易从鼻腔溢出，造成口腔或加重口腔卫生不良。发音时呈含橄榄语音。

（2）易发生上呼吸道感染及急慢性中耳炎。因鼻腔失去对空气过滤和加温作用，易发生上呼吸道感染。又因腭裂造成的肌性损害，使咽鼓管开放功能较差，影响中耳的气流平衡，易患急、慢性中耳炎。

2. 体征

（1）腭部裂开　出生时即发现腭部裂开。按裂开部位和程度可分为以下几种类型。①软腭裂：为软腭裂开，有时只限于腭垂，不分左右。②不完全性腭裂：亦称部分腭裂。软腭完全裂开伴有部分硬腭裂，但牙槽突完整。可伴单侧不完全唇裂。③单侧完全性腭裂：软硬腭全部裂开，常伴有牙槽突裂及同侧完全性唇裂。④双侧完全性腭裂：裂隙在前颌骨部分，各自向两侧斜裂，直达牙槽突，鼻中隔、前颌突及前唇部孤立于中央。常与双侧完全性唇裂同时发生。

（2）面部畸形　可有上颌骨发育不全，导致反𬌗或开𬌗，以及面中 1/3 塌陷，呈刀削脸状。

3. 辅助检查

（1）头颅侧位 X 线平片　对软腭的运动功能进行评价。

（2）鼻咽纤维镜检查　是对腭咽闭合功能进行观察的一种方法，有利于手术方法的选择和治疗方案的确定，而且是语音反馈治疗的一个重要手段。

（3）鼻音计　是应用于评价腭裂语音的较新的方法。

（三）心理社会状态

腭裂患者除具有唇裂患者相同的社会心理问题外，由于腭裂语音使患者语言障碍更为突出，部分患者可能产生心理障碍，使患者性格孤僻，不愿意与人交往。患者及其家属对手术效果通常表示担忧或期望值过高。因此护理在评估腭裂患者及其家庭的心理社会状态时，应探究患者对自己外貌的自尊和接纳程度，以及是否存在因唇裂而产生的自卑感或焦虑情绪。同时，考察家庭成员对患者的接受程度，以及家庭所提供的情感支持强度。此外，还应评估患者在社会环境中是否曾遭遇歧视、排斥或嘲笑，这些经历对患者心理健康的影响，以及患者应对这些挑战的策略。

【护理问题】

1. 现存护理问题

（1）语言沟通障碍　与腭裂有关，表现为构音障碍、说话不清等。

（2）营养失调吞咽障碍　与腭部裂开致吸吮、进食困难有关，表现为呛奶、频繁打嗝等。

2. 潜在护理问题

（1）有窒息的危险　与喂养不当导致食物误吸进入呼吸道有关。

（2）有营养失调的危险　与腭部裂开致吸吮、进食困难有关。

（3）有感知受损的危险　与腭裂造成的肌性损害，使咽鼓管功能变差，影响中耳的气流平衡，引起听力下降有关。

（4）有感染的危险　与腭裂致鼻腔失去对空气过滤和加温作用引起呼吸道感染有关，也与腭裂造成的肌性损害，使咽鼓管功能变差，鼻咽致病菌从咽鼓管途径侵入中耳腔有关。

【护理措施】

（一）语言沟通障碍护理

在语言治疗师的指导下进行语言训练。

（二）吞咽障碍的护理

腭裂患儿的喂养困难主要源于口腔无法有效密闭，这影响了他们的吸吮、吞咽和呼吸功能。在喂奶时，患儿可能会出现呛奶、频繁打嗝的情况，甚至奶液可能从鼻腔反流，造成喂养挑战。

对于母乳喂养的腭裂患儿，为了减少呛咳的风险，应采取直立坐姿进行喂养，避免平躺着吃奶。如果患儿直接哺乳困难，可以采取吸出乳汁的方式，再使用专为唇腭裂患儿设计的特需喂奶器进行喂养，减少呛咳和误吸的风险。如果腭裂患儿吸吮能力受限，在哺乳后需要使用吸乳器来吸出剩余的乳汁，以保持乳房的排空并促进泌乳。同时，吸出的乳汁可以用小勺或特需喂奶器喂给宝宝，确保他们能够摄入足够的营养。

（三）围手术期护理

腭裂的治疗主要依赖手术，以及术前术后的综合序列治疗。手术的目标是利用腭部周围的组织封闭裂隙，恢复正常的腭部解剖形态和生理功能。关于手术时间，目前存在两种不同的观点。一种观点认为在 8～18 个月大时手术较为适宜，有利于语言的正常矫正。另一种观点则主张在 5～6 岁时手术，主要考虑是避免颌骨发育受限，减少麻醉和手术风险。在实际操作中，手术时机的选择应综合考虑患儿的健康状况、手术难度等因素。

1. 术前准备

（1）同唇裂术前准备　需对患儿进行全面的健康检查。4 岁以上患者必要时做语音评价及鼻咽纤维镜检查，因腭裂手术时间长、出血多，应做好输血准备。

（2）饮食指导　见唇裂手术护理。

（3）口鼻清洁护理　术前 3 天开始用 1∶5000 呋喃西林溶液漱口，呋喃西林麻黄碱溶液滴鼻，每日 3 次，保持口鼻清洁。

（4）评估患者及其家属的心理需求，帮助他们正确认识疾病。

2. 术后护理

（1）体位护理　去枕平卧位，头偏向一侧，以防误吸。患儿清醒后，改为头高足低位，以减轻局部水肿。

（2）保持呼吸道通畅　床旁备好吸引器，随时吸出口鼻血性渗出物、呕吐物，防止窒息和吸入性肺炎发生。

（3）饮食护理　麻醉清醒后 6 小时如无呕吐，可先给予少量葡萄糖水，若无呕吐，可用小汤匙或滴管喂饲流质饮食。术后 10～14 天内进食流质饮食，以后逐渐变为半流质饮食，3 周后可进普通饮食。

（4）病情观察　注意伤口及鼻腔有无渗血、咽喉部有无水肿，切口内碘仿纱条及腭板有无松脱。手术当天唾液内带血水，无明显出血点，无需特殊处理。若患者有明显吞咽动作，应检查伤口有无活动性出血，如出血较多应通知医生及时处理。

（5）遵医嘱使用抗生素，体温恢复正常后方可停用。

（6）伤口护理

1）防止伤口裂开　术后让患者保持安静，避免大哭大闹或将手指放入口中，术后不能过早吃粗硬、过烫食物，以免伤口裂开。注意保暖，预防感冒。

2）保持口腔清洁　嘱患者进食后多饮水，以冲洗食物残渣，如患者配合，可给予漱口液含漱。成人饭后用清水或漱口剂漱口。如鼻腔分泌物较多，鼻内可用呋喃西林麻黄碱液滴鼻，3 次/日，以利于口腔卫生和创口清洁。

3）术后　手术后 8～10 天可分次抽出切口内填塞的碘仿纱条，2 周后拆除伤口缝线。术后 1～2 个月开始进行语音训练。语音训练分为准备阶段和训练阶段。

在准备阶段，重点关注软腭和咽部肌肉的锻炼，以提高它们完成"腭咽闭合"动作的有效性。这一阶段的练习包括按摩软腭、练习发"啊"音以及通过吹气法来进行训练，例如吹水泡、吹气球、吹笛子、喇叭和口琴等。

进入训练阶段后，着重于纠正患者的不当习惯，通过唇舌肌肉的灵活性和协调性训练，使腭裂患者能够在发音时通过唇舌运动来进行有效代偿。这一阶段的训练内容包括张口、展唇、圆唇、伸舌和伸舌上卷等练习。为了取得良好的训练效果，通常需要语音治疗师的参与，并且患者需要坚持不懈地努力练习。训练应从简单到复杂，逐步推进，以确保患者能够逐步掌握所需的发音技巧。

3. 健康指导

（1）指导患者遵循医生的指导，按时来医院复诊。复诊有助监测患儿的恢复进度，并及时调整治疗计划。若患儿在恢复期间出现任何不适或异常情况，应立即联系医疗机构就诊，以确保及时得到必要的医疗干预。

（2）说明腭裂修复手术可以显著改善患儿的外观和功能，但发音功能的完善是一个持续的过程，需要通过专业的语音训练来实现。坚持持续的语音训练，有助于患者更好地融入社会。

【护理评价】

患者近期内是否达到　①患者不发生窒息；②患者父母能正确照顾和喂养患儿，患儿体重增加；③手术切口愈合良好，无出血、感染、伤口裂开；④患儿得到有效的心理支持。

患者远期内是否达到　①患者生长发育正常；②患者通过术后语音训练，能基本与人进行沟通交流；③无并发症的发生。

目标检测

答案解析

1. 简述口腔颌面部损伤的特点。
2. 简述唇裂患儿术后的护理要点。
3. 简述腭裂患儿术后言语康复训练准备阶段的护理要点。

书网融合……

重点小结　　习题

参考文献

［1］范先群，颜华．眼科学［M］.10 版．北京：人民卫生出版社，2024.

［2］张欣，张罗．耳鼻咽喉头颈外科学［M］.10 版．北京：人民卫生出版社，2024.

［3］郭传瑸，程斌．口腔科学［M］.10 版．北京：人民卫生出版社，2024.

［4］罗汉萍．眼耳鼻喉口腔科护理学［M］.北京：科学出版社，2024.

［5］陈燕燕．眼耳鼻咽喉口腔科护理学［M］.江苏：江苏科学技术出版社，2024.

［6］郝少峰．眼科学［M］.北京：中国医药科技出版社，2023.

［7］夏寅，于振坤．耳鼻咽喉头颈外科学［M］.北京：中国医药科技出版社，2023.

［8］房民琴，李颖．眼耳鼻咽喉口腔科护理学［M］.2 版．北京：中国医药科技出版社，2022.

［9］席淑新，肖惠明．眼耳鼻咽喉科护理学［M］.5 版．北京：人民卫生出版社，2021.

［10］王增源，洪春凤．眼耳鼻咽喉口腔科护理学［M］.北京：北京大学医学出版社，2020.

［11］张秀果．五官科疾病观察与护理技能［M］.北京：中国医药科技出版社，2019.

［12］王珊珊．五官科护理学［M］.北京：中国医药科技出版社，2019.

［13］陈有信．眼科诊疗常规［M］.北京：中国医药科技出版社，2019.

［14］杨仕明．耳鼻咽喉科诊疗常规［M］.北京：中国医药科技出版社，2019.

［15］孙正．口腔科诊疗常规［M］.北京：中国医药科技出版社，2019.